看護学テキスト NiCE

緩和ケア

尊厳ある生と死，大切な生活をつなぐ技と心

■改訂第3版■

監修　梅田　恵　射場典子
編集　林ゑり子　新幡智子　酒井禎子

南江堂

執筆者一覧

◆ 監 修

| 梅田　恵 | うめだ　めぐみ | ファミリー・ホスピス株式会社 |
| 射場　典子 | いば　のりこ | 聖路加国際大学大学院看護学研究科 |

◆ 編 集

林　ゑり子	はやし　えりこ	横浜市立大学医学部看護学科
新幡　智子	あらはた　ともこ	慶應義塾大学看護医療学部
酒井　禎子	さかい　よしこ	新潟薬科大学看護学部

◆ 執 筆（執筆順）

射場　典子	いば　のりこ	聖路加国際大学大学院看護学研究科
梅田　恵	うめだ　めぐみ	ファミリー・ホスピス株式会社
林　ゑり子	はやし　えりこ	横浜市立大学医学部看護学科
新幡　智子	あらはた　ともこ	慶應義塾大学看護医療学部
脇谷美由紀	わきや　みゆき	昭和大学横浜市北部病院看護部
池亀　俊美	いけがめ　としみ	榊原記念病院看護部
平山さおり	ひらやま　さおり	KKR札幌医療センター看護部
宇野さつき	うの　さつき	ファミリー・ホスピス株式会社
竹之内沙弥香	たけのうち　さやか	京都大学大学院医学研究科人間健康科学系専攻
小笠原利枝	おがさわら　としえ	ファミリー・ホスピス株式会社
柏木　夕香	かしわぎ　ゆうか	新潟県立新発田病院看護部
岸野　恵	きしの　めぐみ	三愛会総合病院看護部
森川　真理	もりかわ　まり	横浜市立大学附属病院看護部
小野若菜子	おの　わかなこ	東京都立大学健康福祉学部看護学科
矢ヶ崎　香	やがさき　かおり	慶應義塾大学看護医療学部
髙橋　紀子	たかはし　のりこ	国立病院機構仙台医療センター看護部
川村三希子	かわむら　みきこ	札幌市立大学看護学部
澤口　宙人	さわぐち　ひろと	札幌市立大学看護学部
廣岡　佳代	ひろおか　かよ	東京科学大学大学院保健衛生学研究科
井沢　知子	いざわ　ともこ	神戸市看護大学
野村　優子	のむら　ゆうこ	がん・感染症センター都立駒込病院看護部
河野佐代子	かわの　さよこ	慶應義塾大学病院看護部／同医療連携推進部
品田　雄市	しなだ　ゆういち	東京医科大学八王子医療センター総合相談・支援センター
田村　恵子	たむら　けいこ	大阪歯科大学大学院看護学研究科（仮称）開設準備室

西山みどり	にしやま　みどり	有馬温泉病院看護部
宇都宮明美	うつのみや　あけみ	関西医科大学看護学部
柏崎　純子	かしわざき　じゅんこ	共立女子大学看護学部
中島　大地	なかしま　だいち	ファミリー・ホスピス株式会社
酒井　禎子	さかい　よしこ	新潟薬科大学看護学部
前滝　栄子	まえたき　えいこ	京都大学医学部附属病院看護部
本田　晶子	ほんだ　あきこ	慶應義塾大学大学院健康マネジメント研究科後期博士課程
中村喜美子	なかむら　きみこ	鈴鹿医療科学大学看護学部
村木　明美	むらき　あけみ	済生会松阪総合病院看護部
本間　織重	ほんま　おりえ	昭和大学病院看護部／昭和大学保健医療学部看護学科

監修のことば

　新たに林ゑり子先生，新幡智子先生，酒井禎子先生の3名に編集をご担当いただき，『看護学テキスト　NiCE緩和ケア　改訂第3版』の発行にこぎつけることができた．超高齢多死の時代を迎え，緩和ケアをとりまく社会情勢は変化し続けている．そして，緩和ケアを必要とする対象は，年齢や疾患に限定されることなく拡大している．緩和ケアとは，看護の実践そのものであると考えている．緩和ケアを学ぶことで，看護の技や心も深く育まれ，看護がより多くの人々に貢献できる場面も広がることだろう．

　かつて緩和ケアは，がん終末期の患者や家族のような特定の対象に対する特別なケアのように認識されてきた．しかし，人々の尊厳を守るための症状マネジメントであり，必ず訪れる最期のときの話し合いも含めた自分らしい生き方についての対話である緩和ケアは，がん以外の疾患をもつ人や小児，高齢者，さらに家族や患者を支える人々にも必要とされるケアとして認識されるようになってきた．人々の尊厳を守る，つまり人としての暮らしや希望を大切に，その人らしく生きる権利を守る緩和ケアは，豊かに生きることを語り求める平和な社会でこそ必要とされるだろう．

　最後に，多忙な中，執筆にご尽力くださった執筆者の皆様，本書の内容がより読者に伝わりやすいように文章の校正，イラストや図表の作成など努力を惜しまず取り組んでくださった南江堂の大嶋ひかり氏，森 翔吾氏に心から感謝を表したい．

　新たな編集者により本書の内容が充実し，緩和ケアにおいて看護が育んできた技と心が，より広く多くの人々に看護の手を通して届けられるようになることを心から願っている．

　2024年10月

梅田　　恵
射場典子

はじめに

　2006年にがん対策基本法が成立し，がん教育の推進が謳われ，広く一般にがんに関する知識の普及啓発が進められてきた．小中学校・高等学校の段階でがん教育を受ける機会も徐々に広がっている．こうした背景から，「緩和ケア」という言葉も世間に浸透してきており，また，緩和ケアを提供する側の人材育成も推進され，がん患者にとどまらず，苦痛緩和のための医療・ケアは今や，誰もが享受できる権利となっていると感じる．

　本書は，緩和ケアのさまざまな技と心，すなわち，大切な生活や尊厳を守るため，人々に寄り添い関心を寄せること，全人的苦痛を客観的にとらえ効果的なケアにつなげることを学ぶための教科書として，初版刊行以来，多くの読者に活用していただいた．緩和ケアを，診断時からすべての病期にわたって治療と並行して行われるケアとしてとらえ，がん以外の疾患を有する人への緩和ケアや，病院だけでなく在宅などさまざまな場における緩和ケアの必要性や実践まで網羅している．改訂第3版では，緩和ケアをめぐる近年の状況を踏まえ，構成の変更，内容の整理・追加を行った．

　第Ⅰ章では「緩和ケアとは何か」をつかむことができるよう，緩和ケアの歴史から今日までの状況をまとめ，第Ⅱ章では緩和ケアを実践するうえで基盤となる考え方を解説した．これらの知識をもとに第Ⅲ〜Ⅵ章では緩和ケアの実際を学ぶ．全人的苦痛へのケアとして主な症状に対する症状マネジメントを学ぶ第Ⅲ章は，全人的苦痛の4つの側面に応じた4節構成として整理し直した．またがん以外の疾患を有する人への緩和ケアについて学ぶ第Ⅳ章には，認知症を有する人，神経難病を有する人，救急・集中治療領域における緩和ケアの解説を追加し充実させた．第Ⅴ章では臨死期にある患者および家族へのケアをまとめた．そして第Ⅵ章では，豊富な事例をとおし，さまざまな対象・場面における緩和ケアの実際を理解する．がん患者の事例のほか，今回の改訂ではがん以外の疾患を有する患者の事例として新たに，誤嚥性肺炎を繰り返す高齢者，神経難病により機能低下が進行している患者の事例を追加した．

　苦痛を抱えた人へのあたたかな声かけや，細やかな気配りは大切な緩和ケアである．しかしそれだけでは効果的なケアは行えない．患者に寄せる心を大事にしながら，根拠に基づく正確な知識や技術を身につけることが不可欠である．そのために学ぼうとすることは，自信につながり，自ずとよいケアにつながっていく．本書で，そうした技と心を学んでいただき，その技と心が，皆さんの実践を通して緩和ケアを必要とする人々に届くことを願っている．

　最後に，本書の改訂にあたり，貴重な時間を割いてご協力くださった執筆者の皆様，ならびに南江堂の大嶋ひかり氏，森　翔吾氏に心から感謝を申し上げる．

2024年10月

林ゑり子
新幡智子
酒井禎子

初版の序

　医療の進歩や人口構成の変化，そして社会の営みの変化を受け，看護への期待や役割も変化し続けている．このような背景のなか，人々に寄り添い，人々の大切な生活や尊厳を守る緩和ケアへのニーズや関心は，看護への期待とともに高まってきている．その人らしさや自律性をもった個人として生きる権利を守るために看護師は，人格をゆがめてしまう全人的苦痛を客観的に理解（アセスメント）すること，うまく伝わらない思いに関心を寄せること，効果的な治療やケアを組み合わせること，セルフケアを促すことなど，さまざまな技と心を駆使して人々への貢献をめざしている．より多くの緩和ケアを必要とする人々に，看護の技や心を生かし緩和ケアを届けていくために，対象や提供の場を広くとらえ，技や心を鍛えていくことが重要である．

　本書では，歴史的な流れや現状をふまえながら，病院だけでなく在宅での緩和ケアについても触れている．また，これまでの緩和ケアの実践は，がん患者を対象として発展してきているが，がん患者以外の疾患をもつ人々や，小児や高齢者への緩和ケアについても，それぞれの専門家が，その必要性や実践について執筆している．

　読者の方々には，緩和ケアとして，マニュアルや慣習をただ順守するのではなく，対象者の個性に沿って，また提供する看護師の個性を生かし，創造的に技と心を届けられるよう学習を進めていただくことを願っている．本書では，歴史的な変遷や今日の状況（第Ⅰ章），症状のメカニズムや対象の苦痛を理解し緩和するための知識やケアの方法（第Ⅱ章）などを基盤とし，さらに事例（第Ⅳ章）や多様な対象者のニーズ（第Ⅴ章）を通して発展させていただけるように構成を検討した．緩和ケアの学習を通して，対象とする人々の尊厳を考えることは，まさにケアを提供する看護師も人として，自身の価値や尊厳を考えることにつながる．生と死を考えることは容易なことではない．しかし，少なくとも看護を志す心に，生と死についての関心が芽生えていることに気づいていただければと思う．突然直面し，衝撃的に受け止めなければならない状況よりも，学習を通して少しずつ考える機会をもち，育んでいくことが望ましいだろう．

　本書の企画から，出版にこぎつけるまで3年もの歳月を費やしてしまった．教育を専門とされる諸先生方ばかりではなく，臨床で活躍されている専門看護師の方々にも多数ご執筆いただいた．臨床現場の複雑な現象がわかりやすく伝わる教科書をめざし，何度もご推敲いただきながら完成にこぎつけることができた．また，読者と執筆者をつなげるために，イラストなどの工夫や細かなご校正を南江堂の畑﨑真氏をはじめ皆様に粘り強くお付き合いいただいた．皆様の多くの努力や緩和ケアを伝えようという思いに心から感謝したい．

　医療の発展や人口構成の変化により，緩和ケアへのニーズは変化していく．緩和ケアにおける看護が育んできた心と技が，これからますます活用され，人々のQOLを高める生活に貢献できることを願っている．学生や教員の方々に本書が活用され，さらに看護の心と技として発展し，多くの患者・家族に緩和ケアが届けられることを願ってやまない．

2011年6月

梅田　恵

射場典子

目　次

第Ⅰ章　緩和ケアとは　…………………………………………………… 1

1　緩和ケアとは─尊厳ある生と死，大切な生活をつなぐケア　射場典子 … 2

A．全人的苦痛（トータル・ペイン）のとらえ方 ……………………………… 2
　1●身体的苦痛がもたらすさまざまな影響 ……………………………………… 2
　2●全人的苦痛（トータル・ペイン）とは ……………………………………… 3
B．病い，苦しみ，生と死 …………………………………………………… 4
C．クオリティ・オブ・ライフ ……………………………………………… 6
D．ケアの土台となる看護師の姿勢 ………………………………………… 7
　1●病いを体験している人と共にあること …………………………………… 7
　2●病いを体験している人が力を発揮できるようにすること ………………… 7

2　緩和ケアの歴史と定義　梅田　恵 …………………………… 9

A．緩和ケアの歴史 …………………………………………………………… 9
B．緩和ケアの定義 ………………………………………………………… 11
C．緩和ケアに類似した用語 ……………………………………………… 13

3　緩和ケアをとりまく今日の状況　林ゑり子 ……………… 15

A．社会の変化と緩和ケア ………………………………………………… 15
　1●緩和ケアに対する国民の認識の変化 …………………………………… 15
　2●多死時代の課題 …………………………………………………………… 17
　3●AYA世代のがん対策の必要性 …………………………………………… 19
　4●看取りの場の推移 ………………………………………………………… 19
B．がんと緩和ケア ………………………………………………………… 21
　1●がんについての理解の進歩 ……………………………………………… 21
　2●がん医療における集学的治療 …………………………………………… 21
　3●侵襲が伴うがん治療 ……………………………………………………… 22
　4●個々の志向や自律性の尊重 ……………………………………………… 22
　5●"がん"の診断と死 ……………………………………………………… 22
C．非がん疾患と緩和ケア ………………………………………………… 23
D．地域包括ケアと緩和ケア ……………………………………………… 24
E．緩和ケアの市民への啓発 ……………………………………………… 25

4　日本の緩和ケアに関する政策の変遷と動向　新幡智子 … 27

A．がん対策基本法と緩和ケアに関する政策の変遷 …………………… 27
　1●がん対策基本法 …………………………………………………………… 27
　2●がん対策推進基本計画と緩和ケア ……………………………………… 27

目次　xi

　　B．緩和ケアに関する診療報酬や提供体制の動向 ……………………… 30
　　C．非がん疾患の緩和ケアに関する政策 ………………………………… 31

5　さまざまな場における緩和ケア ……………………………………… 33

　A．一般病棟（緩和ケアチーム）　　脇谷美由紀 ……………………… 33
　　1● 一般病棟とは ………………………………………………………… 33
　　2● 緩和ケアコンサルテーション ……………………………………… 34
　　3● 一般病棟で必要とされる緩和ケア ………………………………… 36
　　4● 今後の課題 …………………………………………………………… 36
　　コラム 心不全患者に対する緩和ケアの取り組み　　池亀俊美　37
　B．ホスピス・緩和ケア病棟　　平山さおり ………………………… 38
　　1● ケアの対象を含めた場の特徴 ……………………………………… 38
　　2● 提供システムの特徴 ………………………………………………… 40
　　3● ケアの方略の特徴 …………………………………………………… 40
　　4● 今後の課題 …………………………………………………………… 42
　C．地　域　　宇野さつき ……………………………………………… 43
　　1● 地域という場の特徴 ………………………………………………… 43
　　コラム 地域における緩和ケアにかかわる取り組み　44
　　2● 提供システムの特徴 ………………………………………………… 46
　　3● 在宅療養におけるケアの特徴 ……………………………………… 47
　　コラム 介護保険と在宅緩和ケア　47
　　4● 今後の課題 …………………………………………………………… 48

6　諸外国における緩和ケアの体制　　竹之内沙弥香 ……………… 50

　A．英国と米国における緩和ケアの体制と看護師の役割 ……………… 50
　　1● 英国における緩和ケア ……………………………………………… 50
　　2● 米国における緩和ケア ……………………………………………… 50
　　3● 英国と米国の緩和ケアにおける看護師の役割 …………………… 52
　B．低中所得国の緩和ケア ………………………………………………… 52
　　1● 緊急かつ満たされていない緩和ケア普及のニーズ ……………… 52
　　2● 低中所得国の緩和ケアにおいて看護師が直面する障壁 ………… 52
　　3● 世界の緩和ケアにおける課題 ……………………………………… 54

7　日本の緩和ケアに関する継続教育　　新幡智子 ………………… 55

　A．医師・薬剤師を対象とした継続教育 ………………………………… 55
　B．看護師を対象とした継続教育 ………………………………………… 55
　C．緩和ケアに関する継続教育の今後の課題 …………………………… 57

第Ⅱ章　緩和ケアの基盤となる考え方 ………………………… 61

1 尊厳を支えるケア　　射場典子 ……………………………… 62

A．尊厳とは何か ……………………………………………………… 62
1 ● 尊厳の定義といのちへの敬意 …………………………………… 62
2 ● 個人の尊厳に対する権利 ………………………………………… 62
B．尊厳を支えるケアとはどういうことか ………………………… 63
C．緩和ケアにおける尊厳の現状と倫理的課題 …………………… 64

2 症状マネジメント　　梅田　恵 ………………………………… 67

A．症状マネジメントとは …………………………………………… 67
1 ● 症状とは …………………………………………………………… 68
2 ● 症状をキャッチする ……………………………………………… 68
3 ● 症状のアセスメント ……………………………………………… 69
4 ● 症状への対策（ケア） …………………………………………… 70
B．症状マネジメントにおける看護師の役割 ……………………… 70

3 日常生活を支えるケア　　小笠原利枝 ………………………… 71

A．日常生活を支えるケアとは ……………………………………… 71
B．日常生活を支えるためのアセスメント項目 …………………… 71
C．日常生活を支えるケアの実際 …………………………………… 72
1 ● 清潔ケア …………………………………………………………… 72
2 ● 食　事 ……………………………………………………………… 74
3 ● 口腔ケア …………………………………………………………… 75
4 ● 排　泄 ……………………………………………………………… 75
5 ● 睡眠・休息 ………………………………………………………… 75
6 ● ポジショニング …………………………………………………… 76
7 ● 気分転換 …………………………………………………………… 77

4 緩和ケアにおけるコミュニケーション　　柏木夕香 ………… 79

A．緩和ケアにおけるコミュニケーション ………………………… 79
1 ● なぜコミュニケーションが重要なのか ………………………… 79
2 ● 患者はどのようなコミュニケーションを大切にしたいか …… 79
3 ● コミュニケーションの種類 ……………………………………… 80
B．緩和ケアにおけるコミュニケーションスキル ………………… 81
1 ● 緩和ケアにおける基本的なコミュニケーション ……………… 81
2 ● 悪い知らせを伝えられる患者・家族への援助 ………………… 82
3 ● チーム内でのコミュニケーション ……………………………… 84
　　コラム　感情的にならずに気持ちを伝えるコミュニケーションのコツ　85

5 意思決定を支えるケア　岸野　恵　⋯⋯ 86

A．緩和ケアにおける意思決定 ⋯⋯ 86
- 1 ● 意思決定とは ⋯⋯ 86
- 2 ● 医療における意思決定のタイプ ⋯⋯ 87
- 3 ● 意思決定支援の必要性 ⋯⋯ 87
- 4 ● 意思決定の影響要因 ⋯⋯ 88

B．意思決定支援と倫理 ⋯⋯ 89
- 1 ● 医療倫理の4原則 ⋯⋯ 90
- 2 ● インフォームド・コンセント ⋯⋯ 90
- 3 ● 患者の意思決定能力 ⋯⋯ 91
- 4 ● 意思の推定と代理決定 ⋯⋯ 91
  - コラム 尊厳死　93

C．アドバンス・ケア・プランニング ⋯⋯ 93
- 1 ● アドバンス・ケア・プランニングとは ⋯⋯ 93
- 2 ● なぜアドバンス・ケア・プランニングが重要視されるようになったのか ⋯⋯ 93
- 3 ● アドバンス・ケア・プランニングにおける看護師の役割 ⋯⋯ 94

D．意思決定支援における看護師の役割 ⋯⋯ 94

6 家族ケア　森川真理 ⋯⋯ 96

A．家族ケアとは ⋯⋯ 96
- 1 ● 家族とは ⋯⋯ 96
- 2 ● 家族の形態 ⋯⋯ 96
- 3 ● 家族ケアとは何か ⋯⋯ 97

B．緩和ケアにおける家族ケアの特徴 ⋯⋯ 99
- 1 ● 家族ケアにおける看護師の役割 ⋯⋯ 99
  - コラム AYA世代の患者の家族ケアとヤングケアラー　100

7 グリーフケア　小野若菜子 ⋯⋯ 101

A．グリーフとは ⋯⋯ 101
- 1 ● 喪失とは ⋯⋯ 101
- 2 ● 悲嘆とは ⋯⋯ 101
- 3 ● 悲嘆に影響する要因 ⋯⋯ 102
- 4 ● 悲嘆のプロセス ⋯⋯ 102

B．グリーフケアにおける看護師の役割 ⋯⋯ 104
- 1 ● 家族（遺族）へのかかわり ⋯⋯ 104
- 2 ● 家族看護と死別を支えあう地域コミュニティの育成 ⋯⋯ 105

8 緩和ケアにおける多職種チームアプローチ　矢ヶ崎香 ⋯⋯ 106

A．多職種チームアプローチとは ⋯⋯ 106

1 ● 緩和ケアにおける多職種チームアプローチの必要性 ················· 106
B．多職種チームアプローチにおける看護師の役割，特徴 ·············· 106
C．緩和ケアに携わるメンバーの役割，特徴 ·························· 107
　1 ● ボランティア ··· 108
　2 ● 音楽療法士 ··· 108
　3 ● 訪問介護員（ホームヘルパー） ·································· 108
D．多職種チームアプローチにおける障壁 ···························· 108
E．緩和ケアにおけるチームアプローチの推進 ························ 109

⑨ 看護師のセルフケア　　　林ゑり子 ···························· 110

A．看護師のセルフケアの必要性 ···································· 110
　1 ● 共感疲労とバーンアウト ·· 110
　2 ● 看護師のグリーフ ·· 111
B．看護師のセルフケアの実際 ······································ 112
　1 ● セルフ・コンパッション ·· 112
　2 ● マインドフルネス ·· 112
　3 ● デスケースカンファレンス ······································ 113

第Ⅲ章　がん患者の全人的苦痛に対する緩和ケアの実際 ············· 115

① 身体的苦痛へのケア ·· 116

1-1 痛みのマネジメント　　　髙橋紀子 ···························· 116

A．痛みの理解 ·· 116
　1 ● 痛みとは ·· 116
　2 ● 痛みの定義 ·· 117
　3 ● 痛みのメカニズム ·· 117
　4 ● 痛みの悪循環 ·· 117
　5 ● 痛みの分類と特徴 ·· 118
B．痛みのアセスメント ·· 120
　1 ● 痛みの聴取 ·· 120
　2 ● 病歴の聴取，身体観察，検査所見（痛みの原因評価の指標） ······ 124
C．薬物療法による痛みの緩和 ······································ 125
　1 ● 鎮痛薬投与の基本原則 ·· 125
　2 ● 鎮痛薬の選択 ·· 126
　3 ● レスキュー薬 ·· 127
　4 ● オピオイド鎮痛薬の主な副作用とその対策 ························ 127
　5 ● 患者・家族への薬物療法の教育・指導 ···························· 128
D．化学療法（がん薬物療法）による痛みの緩和 ······················ 128

目次　xv

　　E．手術療法による痛みの緩和 ……………………………………………… 128
　　F．放射線療法による痛みの緩和 …………………………………………… 129
　　G．神経ブロックによる痛みの緩和 ………………………………………… 129
　　H．補完代替療法による痛みの緩和 ………………………………………… 129
　　I．痛みがある人への日常のケア …………………………………………… 131
　　　　1●痛みを緩和するための日常生活援助 ……………………………… 131
　　　　2●患者とのかかわりの中での精神的ケアとソーシャルサポート …… 131

1-2 呼吸困難のマネジメント　　　　　林ゑり子 …… 133

　　A．メカニズム ………………………………………………………………… 133
　　　　1●呼吸困難とは ………………………………………………………… 133
　　　　2●呼吸困難が起こる頻度 ……………………………………………… 133
　　　　3●呼吸困難の原因 ……………………………………………………… 133
　　B．アセスメント ……………………………………………………………… 134
　　C．症状緩和方法 ……………………………………………………………… 134
　　　　1●原因疾患の治療 ……………………………………………………… 134
　　　　2●薬物療法 ……………………………………………………………… 136
　　　　　コラム コデインの導入　137
　　　　　コラム 持続的深い鎮静による患者と家族へのケア　138
　　　　3●ケ　ア ………………………………………………………………… 139

1-3 悪心・嘔吐のマネジメント　　　　川村三希子，澤口宙人 …… 142

　　A．メカニズム ………………………………………………………………… 142
　　　　1●悪心・嘔吐とは ……………………………………………………… 142
　　　　2●がん患者の悪心・嘔吐の原因 ……………………………………… 142
　　B．アセスメント ……………………………………………………………… 143
　　C．症状緩和方法 ……………………………………………………………… 143
　　　　1●薬物療法 ……………………………………………………………… 143
　　　　2●ケ　ア ………………………………………………………………… 144

1-4 腹部膨満感のマネジメント　　　　　川村三希子 …… 147

1-4-1 消化管閉塞 ……………………………………………………………… 147
　　A．メカニズム ………………………………………………………………… 147
　　B．アセスメント ……………………………………………………………… 147
　　　　1●消化管閉塞が起きる要因の予測 …………………………………… 147
　　　　2●現在の症状の把握 …………………………………………………… 148
　　C．症状緩和方法 ……………………………………………………………… 148
　　　　1●手術療法 ……………………………………………………………… 148
　　　　2●輸　液 ………………………………………………………………… 148
　　　　3●薬物療法 ……………………………………………………………… 148

xvi　目次

　　4●消化管ドレナージ　149
　　5●ケ　ア　149

1-4-2 腹　水　149

A．メカニズム　149
B．アセスメント　150
C．症状緩和方法　150
　　1●食事療法　150
　　2●輸　液　150
　　3●薬物療法　150
　　4●腹腔穿刺　150
　　5●ケ　ア　151

1-5 便秘のマネジメント　川村三希子，澤口宙人　152

A．メカニズム　152
　　1●器質性便秘　152
　　2●機能性便秘　152
　　3●薬剤性便秘　153
B．アセスメント　153
C．症状緩和方法　154
　　1●薬物療法　154
　　2●ケ　ア　155
　　　コラム　食物繊維の摂取　156

1-6 倦怠感のマネジメント　廣岡佳代　157

A．メカニズム　157
　　1●倦怠感とは　157
　　2●要　因　157
　　3●倦怠感の回復　157
B．アセスメント　157
　　1●質的なアセスメント　158
　　2●スケールを用いたアセスメント　158
C．症状緩和方法　158
　　1●医学的アプローチ　158
　　2●ケアのポイント　159

1-7 浮腫のマネジメント　井沢知子　161

A．メカニズム　161
　　1●浮腫とは　161
　　2●要　因　161
　　3●終末期に生じる浮腫のメカニズム　162

B．アセスメント ……………………………………………………………………… 163
1●浮腫の部位 ………………………………………………………………………… 163
2●浮腫の質と量 …………………………………………………………………… 164
3●時間経過と状況 ………………………………………………………………… 164
4●増悪・危険因子 ………………………………………………………………… 164
5●関連症状 ………………………………………………………………………… 164

C．症状緩和方法 …………………………………………………………………… 164
1●薬物療法 ………………………………………………………………………… 164
2●体位の工夫（安静保持，四肢の挙上） …………………………………… 165
3●スキンケア ……………………………………………………………………… 165
4●マッサージ ……………………………………………………………………… 165
5●圧　迫 …………………………………………………………………………… 165

2 精神的苦痛へのケア …………………………………………………………… 167

2-1 睡眠障害のマネジメント　　野村優子 ……………………………… 167

A．メカニズム ………………………………………………………………………… 167
1●睡眠障害とは …………………………………………………………………… 167
2●不眠のタイプ …………………………………………………………………… 167
3●がん患者における不眠の要因 ……………………………………………… 168

B．アセスメント …………………………………………………………………… 168
1●がん患者の不眠のアセスメント …………………………………………… 168
2●がん患者の不眠のアセスメントのポイント …………………………… 168

C．症状緩和方法 …………………………………………………………………… 169
1●不眠を招く症状の治療 ……………………………………………………… 169
2●認知行動療法的アプローチ ………………………………………………… 169
3●環境調整 ………………………………………………………………………… 170
4●日中の活動 ……………………………………………………………………… 170
5●不安の軽減 ……………………………………………………………………… 171
6●薬物療法 ………………………………………………………………………… 171

2-2 不安のマネジメント　　河野佐代子 ……………………………… 172

A．メカニズム ………………………………………………………………………… 172
1●不安とは ………………………………………………………………………… 172
2●がんと不安 ……………………………………………………………………… 172

B．アセスメント …………………………………………………………………… 172
1●包括的アセスメント ………………………………………………………… 172
2●不安の症状 ……………………………………………………………………… 174
3●病的な不安との区別 ………………………………………………………… 174

C．症状緩和方法 …………………………………………………………………… 174

xviii　目次

1 ● 解決可能な問題への対処 ······························· 174
2 ● 不安の緩和 ··· 174

2-3 抑うつのマネジメント　　河野佐代子 ················· 177

A．メカニズム ··· 177
1 ● 抑うつとは ··· 177
2 ● がんに伴う悪い知らせに対する心理反応 ············· 177
3 ● がんとうつ病，自殺の現状 ······························ 177

B．アセスメント ·· 178
1 ● 包括的アセスメント ·· 178
2 ● がん患者の抑うつが見落とされる可能性 ············· 178
3 ● 抑うつを早期発見すること ······························ 179

C．症状緩和方法 ·· 180
1 ● 解決可能な問題への対処 ·································· 180
2 ● コミュニケーション ·· 180
3 ● 薬物療法 ··· 181

2-4 せん妄のマネジメント　　河野佐代子 ················· 182

A．メカニズム ··· 182
1 ● せん妄とは ··· 182
2 ● せん妄の症状別の分類 ····································· 182

B．アセスメント ·· 182
1 ● せん妄の要因 ·· 182
2 ● せん妄の評価 ·· 183
3 ● せん妄と間違えられやすい疾患 ························· 184

C．症状緩和方法 ·· 184
1 ● 因子へのアプローチ ·· 184
2 ● 薬物療法 ··· 185
3 ● 安全の確保 ·· 185
4 ● 患者・家族へのケア ·· 186

3 社会的苦痛へのケア　　品田雄市 ····················· 187

A．社会的苦痛とは ·· 187
コラム 人の社会性とは？　187

B．社会的苦痛のアセスメント ································ 188

C．社会資源の活用 ·· 190
1 ● 在宅療養支援 ·· 190
2 ● 経済的支援 ·· 191
3 ● 就労・就学支援 ··· 191
4 ● 相談支援 ··· 191

4 スピリチュアルペインへのケア 田村恵子 …… 193

A. スピリチュアル，スピリチュアリティとは …… 193
B. スピリチュアルペインとアセスメント …… 194
- 1 ● スピリチュアルペインとは …… 194
- 2 ● スピリチュアルペインのアセスメント …… 195
C. スピリチュアルケア …… 196
- 1 ● スピリチュアルケアの指針 …… 196
- 2 ● スピリチュアルケアにおける看護師の姿勢 …… 198

第IV章 さまざまな対象への緩和ケア …… 199

1 認知症を有する人への緩和ケア 西山みどり …… 200

A. 認知症における緩和ケアの考え方 …… 200
- 1 ● 認知症とその原因，および経過 …… 200
- 2 ● 認知症を有する人への緩和ケア …… 201
- 3 ● 認知症を有する人が抱える全人的苦痛 …… 201
B. 症状マネジメント …… 202
- 1 ● 主な認知機能障害 …… 202
- 2 ● 主な行動・心理症状（BPSD） …… 203
- 3 ● メカニズム …… 203
- 4 ● アセスメント …… 203
- 5 ● 薬物療法 …… 204
- 6 ● 非薬物療法・ケア …… 204
C. 認知症を有する人への緩和ケアに関する課題 …… 205

2 心不全を有する人への緩和ケア 宇都宮明美 …… 207

A. 心不全における緩和ケアの考え方 …… 207
B. 症状マネジメント …… 209
- 1 ● 心不全に伴う症状 …… 209
- 2 ● 主な症状の特徴と評価項目，マネジメント …… 209
C. 心不全を有する人への緩和ケアに関する課題 …… 213

3 慢性呼吸不全を有する人への緩和ケア 柏崎純子 …… 215

A. 慢性呼吸不全における緩和ケアの考え方 …… 215
- 1 ● 慢性呼吸不全を有する人への緩和ケアの必要性 …… 215
- 2 ● 慢性呼吸不全を有する人への意思決定支援 …… 216
B. 症状マネジメント …… 217
- 1 ● 主な症状の特徴と評価項目，マネジメント …… 218

C．慢性呼吸不全を有する人への緩和ケアに関する課題 ……………………… 221

4 神経難病を有する人への緩和ケア　中島大地 ……………… 223

A．神経難病における緩和ケアの考え方 ……………………………………… 223
1 ● 難病とは …………………………………………………………………… 223
2 ● 神経難病の生活機能障害と ACP ………………………………………… 223
B．症状マネジメント ………………………………………………………… 225
1 ● 痛　み ……………………………………………………………………… 225
2 ● 呼吸困難 …………………………………………………………………… 225
3 ● 不　安 ……………………………………………………………………… 226
C．神経難病を有する人への緩和ケアに関する課題 ……………………… 226

5 救急・集中治療領域における緩和ケア　宇都宮明美 ……… 228

A．救急・集中治療における緩和ケアの考え方 ……………………………… 228
1 ● 終末期の緩和ケア ………………………………………………………… 228
2 ● 救急・集中治療中の緩和ケア …………………………………………… 228
3 ● 救急外来での緩和ケア …………………………………………………… 229
4 ● ICU での緩和ケア ………………………………………………………… 229
B．症状マネジメント ………………………………………………………… 229
1 ● 処置に関連した痛み ……………………………………………………… 230
2 ● 呼吸困難 …………………………………………………………………… 230
3 ● PICS ………………………………………………………………………… 231
C．救急・集中治療領域における緩和ケアに関する課題 ………………… 232

第V章　臨死期のケア …………………………………………………… 235

1 臨死期のケアとは　酒井禎子 ……………………………………… 236

A．臨死期とは ………………………………………………………………… 236
B．臨死期のケアの特徴 ……………………………………………………… 236

2 臨死期にある患者へのケア ………………………………………… 239

A．臨死期にある患者の身体的変化　酒井禎子 …………………………… 239
1 ● 呼吸の変化 ………………………………………………………………… 239
2 ● 意識・認知機能の変化 …………………………………………………… 239
3 ● 経口摂取の変化 …………………………………………………………… 239
4 ● 皮膚の変化 ………………………………………………………………… 239
5 ● 情動的な状態の変化 ……………………………………………………… 239
6 ● 血圧・脈拍の変化 ………………………………………………………… 240
7 ● 排泄の変化 ………………………………………………………………… 240

B．臨死期にある患者の心の変化　　酒井禎子 ·· 240
C．臨死期にある患者の症状マネジメント　　前滝栄子 ·················· 241
　　1 ● 臨死期にある患者の全身状態の特徴 ·································· 241
　　2 ● 死前喘鳴 ··· 242
　　3 ● 口　渇 ·· 244
D．臨死期にある患者のケア ·· 245
　　1 ● 臨死期にある患者が置かれている状況の理解 ················ 245
　　2 ● 身体的苦痛の緩和 ··· 246
　　3 ● 日常生活の援助 ··· 246
　　4 ● タイミングを逃さないかかわり ·· 247
　　5 ● スピリチュアルなニーズへの応答 ·· 247
E．死亡後のケア ·· 248
　　1 ● 看取り時のケア ··· 248
　　2 ● 看取り後のケア ··· 248
　　　　コラム　エンゼルメイクとエンバーミング　249

3　臨死期にある患者の家族へのケア　　酒井禎子 ·················· 251

A．臨死期にある患者の家族の特徴 ·· 251
　　1 ● 患者の看取りを迎える家族の体験 ·· 251
　　2 ● 愛する人を亡くした家族の体験 ·· 252
B．家族へのケア ·· 253
　　1 ● 看取りが近づいたとき ··· 253
　　2 ● 看取りのとき ··· 254
　　3 ● 死別後のサポート ··· 254

4　死の迎え方の多様性　　酒井禎子 ·· 256

A．看取りと文化 ·· 256
B．外国人に対する看取りのケア ·· 257

第Ⅵ章　さまざまな事例で学ぶ緩和ケアの実際 ································· 259

1　事例① 療養の場をつなぐ
―肺がん多発骨転移により痛みを抱えて生活する患者への継続看護　　本田晶子 … 260

A．アセスメント――肺がん，骨転移による痛み，地域との連携 ·········· 260
　　1 ● 肺がん ··· 260
　　2 ● 骨転移による痛み ··· 261
　　3 ● 地域との連携 ··· 261
B．看護目標 ·· 261
C．看護の実際 ·· 261

xxii　目次

1 ● 入院中早期より，今後の生活を予測して情報を得る ………………………… 261
2 ● 痛みの表現方法や薬の効果的な使用とタイミングを検討する ………………… 262
3 ● 退院後の生活を想定したリハビリテーションを行う ………………………… 263
4 ● 家族へのアプローチを行う ……………………………………………………… 263
5 ● 社会資源を活用する ……………………………………………………………… 264
6 ● 地域の医療者への橋渡しを行う ………………………………………………… 264
D．評　価 ………………………………………………………………………………… 264
E．まとめ ………………………………………………………………………………… 265

2 事例② セルフケアを促す
—患者が自分でも症状緩和をはかれると感じられるようなかかわり　中村喜美子 … 266

A．アセスメント——呼吸困難，セルフケア能力 ……………………………………… 266
1 ● 呼吸困難 …………………………………………………………………………… 266
2 ● セルフケア能力 …………………………………………………………………… 267
B．看護目標 …………………………………………………………………………… 267
C．看護の実際 ………………………………………………………………………… 268
1 ● セルフケア能力を高める ………………………………………………………… 268
2 ● 環境調整，家族へのねぎらい …………………………………………………… 268
D．評　価 ………………………………………………………………………………… 269
E．まとめ ………………………………………………………………………………… 269

3 事例③ 「食べたい」という希望を支える
—誤嚥性肺炎を繰り返す高齢者へのかかわり　西山みどり … 270

A．アセスメント——嚥下機能障害，栄養摂取方法 …………………………………… 270
1 ● 病　期 ……………………………………………………………………………… 270
2 ● 嚥下機能障害 ……………………………………………………………………… 271
3 ● 栄養摂取方法 ……………………………………………………………………… 271
B．看護目標 …………………………………………………………………………… 271
C．看護の実際 ………………………………………………………………………… 271
1 ● 「食べたい」希望を叶えるための支援をする ………………………………… 271
2 ● C さんの益（QOL）を考える話し合いの場をもつ …………………………… 272
D．評　価 ………………………………………………………………………………… 273
E．まとめ ………………………………………………………………………………… 273

4 事例④ 進行する機能低下を支える
—全人的苦痛を理解し，希望を支えるかかわり　中島大地 …………………… 274

A．アセスメント——全身機能障害，全人的苦痛，スタッフの認識 ………………… 274
1 ● 全身機能障害 ……………………………………………………………………… 274
2 ● 全人的苦痛 ………………………………………………………………………… 275
3 ● スタッフの認識 …………………………………………………………………… 275

目次　xxiii

B．看護目標 ……………………………………………………………………………… 275
C．看護の実際 …………………………………………………………………………… 276
　1●感情の表出を促すかかわり ……………………………………………………… 276
　2●コミュニケーション支援 ………………………………………………………… 276
　3●スタッフへの教育的支援 ………………………………………………………… 277
D．評　価 ………………………………………………………………………………… 277
E．まとめ ………………………………………………………………………………… 277

5　事例⑤ スピリチュアルケア
―死に向き合うことを余儀なくされて苦悩する患者へのかかわり　田村恵子‥278

A．アセスメント――スピリチュアルペイン …………………………………………… 278
B．看護目標 ……………………………………………………………………………… 279
C．看護の実際 …………………………………………………………………………… 279
　1●気持ちの表出を促すかかわり …………………………………………………… 279
　2●死や生について，共に考えるかかわり ………………………………………… 281
　3●家族との関係について，共に考えるかかわり ………………………………… 282
D．評　価 ………………………………………………………………………………… 282
E．まとめ ………………………………………………………………………………… 283

6　事例⑥ 家族のケア
―終末期にある患者の妻の予期悲嘆に対する援助　村木明美 ……………… 284

A．アセスメント――妻の情緒的な緊張状態 …………………………………………… 284
B．看護目標 ……………………………………………………………………………… 285
C．看護の実際 …………………………………………………………………………… 285
　1●妻の感情の表出，緊張の緩和を促すケア ……………………………………… 285
　2●看取りの準備に向けた妻へのケア ……………………………………………… 286
D．評　価 ………………………………………………………………………………… 287
E．まとめ ………………………………………………………………………………… 287

7　事例⑦ チームによる緩和ケア
―病棟・緩和ケアチーム・退院調整部門の看護師による協働　本間織重 ……… 288

A．アセスメント――その人らしい過ごし方 …………………………………………… 288
B．看護目標 ……………………………………………………………………………… 289
C．看護の実際 …………………………………………………………………………… 289
　1●Gさんと家族が気持ちを表出し共有できる機会を促すかかわり …………… 289
　2●家族のありようを理解するかかわり …………………………………………… 290
　3●その人らしさを大切にするかかわり …………………………………………… 291
D．評　価 ………………………………………………………………………………… 291

E．まとめ ……………………………………………………………………………………… 291

8 事例⑧ 在宅での看取り
—痛みの強い終末期がん患者の在宅での看取り　　宇野さつき ……………… 293

A．アセスメント——終末期，がんの痛み …………………………………………… 293
　　1 ● 終末期状態 ……………………………………………………………………… 293
　　2 ● がんの痛み ……………………………………………………………………… 294
B．看護目標 …………………………………………………………………………… 294
C．看護の実際 ………………………………………………………………………… 294
　　1 ● 症状緩和—痛みの緩和，副作用対策 …………………………………………… 294
　　2 ● 家族の在宅介護の支援 …………………………………………………………… 295
　　3 ● 終末期における家族ケア ……………………………………………………… 296
D．評　価 ……………………………………………………………………………… 296
E．まとめ ……………………………………………………………………………… 296

9 事例⑨ 看護師が行うグリーフケア
—妻を見送った夫の悲しみへのかかわり　　小野若菜子 …………………… 297

A．アセスメント——夫の悲嘆，健康状態と生活の維持，孤立・孤独感の増強 … 298
　　1 ● 夫の悲嘆 ………………………………………………………………………… 298
　　2 ● 夫の健康状態と生活の維持 …………………………………………………… 298
　　3 ● 夫の孤立，孤独感の増強 ……………………………………………………… 298
B．看護目標 …………………………………………………………………………… 298
C．看護の実際 ………………………………………………………………………… 299
　　1 ● 夫の話を否定せず，ゆっくり耳を傾ける ……………………………………… 299
　　2 ● 自分の健康や自己管理に目を向けることができるようかかわる ……………… 299
　　3 ● 必要以上に孤独感を強めないよう見守り，これからの生活を共に考える ……… 299
D．評　価 ……………………………………………………………………………… 299
E．まとめ ……………………………………………………………………………… 300

索引 ……………………………………………………………………………………… 301

第I章

緩和ケアとは

学習目標

1. 緩和ケアの意義や必要性について理解する
2. 緩和ケアにまつわる社会の動向や現状について理解する
3. 緩和ケアを実践する場やシステムの特徴について理解する

1 緩和ケアとは—尊厳ある生と死，大切な生活をつなぐケア

この節で学ぶこと

1. 全人的苦痛（トータル・ペイン）について理解する
2. 尊厳ある生と死，大切な生活をつなぐケアの必要性について理解する
3. 緩和ケアの土台となる看護師に求められる役割や姿勢について理解する

A. 全人的苦痛（トータル・ペイン）のとらえ方

1 ● 身体的苦痛がもたらすさまざまな影響

緩和ケアとは，患者の身体的，精神的，社会的，スピリチュアルな苦痛を緩和し，生命力の消耗を最小にすることで，その人が望む自分らしく尊厳ある生活を送れるようにするケアである．患者が体験している苦痛は，病気そのものや治療のさまざまな状況に起因して生じる主観的な症状である．主観的という意味でその人の苦痛は，目に見えるものではないため，体験している本人にしかわかりえない感覚である．自分の体験している苦痛を他者に理解してもらえないことは，孤独感，絶望感といった精神的な苦痛につながる．

このように，病いによる苦痛は身体的な側面だけではない．重篤な病いの進行やその治療によって生じる身体の痛みは，それ自体がつらい体験であり，日々の営みを困難にする．痛みによって他者に排泄をゆだねなくてはならないなど，その人の尊厳を脅かすこともある．苦痛が長く続けば，これまで描いていた人生設計を変更せざるを得ないことや将来への不安が生じてくる．また，身体的な苦痛症状は，身体感覚として認知されるだけではなく，その感覚に対するさまざまな情緒的な反応をも生み出すものである．人によっては苦痛の意味付けを過去に体験した出来事と関連付けて，罰や試練を受けていると考えるなど，人それぞれに苦痛の解釈は異なってくる．

たとえば身近な例で，看護師をしているAさんの腰痛を考えてみよう．Aさんは，看護師として働いていて，腰痛を感じるようになった．働き始めて2年目となり，仕事が楽しくなってきた頃で，市販の鎮痛薬を飲みながら痛みを我慢して仕事を続けていた．しかし，そのうちに症状が悪化し，治療のため仕事を休まなければならなくなった．Aさんは，なぜ今このような状況に置かれてしまったのかといった怒り，仕事ができないことで周りから後れをとる焦り，自分が休むことで周囲に迷惑をかけているという心苦しさ，この痛みは休んで良くなるのかという不安，これから先収入はどうなるのだろうかといった心配，何より動けないほど痛くてトイレに行くこともままならないつらさ，さらに長く続く痛みで何もできない自分への無価値感・無意味感といったさまざまな苦痛を体験していた．痛

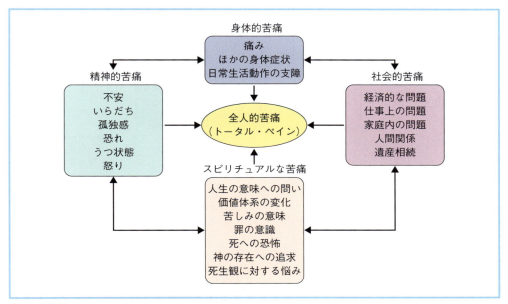

図 I-1-1　全人的苦痛（トータル・ペイン）
［淀川キリスト教病院ホスピス（編）：緩和ケアマニュアル—ターミナルケアマニュアル，第4版，p.34，最新医学社，2001より引用］

みがAさんの生活，職場における役割，他者との関係性，人生の目標などに広く影響を及ぼしているのである．痛みは，精神的にも社会的にも，生きがい（生きる意味）といった心の深いところにある問題にまで，さまざまな影響をもたらすものである．

2● 全人的苦痛（トータル・ペイン）とは

　苦痛を理解する助けになる**全人的苦痛（トータル・ペイン）**（**図 I-1-1，図 I-1-2**）という概念がある．全人的苦痛は，**身体的な苦痛，精神的な苦痛，社会的な苦痛，スピリチュアルな苦痛**から成り，4つの痛みは相互に影響し合い，複雑に絡み合っている．痛んでいるのはその人の一部分（part）ではなく，痛みを抱えているその人全体（whole-person）であり，痛みによってその人の全体性（wholeness）が多側面から影響を受けて，自分らしく生きることを阻害されるという考え方である．苦痛は，痛みなどの身体的な感覚だけではなく，痛みに伴うさまざまな感情や他者・社会との関係，日々の生活への影響，生きがいや生きる目的など，過去から未来へ続く時間の流れを含んだ心理・社会的，スピリチュアルな側面が統合された全体的な体験である．

　身体的，精神的，社会的，スピリチュアルという4つの側面は本人にしかわからない苦痛という体験を第三者が理解するための枠組み，つまり痛みという景色を眺める窓のように考えるとよい．1つ1つの窓から見える光景は，その景色の全貌ではない．さまざまな窓から痛みという光景を見ようとすることにより，多角的に光が当たり，その人が体験している苦痛という光景の全体像がはじめて浮かび上がってくる．このように多角的に苦痛をとらえることで，苦痛という現象に近づくことができ，ケアの糸口をみつけることが可能となる．

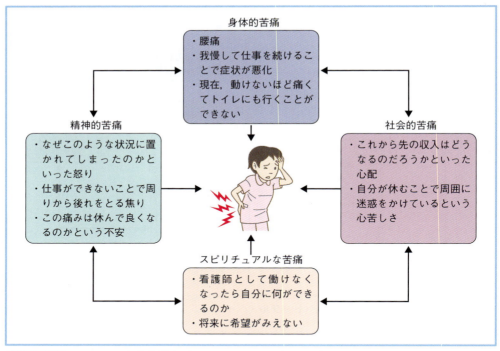

図 I-1-2　Aさんの全人的苦痛（トータル・ペイン）

B. 病い，苦しみ，生と死

　　全人的苦痛という概念が生まれた背景には，医療における病気のとらえ方への警鐘がある．医療技術が発展し，医学的な疾病（disease）そのものの治癒にフォーカスが当たる中，置き去りになっていた個人が体験している病い（illness）の苦痛を和らげ，その人らしく生きられるよう支える緩和ケアという概念が生まれた．**病い（illness）** は，症状や病気の受け止め，気持ちなども含めたその人の「個別的な体験」である．

　　「私は川の向こう側にいる．誰もこの川を越えてくることはできないの」

　　これは，緩和ケア病棟に入院する一人のがんを患う女性が語った言葉である．緩和ケアを受ける人は多くの場合，生と死にかかわるような重篤な病気によって痛みや苦しみを体験している人たちである．病いによる苦しみは，身体的に痛みがあるということを超えて，精神的にも社会的にもその人の生活や生き方にかかわる問題でもある．それゆえ，その苦しみを経験している本人にしかわからないものであり，本人によく話を聴くことが不可欠である．私たちケアに携わる者は，痛みや苦しみを経験している人から学ばねばならない．

　　死は，私たちの人生の延長線上にあり，避けられないものである．いのちのない状態，すなわち身体のすべての生命活動が停止した状態であり，停止した生命活動は決して再開

することがない．死は，私たちの誰にとっても未知のものである．死は肉体的な消滅にとどまらず，それに伴って多くの喪失を経験する．愛する家族との別れやこれまで築き上げてきた社会的な地位や財産，人間関係，能力など人生のすべての終結を意味する．自分自身を喪失するという人生最大の喪失体験である．

ある20歳代でがんになった女性は，「目の前が真っ暗になった」という．これから順調に続くであろうと思われた夫との生活や楽しみにしていた子どもの成長を見届けることが不可能である現実を受け入れがたく，死が怖くて不安で子どもを抱いて毎日一緒に泣いて過ごした．しかし，長く生きられないという認識はやがて毎日起こる子どもの小さな変化を見逃さず積み重ねていく思い出づくりの日々につながっていった．

すべての人にとって死はいつか確実に訪れるものであるが，健康なときはいつまでもこの状態が続くと思いがちであり，未知のものである死を無意識に避けて生活している．とくに現代においては健康志向が強く，現実には生と隣り合わせにある死や病いを忌み嫌い，非日常に追いやっている状況がある．死を意識するのは，生きていることを意識せざるを得ない状況，たとえば自ら病いや耐えがたい苦痛を体験したり，身近な人の死を体験したりしたときである．本来は自然の営みとして生の延長線上にあった死を意識したとき，改めて生が際立ち，自分にとって本当に価値があることは何か，生きる意味は何かということが迫ってくるのである．何を目標にどのように生きていこうとしていたか，何を大切にして何に喜びを感じて日々の生活を送っていたかといったこれまでの価値観が根底から揺らいでしまう体験となりうる．

そこで，私たち自身の人としての生き方や価値観，経験がケアに影響を及ぼすことを改めて認識する必要がある．当然のことだが，私たちの人生や生活の中で医療がかかわるのはごく一部分である．誰もが一人の人間として生きている．医療を必要とするのは専門的な治療が必要となる限られた機会である．私たちの生活のほとんどは医療とかかわることなく成立しており，生きることは医療の中の営みではないのである．そして，死を看取ることも病んでいる人の手当ても昔は日常の営みであった．緩和ケアは近代医療の枠組みの中で発展してきたケアであるが，生と死にかかわる領域であるがゆえに，医療者であることの前に，同じ日常を生きる人として，患者の生きている世界をとらえ，物事を見極めていくことが求められる．

アーサー・W・フランク（Arthur W. Frank）[1]は『傷ついた物語の語り手』という著作の中で，病いによる苦しみを経験している人が語る物語にどのように向き合うべきかを記述している．物語とともに考えるということは，私にとって「物語が自分自身の生に影響を及ぼすことを経験し，その影響の中に自らの生に関する何らかの真実を発見すること」であると述べている．物語について考えること，つまり物語を「内容へと還元し，内容を分析すること」とは区別して説明している．ここでは「物語」を「病いや苦しみを経験として受け止める人間の姿」に置き換えて考えてみるとわかりやすいかもしれない．病いや苦しみ，生と死というものは，私たちが第三者として外から眺めて分析対象とすることではなく，私たち自身の人間としての生き方にかかわることである．それゆえ，医療の枠組みだけではとらえきれない，個別の経験として患者が語る病いの物語を通して，私たちも自分の生き方や価値観を探求し，成長し続けることが求められているのである．

C. クオリティ・オブ・ライフ

　ケアを受けている本人が望む自分らしい生活を支えるケアの目標となる概念として**クオリティ・オブ・ライフ**（quality of life：QOL）という言葉がある．QOL は，生命・生活・人生の質と訳される．20 世紀後半に入り，高齢化や慢性疾患の増加など疾病構造が変化し，病気や障害をもちながら生活する人々に対して，治療の効果を単に生命の長さ・量（quantity of life）だけで評価するのではなく，生命・生活・人生の質（quality of life）の向上を目標とした医療へのシフトが必要となった．「Life」という言葉は，病気の状態に限らず，その人の生活全体を指しており，患者を生活者としてとらえる重要な契機となった．

　1980 年代に入り，特に身体的苦痛が強く，療養が長期化し心理・社会的な問題も生じやすいがん医療の文脈において，QOL にフォーカスした治療のあり方が問われるようになり，日本にも紹介された[2]．当時，疼痛緩和治療の確立が QOL の向上に大きな役割を果したとされる．現在においては患者の QOL を考えた治療やケアを行うのは当然であり，QOL という言葉は広く医療の目標として考えられ，一般的にも使われるようになっている．

　QOL には身体面，心理面，社会面，役割・機能面，スピリチュアリティなど多くの要素が含まれており[3]，研究者や対象の疾患，状況などによってその定義は多様である．1995 年に WHO が定義した QOL の内容は，「一個人が生活する文化や価値観のなかで，目標や期待，基準，関心に関連した自分自身の人生の状況に対する認識[4]」というものであった．「どれだけ人間らしい生活や自分らしい生活を送り，人生に幸福を見出しているか[3]」に対する認識ととらえるとわかりやすい．このように QOL は個人の内面を主観的に測定するものであり，評価においては，基本的に本人がどのような認識でいるかという「主観性」を重視している．そのため観察者を通して評価するのではなく，患者報告型アウトカム（Patient-Reported Outcome：PRO）*であることが推進されている．古くから使われている QOL 尺度として，多様ながん患者を対象とした EORTC QLQ-C30（European Organization for Research and Treatment of Cancer Quality of Life Questionnaire Core 30），慢性疾患患者のスピリチュアルな側面が QOL に与える影響を評価する FACIT-Sp（Functional Assessment of Chronic Illness Therapy-Spiritual Well-being），緩和ケアにおける主観的な幸福感や生活の質を評価する MQOL（McGill Quality of Life Questionnaire）などがある．緩和ケアの領域においては，状況によって家族や遺族による評価，ケア提供者による評価も行われており，日本の文化に合わせて国内でも尺度が開発され，使用されている[5]．臨床では，患者による緩和ケアの質の評価に包括的 QOL 尺度である CoQoLo（Comprehensive Quality of Life Outcome inventory）や POS（Palliative care Outcome Scale），あるいはその改良版の IPOS（Integrated Palliative care Outcome Scale）などが使われており，回答負担を減らすよう項目数の少ない簡易版も開発されて

---

*患者報告型アウトカム（PRO）：患者自身が自身の健康状態や治療の影響について直接報告する指標を指す．主観的な症状やQOLを評価する際に重要なデータとなり，医療従事者が患者の視点から治療効果を理解するために用いられる．

いる.

　以上のように，医療の評価基準として用いられることが多い QOL であるが，それを評価するのは，医療者や第三者ではなく，そのいのちを生きている本人である．その人が望む生活やその人らしい人生を全うできることを目指す必要がある．そのためには，QOL を評価することで終わるのではなく，評価の結果を基に本人・家族と医療者で十分に対話を重ねながら，どうしたらより良い QOL を実現できるかを検討することが不可欠である．

D. ケアの土台となる看護師の姿勢

1 ● 病いを体験している人と共にあること

　先に述べたように，病いによる苦しみはその本人にしかわからないものである．その人がどのような思いを抱き，人生や生活が中断するような病いの体験をしているのか，まずはよく耳を傾け，聴くことが重要である．そばにいること（そこに存在すること：presence）について，スーザン・D・モカ（Susan D. Moch）ら[6]は，「人が全身全霊を傾けて，ある人の傍らに立会い，人間相互の出会いを通じて他人の経験を受け入れる方法である」と定義している．看護師として苦痛を緩和するために，その人の身体とこころに生じていることを理解し，優先すべきことを見極めなければならないが，症状だけをみるのではなく，苦痛を体験しているその人全体を受け入れるよう心がけることが肝要である．同時に，その人の生命力の消耗につながる人的・物理的環境の整備や基本的ニーズの充足に目を配る必要がある．人的環境としての看護師のかかわりが患者に苦痛を与えるものであってはならない．時として理解しがたいことを訴える人がいるかもしれないが，問題解決のために分析的にとらえるだけではなく，恐怖や無力感を体験している人のありのままのつらさを分かち合おうとする姿勢が望まれる．

　そのために看護師は，生と死に向き合う一人の人間として自身の体験を積み重ね，強みとして生かすことが可能である．シスター・M・シモーヌ・ローチ（Sister M. Simone Roach）[7]は，「ケアする能力は人々の本性そのものの内に根ざしている」「ケアリングは人間の存在様式である」としたうえで，思いやり（compassion），能力（competence），信頼（confidence），良心（conscience），コミットメント（commitment）を看護師の行うケアリングの5つの要素として挙げている．とくに思いやりは「他者の経験に関与し応えることであり，他者の痛みや障害を感じ取ることであり，他者の経験を共有し他者のために自分自身を費やすことができる存在の質」と説明している．病いを体験している人の一部（症状）だけに着目するのではなく，存在全体に呼応して，痛み苦しむ人々と共にいることの重要性が示されている．

2 ● 病いを体験している人が力を発揮できるようにすること

　人間は自律した存在であり，生涯発達し続ける存在である．また，私たちは自分でこころや身体のさまざまな変化に対してセルフケアを行う力がある．痛みがあると心理・社会的にもつらい状況になり，無力感を感じることがある．痛みの原因となっている病気が進行・慢性化して，治癒せず，長期間付き合って生きていかなくてはならないことも多い．

しかし，人間は生涯にわたってそれぞれのやり方でさまざまな困難に耐え，立ち向かいながら経験を重ね，対処する力を身につけていく．看護師はパートナーとして傍らにいて，病いを体験している人のセルフケア能力を最大限活かしながらセルフケアを支援していくことが求められる．人生の主人公はその人自身である．主体的に自分らしく人生を歩んでいけるよう，個人に備わった力を信じてその人と共に考えていくことが重要である．多くの場合，病んでいる部分，助けを必要とする部分にのみ目が向きがちであるが，その人の健康的な側面や強み（ストレングス）にも目を向けて，日々を生きる力をさらに育んでいけるように働きかけるのである．そのためには，病いを体験している人の力を信じることが不可欠である．

　ミルトン・メイヤロフ（Milton Mayeroff）[8]は，「ケアにはその相手が，自らに適したときに，適した方法で成長していくのを信頼（trust）することが含まれる．信頼は，ケアする相手の存在の独立性を，他者は他者なのであるとして，尊重する」ことと述べている．病いを体験している人の自律性を尊重しながら，病いと共に生きていくことをその人の傍らにいて支援することはたやすいことではない．メイヤロフはケアに携わる自分自身の力を信頼することについても触れている．看護師は知識や技術，そしてケアのこころを兼ね備えられるよう，自分自身に向き合い，時に葛藤し，患者との出会いに学び，日々の生活や人生経験を通して成長していくことが求められる．

学習課題

1. 全人的苦痛の4つの側面を説明してみよう
2. 尊厳ある生と死，大切な生活をつなぐケアの必要性について説明してみよう
3. 緩和ケアの土台となる看護師に求められる役割や姿勢を考えてみよう

▌引用文献▌

1) アーサー・W・フランク：傷ついた物語の語り手—身体・病い・倫理（鈴木智之訳），p.44-45，ゆみる出版，2002
2) 渡辺孝子：QOL概念導入の成果と展望．がん看護1(1)：10，1996
3) 高橋秀寿，関勝：Quality of Life（QOL）．The Japanese Journal of Rehabilitation Medcine 57(12)：1174-1180，2020
4) The WHO QOL Group, The World Health Organization Quality Of Life Assessment（WHOQOL）：Position Paper From The World Health Organization. Social Science & Medicine 41(10)：1403-1409, 1995
5) 宮下光令：緩和ケアにおける尺度のダウンロード，〔http://www.pctool.umin.jp/〕（最終確認：2024年10月14日）
6) Moch SD, Schaefer CC：存在Presence．テキスト看護介入—ナースの自主的診断による患者へのアプローチ（マライヤ・スナイダー編著，早川和生，尾崎フサ子監訳），p.387，メディカ出版，1994
7) M・シモーヌ・ローチ：アクト・オブ・ケアリング—ケアする存在としての人間（鈴木智之ほか訳），p.15, 27, 98-99，ゆみる出版，1996
8) ミルトン・メイヤロフ：ケアの本質—生きることの意味（田村　真ほか訳），p.50-54，ゆみる出版，1987

2 緩和ケアの歴史と定義

この節で学ぶこと

1. 緩和ケアで重要とされる考え方（定義）について理解する
2. 緩和ケアの歴史的な発展について理解する

　緩和ケアは，人々の尊厳，つまり，人としての暮らしや希望を大切にし，その人らしく生きる権利を守るコミュニティを基盤とした保健医療福祉の取り組みである．緩和ケアの考え方や姿勢，そして実践は，長く育まれてきた看護の本質と重なる．多くの人々の生活の豊かさや安心を守る看護の役割は，緩和ケアにおいてとても重要である．

A. 緩和ケアの歴史

　緩和ケアの歴史は，ホスピスの歴史から始まる．ホスピスは，中世ヨーロッパにおいてキリスト教の修道院が，疲れた巡礼者たちのために開いた「憩いの家」が原型とされている．そこでは食事と宿が与えられ，病気の者は手当てをしてもらい，治らないときはやさしく看取られていた[1]．死にゆく過程も生きることであり，それもまた人生の一部とし，死を否定したり避けたりすることなく向き合い，人が最期のときまで生きる権利を守るという考え方が，場所ではなく"ホスピス・マインド"として受け継がれてきた．

　近代になり，医療は感染症などさまざまな疾患の原因を究明し治療法が確立されていく中，治せない疾患に苦しむ人々への対応が置き去りになっていた．痛みを訴えてもとりあってもらえず，人としての尊厳が損なわれるような場面もあり，その苦痛と向き合おうとする家族や医療者にとってつらい出来事となっていた．世界大戦を経て人権運動が活発化してきた時代背景とこのような医療の状況が重なり，英国でホスピス運動が始まる．看護師からソーシャルワーカー，そして医師となった，**シシリー・ソンダース**（Saunders C）女史は，1967年に不治の病いの苦痛に苦しむ人々をケアするための**聖クリストファーホスピス**を開設した．また，彼女は，鎮痛薬としてモルヒネを安全で効果的に使用できる方法の開発などにも着手し，近代ホスピスの発展に偉大な功績を残した[2]．聖クリストファーホスピスは，入所設備だけでなく在宅サービス，デイケア，さらに医療者への教育なども提供している（**図Ⅰ-2-1**）．ホスピス・マインドをもった医療者が，場所を問わず人の尊厳を守る緩和ケアの提供を行い，その実践はホスピスから一般病院へ広がっていった．

　時を同じくして，米国の精神科医である**キューブラー・ロス**（Kübler-Ross）が，死を

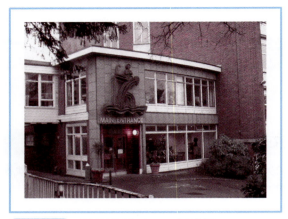

図Ⅰ-2-1　聖クリストファーホスピス

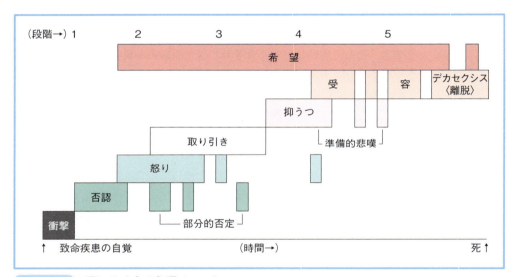

図Ⅰ-2-2　死にゆく人の心理チャート
[キューブラー・ロス：死ぬ瞬間―死とその過程について（川口正吉訳），p.209，読売新聞社，1971より引用]

目前にした人々へのインタビューや観察をまとめた『死ぬ瞬間―死とその過程について』を出版している．死にゆく人の心の過程を表した「死にゆく人の心理チャート」（図Ⅰ-2-2）は，死に向き合う人々を理解するきっかけとして注目され，死をタブーとしてきた医療のあり方を見直し，ホスピス運動をさらに後押しすることになった．

1975年にカナダで「palliative care（緩和ケア）」という表現が使われ，1987年に世界保健機関（WHO）が「緩和ケアの定義」や「WHO 3段階除痛ラダー」を提唱し，さらに，このホスピス・緩和ケアが世界中に普及されていくこととなった．

● 日本における緩和ケアの歴史

1970年頃から日本でも"ホスピス・マインド"を育む活動が始められた．柏木哲夫医師は，1972年より淀川キリスト教病院においてOCDP（Organized Care of Dying Patient）と称し，多職種での末期患者へのケア検討会を開始した．その取り組みや，個々の患者と

表Ⅰ-2-1 日本における緩和ケアの歴史

1972年	淀川キリスト教病院にOCDP（Organized Care of Dying Patient）発足
1977年	「日本死の臨床研究会」創立
1981年	聖隷三方原病院に日本初のホスピス病棟開設
1987年	WHO「緩和ケアの定義」発表 「ホスピスケア研究会」創立，「日本がん看護学会」創立
1990年	診療報酬「緩和ケア病棟施設基準」算定開始（p.30参照）
1991年	「全国ホスピス・緩和ケア病棟連絡協議会（現・日本ホスピス緩和ケア協会）」創立
1996年	「日本緩和医療学会」創立
2002年	診療報酬「緩和ケア診療加算」算定開始
2007年	「がん対策基本法」施行

のかかわりは，『死にゆく人々のケア』[2]に紹介されている．その後の日本における緩和ケアの歴史を**表Ⅰ-2-1**にまとめた．日本における英国のホスピス運動をきっかけとするホスピス・緩和ケアへの取り組みは，緩和ケア病棟への診療報酬算定や，後述する「がん対策基本法」（p.27参照）により，大きく発展した．

B. 緩和ケアの定義

1987年にWHOが発表した緩和ケアの定義は，2002年に改定された．

WHOの緩和ケアの定義（2002）[訳：緩和ケア関連団体会議]

緩和ケアとは，生命を脅かす病に関連する問題に直面している患者とその家族のQOLを，痛みやその他の身体的・心理社会的・スピリチュアルな問題を早期に見出し的確に評価を行い対応することで，苦痛を予防し和らげることを通して向上させるアプローチである．

（英語の原文）

Palliative care is an approach that improves the quality of life of patients and their families facing the problem associated with life-threatening illness, through the prevention and relief of suffering by means of early identification and impeccable assessment and treatment of pain and other problems, physical, psychosocial and spiritual.

[大坂巌, 渡邉清高, 志真泰夫ほか：わが国におけるWHO緩和ケア定義の定訳―デルファイ法を用いた緩和ケア関連18国体による共同作成―. Palliative Care Research 14（2）：61-66, 2019より引用]

従来の定義では「治癒を目的とした治療に反応しなくなった疾患をもつ患者」を対象としていた．その対象が「生命を脅かす病に関連する問題に直面している患者とその家族」と変更された．医療の進歩とともに，生命が脅かされる，つまり自身の存在の脅かしを感

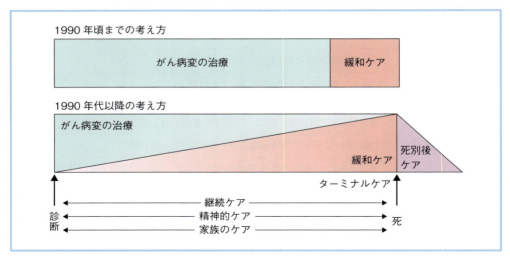

図Ⅰ-2-3 がん医療のあり方
[Twycross R：Introducing Palliative Care, 4th ed, p.3, Radcliffe Publishing, 2003を参考に作成]

じたところから緩和ケアが必要であることが，改めて緩和ケアの定義に盛り込まれた．自身の存在の脅かしは，死に直結するような病状だけではなく，がんのような死を予感させる診断を受けること，自由な行動が徐々に制限されていく難病や身体的な機能が衰え寿命が近づく老いにおいても体験される．このような自身の存在の脅かしから，平常時には考えることのない生きる意味や価値への問いが大きくなり，周囲の人々への思いも変化するため，不安や気持ちの揺らぎが大きくなり，一時，自分らしさを見失ったように感じてしまうことがある．このような心の動きは，その人らしく生きることを妨げ大きな苦痛となってしまう．このことから緩和ケアは，病期を問わない，より早い段階からのアプローチとして再定義された．

従来医療の中で緩和ケアは，図Ⅰ-2-3にある「1990年頃までの考え方」のように，治癒を目的とした治療がなくなったら緩和ケアに切り替えるようなイメージが強かった．専門性や療養の場の違いから治療期にかかわる医療者と，限界となった治療の後を支える終末期医療の医療者が異なっていたことが，このようなイメージにつながっていたのかもしれない．しかし，多くの人々が必要とする緩和ケアでは，病期（病状の進行を示すステージ）に関係なく生活の質を大切にすることや切れ目のないケアの継続が求められる．したがって，図Ⅰ-2-3の「1990年代以降の考え方」のように診断の初期から病変への積極的な治療と並行して緩和ケアが提供されるようになり，さらに看取りの後も残された家族への死別後のケア（p.236，第Ⅴ章「臨死期のケア」参照）を含めたアプローチを行うなど，医療からコミュニティに開かれた実践としての緩和ケアが広まった．このような切れ目のないケアとして緩和ケアが提供されるためには，さまざまな場面で活動する看護師が，緩和ケアについて同じイメージをもつことや連携することが重要となる．

C. 緩和ケアに類似した用語

WHOの緩和ケアの定義は，全世界で共有され広く普及している考え方である．根底にある重要な考え方は，その人の尊厳や希望を大切にすることである．人々の尊厳や希望を守るために，対象となる人を身体だけでなくさまざまな側面をもつ**全人的存在**ととらえる視点を育み，痛みなどの苦痛の緩和方法が開発されてきた．しかし，「緩和ケア」や，緩和ケアに関連する用語は，時代背景や人々のニーズ，対象やかかわる時期もしくは予測される死亡までの時間，ケアの内容などにより影響を受け，類似した用語が使用され，誤解や混乱の要因となってきた．

そこで，ここでは類似する用語について，使われてきた背景や強調された考えなどを整理しておきたい．

1960年代から始まる緩和ケアの流れの中で，当初は「ターミナルケア」「終末期ケア」という用語が多く使用されていた．人生の終着点を指す「ターミナル」，つまり死にゆく時期でのケアである．死亡までの数週間から数ヵ月くらいの短い期間に「死」に直面し看取りを迎えることから生じる全人的苦痛（p.3参照）が重要な課題であった．体力の衰えとともに身体的・精神的な苦痛も大きくなり，社会的，スピリチュアルな苦痛も増し，さまざまな苦痛が複雑に絡まることへのケアが検討された．

また，同時期に「ホスピスケア」（本節の「A. 緩和ケアの歴史」で紹介）もターミナルケアと同じような場面で使用されていた．ホスピスは，キリスト教の理念に基づく人の尊厳や希望を大切にするケアの考え方である．しかし，日本語ではホスピスを場所の名称として使われることがある．ホスピス発祥の地である英国では，ホスピスには入所施設ばかりではなく，在宅サービスやデイケアなどさまざまなサービスが複合され，地域に根ざした集合体によりホスピスケアは提供されている．同じように仏教を背景とする施設では「ビハーラ」という表現も使用されている．

その後，1987年にWHOが「緩和ケア」を定義し，宗教的な意味合いを含まない表現が求められる行政サービスでは，「緩和ケア」がもっともよく使用される用語となっている．

高齢化や疾患の多様化を背景とし，「エンドオブライフケア（end of life care）」という用語が1990年頃より使用されるようになってきている．「緩和ケア」については，がんや終末期のみのイメージが強かったため，さらに広く全人的なアプローチ（p.2，第Ⅰ章1節「緩和ケアとは—尊厳ある生と死，大切な生活をつなぐケア」参照）が実践されるようエンドオブライフケアと表現されるようになってきている．疾患の種類や病期を問わず，死にゆくことも人生の一部ととらえることが特徴である．エンドオブライフケアの対象は，がんだけではなく難病や慢性疾患などの病いと老いに向き合い，死にゆくことを含めた人生について考えるときに生じるスピリチュアルな側面がより強調されている．

エンドオブライフケアという用語は最近，日本でも使用されているが，とても広い概念であり，まだ一定の定義にはいたっていない．このエンドオブライフケアには，これまでに緩和ケアを普及するうえで使用されてきた用語を包括している．人々の尊厳やその人らしい暮らし，希望を大切にし，その人らしく生きる権利を守るケアのあり方を広めていくための取り組みである．

このように緩和ケアに関連する類似語がいくつかあるが，人としての尊厳が守られ，希望を育む存在である人々へのケアであることは共通している．この尊厳を守り希望を育むケアは，どこで活動する看護師にとっても重要な使命である．本書では，ケアを提供する時期ではなく，ケアのあり方や苦痛を緩和するといったケアのアウトカムを認識できる用語として「緩和ケア」を主題として構成することとした．時期や療養の場にとらわれず緩和ケアを広く実践できる看護師の活躍を期待している．

学習課題

1. 緩和ケアの歴史の中で，大切にされた考え方の特徴を挙げてみよう
2. 緩和ケアに関連して用いられる用語を3つ挙げ，それぞれが重視しているポイントを説明してみよう

▌引用文献▌

1) サンドル・ストダード：ホスピス・ムーヴメント（高見安規子訳），p.37-42，時事通信社，1982
2) 柏木哲夫：死にゆく人々のケア―末期患者へのチームアプローチ，医学書院，1978

3 緩和ケアをとりまく今日の状況

この節で学ぶこと

1. 緩和ケアをとりまく日本の社会的な状況について理解する
2. 緩和ケアを必要とする人々のニーズや医療体制について理解する

A. 社会の変化と緩和ケア

1981年以来，悪性新生物（がん）が日本人の死因の1位（**図Ⅰ-3-1**）となり，総死亡数の3割を占める現状が続いている．かつては，がん診断後の5年生存率は30％ほどであり，がんは死を想起させる疾患であった．また，当時はがんの正体やがん治療もわからない部分が大きく，がんによる痛みなどの症状対策も十分ではなかったため，苦痛とともに死に至る病いとしてのがんのイメージが強くなっていった．また，医学は完治することが目標で，治療法が確立していない痛みのある患者は，治療の対象ではないと考えられることが一般的であり，がん患者の苦痛が放置されてしまう状況もあった．

このような状況が徐々に問題視されるようになったことから，患者の苦痛を放置せず，治らない病態であってもその人らしい生活を守ろうとする緩和ケアの重要性が認識されるようになってきた．そして，一人ひとりの**全人的苦痛**を理解し，できる限りの苦痛緩和の方法を模索する緩和ケアは，がん医療の一部として発展してきた．

世界保健機関（WHO）は，緩和ケアを「生命を脅かす疾患による問題に直面している患者とその家族」と定義し，緩和ケアが求められる疾患としては，がん，心血管疾患，慢性閉塞性肺疾患（chronic obstructive pulmonary disease：COPD），後天性免疫不全症候群（acquired immunodeficiency syndrome：AIDS），糖尿病，肝不全，多発性硬化症，パーキンソン病，関節リウマチ，神経疾患，認知症などが挙げられている．わが国でも最近では，がんだけでなくそれ以外の疾患や高齢者ケアにおいても，緩和ケアの重要性は高まってきている[1]．

1 ● 緩和ケアに対する国民の認識の変化

第Ⅰ章2-A「緩和ケアの歴史」（p.9参照）に示したように，日本の緩和ケアは，早くから診療報酬での評価が始まり，政策的な後押しを受けてきた．**緩和ケア病棟**（**図Ⅰ-3-2**）はがん対策基本法の制定以後増加している．がん患者だけでも年間約38万人が亡くなる[2]日本において，緩和ケア病棟を利用して亡くなる人は10.5％である[3]．1990年以来，日本の緩和ケアは緩和ケア病棟（p.11参照）を中心に発展し，求められる医療の一部

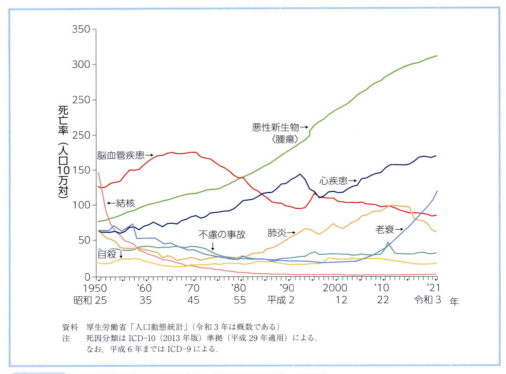

図 I-3-1　主要死因別にみた死亡率（人口10万対）の推移
[厚生労働統計協会：人口動態. 国民衛生の動向・厚生の指標増刊 69(9)：55, 2022 より引用]

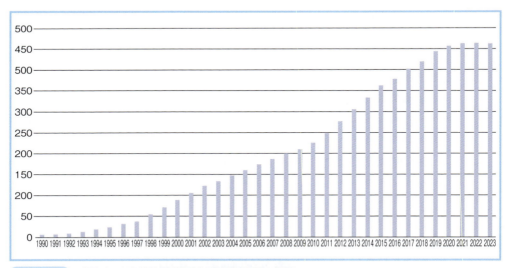

図 I-3-2　緩和ケア病棟入院料届出受理施設数の推移
[日本ホスピス緩和ケア協会：緩和ケア病棟入院料届出受理施設数・病床数の年度推移,〔https://www.hpcj.org/what/pcu_sii.html〕（最終確認：2024年9月20日）のデータを参考に作成]

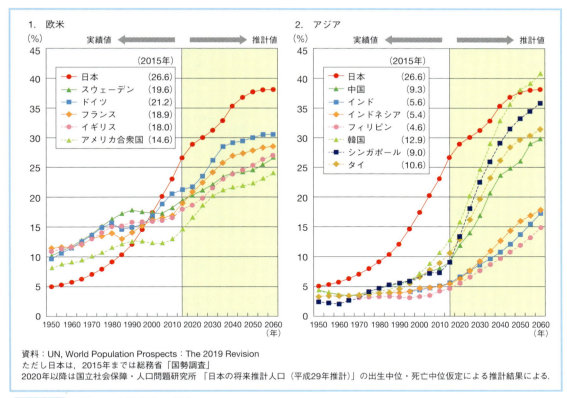

図Ⅰ-3-3 世界の高齢化率の推移
[内閣府:平成30年版高齢社会白書(全体版), 高齢化の状況及び高齢社会対策の実施状況, 第1節 2. 高齢化の国際的動向, [https://www8.cao.go.jp/kourei/whitepaper/w-2018/html/zenbun/s1_1_2.html] (最終確認:2024年9月20日) より引用]

として認識されるようになってきている.緩和ケア病棟で提供されるケアが緩和ケアであり,死にゆくことを受け入れた人だけが利用するケアであるとの誤解も根強い.しかし**ホスピス・マインド**を基盤とする緩和ケアは,諸外国では在宅療養を中心に実践されており,日本でも地域をベースとした緩和ケア,治癒を目的とした治療と並行した緩和ケアが必要とされるなど,徐々に国民の認識は変化している.

2 ● 多死時代の課題

日本は,世界的にも経験のないハイスピードで超高齢社会に突入した（**図Ⅰ-3-3**）.日本の人口ピラミッドを2022年と2040年推計で比べてみると,15歳から64歳の生産年齢人口の減少は明らかであり（**図Ⅰ-3-4**）,減少していく生産年齢の人々が増え続ける高齢者を支えるといういびつな社会構造を背景に,そのときを生きる人々のQOLを考えていかなければならない.また,高齢者の増加が,死亡者数の急増（**図Ⅰ-3-5**）も伴うことは明らかである.まさに,日本は超高齢化とともに多死の時代を迎えている.

さらに,病院や施設での看取りの限界や介護者の高齢化（老老介護）,独居が大きな社会問題となってきている.これまでの体制だけでは対応しきれないことが明白であり,国の政策でもさまざまな検討策が進められている.これまでの経験では乗り越えられない変

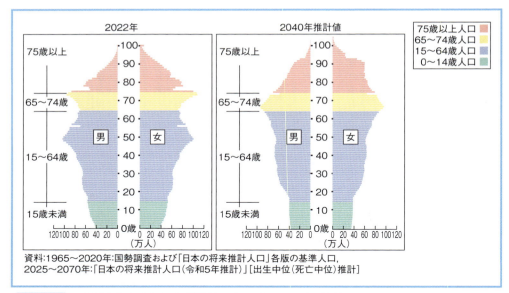

図Ⅰ-3-4　2022年と2040年推計値の人口ピラミッドの比較
［総務省統計局：人口推計(2022年(令和4年)10月1日現在)結果の要約, 全国人口,〔https://www.stat.go.jp/data/jinsui/2022np/index.html〕（最終確認：2024年9月20日）および国立社会保障・人口問題研究所：人口ピラミッド2040年の画像,〔https://www.ipss.go.jp/site-ad/TopPageData/2040.png〕（最終確認：2024年9月20日）を参考に作成］

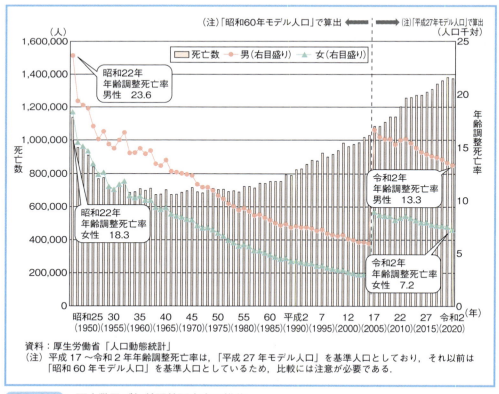

資料：厚生労働省「人口動態統計」
(注) 平成17～令和2年年齢調整死亡率は,「平成27年モデル人口」を基準人口としており, それ以前は「昭和60年モデル人口」を基準人口としているため, 比較には注意が必要である.

図Ⅰ-3-5　死亡数及び年齢調整死亡率の推移
［内閣府：第1章　高齢化の状況(第1節 5), 令和4年版高齢社会白書(全体版),〔https://www8.cao.go.jp/kourei/whitepaper/w-2022/html/zenbun/s1_1_5.html〕（最終確認：2024年9月20日）より引用］

化の時を迎えることの覚悟が必要である.

　このような社会の変化を背景として，看護師へのニーズは施設から地域へと比重が変化してきている．看護師の役割の拡大や，活動方法・活動場所の見直し，新たな体制や方法について，創造力をもって，なおかつ生きる人々の尊厳に配慮しながら，考えていくことが求められる.

3 ● AYA 世代のがん対策の必要性

　さらに，2023 年度 3 月に公示された第 4 期がん対策推進基本計画（p.27 参照）では，がん医療の重点課題として，AYA（Adolescent and Young Adult）世代のがん対策が挙げられている．AYA 世代のがん対策は，小児と大人の中間にある AYA 世代がん患者が年齢に合わない治療環境に置かれること，治療により同世代との交流が制限されたことから来る社会的な孤立感，学校や大学でのキャリア形成への影響，経済的に自立し始める時期の医療費や生活費の負担，40 歳未満であるために介護保険に加入しておらず，介護保険サービスの申請適応外である点など多くの課題がある[4]ことから，重要な支援として第 4 期がん対策推進基本計画に挙げられている[5]．AYA 世代のうち，白血病が 10 代で好発するがん種第 1 位，20 代で第 3 位，悪性リンパ腫が 10 代で第 3 位，20 代で第 4 位となっており[6]，AYA 世代のがん患者では，白血病や悪性リンパ腫など血液がんの症例数が比較的多い.

4 ● 看取りの場の推移

　日本では 1960 年には 70％もの人々が自宅で亡くなっていた．その後の死亡率の低下や入院体制の整備，病床数の増加，医療への過度の期待もあり，看取りの場所は 1977 年で逆転し，1990 年以降病院で亡くなる人が 70％以上，2021 年は 80％以上，自宅での看取りは，2000 年以降 15％以下だったが，訪問看護や訪問診療の増加により，2022 年以降は 15％以上とやや上昇している．また，最近では，地域包括ケアシステム（p.24 参照）の推進もあり，高齢者向け施設として，介護保険施設，有料老人ホーム，サービス付き高齢者向け住宅（サ高住），および看護小規模多機能型居宅介護施設（看多機）なども増加している.

　厚生労働省が定期的に行っている意識調査では，病気で治る見込みがなく，およそ 1 年以内に徐々にあるいは急に死に至ると考えたときに，最終段階を過ごしたい場所として，一般国民の 43.8％が自宅を希望している（図Ⅰ-3-6）．とくに医師や看護師のような医療関係者は 60％近くが自宅を希望しており，医療的な経験や知識がこのような場面での選択に影響していることがわかる.

　このように自宅で療養し最期を迎えることを希望している人は少なくない．しかし，図Ⅰ-3-7 に示すように 70％以上が病院で看取られている現状とのギャップは大きい．このギャップをいかに適正化していくか，希望に沿った療養の場が選択できるようにしていくかは，今後も医療，とくに看護に求められる大きな課題である.

　1980 年代以降の，最期の療養の場が逆転し，病院での看取りが大多数である時代を過ごしてきた人々が，これから最期の時を迎えることになる．このような人々やその家族は

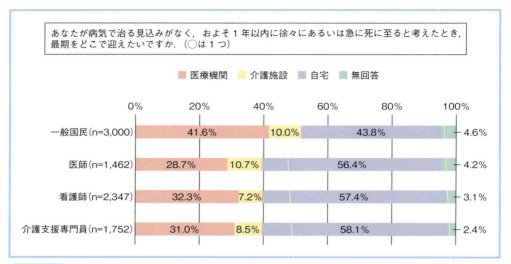

図Ⅰ-3-6　人生の最終段階を過ごしたい場所

[厚生労働省：令和4年度人生の最終段階における医療・ケアに関する意識調査報告書（令和5年12月），p.51，〔https://www.mhlw.go.jp/toukei/list/dl/saisyuiryo_a_r04.pdf〕（最終確認：2024年9月20日）より引用]

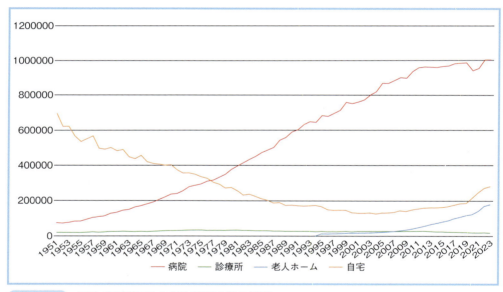

図Ⅰ-3-7　死亡の場所にみた年次別死亡数の推移

[厚生労働省：令和5年（2023）人口動態統計（確定数）の概況，上巻 5—5　死亡の場所別にみた年次別死亡数，〔https://www.e-stat.go.jp/stat-search/files?page=1&toukei=00450011&tstat=000001028897〕（最終確認：2024年9月20日）のデータを参考に作成]

　自宅での療養を希望しても，自宅での看取りの経験がなく，実際に受けることができるサポートや症状の緩和方法についてイメージがつかないため，自宅療養を選択することがむずかしいと考えるかもしれない．したがって，自宅療養という選択肢も含めてその人らしい療養の場が選択できるように，看護師は在宅療養の実際を知り，患者や家族に伝えていく重要な役割を担っている．

3. 緩和ケアをとりまく今日の状況　21

B.　がんと緩和ケア

1 ● がんについての理解の進歩

　　がん医療の発展は目覚ましく，とくに EBM（evidence-based medicine，根拠に基づく医療）*の重要性が広く認識されたことで，次々に治療のガイドラインが提示されるようになり，がん治療の効果やメリット・デメリットなどわかる部分が大きくなってきた.

　　がんについては分子レベル，遺伝子レベルでの研究が進むと同時に画像診断の技術も進み，さまざまながんの特徴の解明が加速している. このことは，医療者にとどまらず，患者や家族もがんによる影響や治療の方向性を理解することが可能となり，治療選択への患者の参加が促されるようになってきた.

　　しかし，さまざまなエビデンス（根拠）が示され情報が明確になることは，時にはがんを発症するのではないかという思いにとらわれ，リスクとの付き合い方が問われることにもなり，それぞれの人にとってメリットのある情報の解釈が求められる. たとえば，喫煙歴が肺がんや前立腺がんの要因の1つであることが科学的に実証された. そして，禁煙啓発活動が広く行われるようになってきている. これは望ましい社会の変化であるが，過去に喫煙してきた人にとって，また現在も喫煙をしている人にとって，そのような社会の動きはどのように映っているのだろうか. がんの徴候を察知したとしても，自業自得だと責められる気がして病院を受診できなかったり，自責の念を必要以上に募らせていたりするかもしれない.

　　緩和ケアの実践として，それぞれの人にとっての情報の意味や解釈だけでなく，その情報を受け取ったときの思いに耳を傾け，どのように向き合っていくのかを共に考えることが求められるようになってきている.

2 ● がん医療における集学的治療

　　「手術療法」「薬物療法」「放射線療法」が，がんの三大治療である. 多くの場合，1つの治療法ではなくこれらの治療を組み合わせることの効果がエビデンスとして示されるようになってきている. そして，これらの治療をより円滑に苦痛なく実施していくための支持療法として，緩和ケアや精神腫瘍学も専門分化してきている. さらに，がん関連の専門看護師や認定看護師も増え，多くの専門家によって治療が進められるようになってきた. 複数の専門家が集結して治療を進めることを集学的治療とよび，より専門性の高い高度医療が担保される.

　　しかし，多くの患者や家族は，医療者との親しみのあるかかわりを求めていることも少なくない. 上述した集学的治療体制のメリットを患者・家族が認識できればよいが，窓口がわからなくなってしまうことや，さまざまな専門家と話をすることで混乱する，誰も責任をもって自身の治療に携わっていないような不安を覚えてしまうなど，弊害が大きくなることもある.

---

*EBM：科学的根拠に基づく医療. これまで慣習的に行われてきた治療方法や個人の経験に基づく治療方法ではなく，効果について科学的に検証された研究結果に基づく医療. 効果の検証には，系統的に計画された方法でデータが収集され，高度な統計解析により意義が証明されなければならない.

22 第I章　緩和ケアとは

円滑，かつ有意義に集学的治療を進めていくためには，専門家同士をつなぐ役割や患者の窓口となる役割が重要となる．とくに診療科に縛られない看護師は，この治療体制全体を通じて患者とつながることのできる職種であり，"つなぐ緩和ケア"の担い手なのである．

3 ● 侵襲が伴うがん治療

近年，がん検診でがんが見つかることが増えてきている．そうすると，患者はとくに症状を感じないまま治療が導入となる．これらのがん治療の大きな特徴は，どの治療も治療による侵襲があり，一時的にそれまでの健康状態が低下してしまい，休職や生活支援が必要となることがある．

このような治療に伴う侵襲が，がん治療の選択を左右する．侵襲について十分に理解し準備をして治療に臨めた場合は，最小限の苦痛で乗り切ることができるが，患者が侵襲について理解しないまま，痛みや副作用に直面することで治療継続が困難になり，医療者への不信につながることもある．治療の侵襲の緩衝のための体制づくりや症状緩和は，がん治療遂行の要である．そのために治療と並行して緩和ケアが求められる．とくに治療に伴う緩和ケアは**支持療法**（サポーティブケア）とよばれる．

4 ● 個々の志向や自律性の尊重

がん治療の目的は「完治する」ことだけでなく，「再発を予防する」「がんをすべて消すことはできないが延命する」「症状や生活への支障を緩和する」ことも含まれる．最近ではその人にとっての治療の目的についても患者や家族に説明されるようになってきている．1990年代は，患者本人にがんの病名すら伝えないことが一般的であった．当時は，患者が自身の体に起こっていることを正しく認識できないばかりか，受けている治療の意味や目的を医療者と共有することもできなかった．その時代に比べ，格段にがん医療における患者の自律性は尊重されるようになった．

しかし，患者ははじめて出会う病気に戸惑い，治療の選択を問われることに慣れておらず，自身にとって大切なことは何かを自ら考えて治療方法を選ぶことは簡単ではない．がんに直面し改めて，病気のことだけでなく，周囲の人々との関係や仕事の意味，自身のいのちの意味などを考え始める人も少なくない．また，人々はさまざまな志向性のもと個性が育まれている．看護師として，自身の価値観だけでは理解しきれない患者や家族の価値観に，どう向き合うべきか戸惑うこともある．多様な志向を受け止めていくために，看護師だけでなく多職種との意見交換がとても重要である．

5 ● "がん"の診断と死

先に述べてきたように，がん医療は進歩し，がんの5年相対生存率は上昇しつつある．国立がん研究センターの統計情報によると，がんの進行度別の5年相対生存率について，全部位では，原発臓器に限定している場合で，1993-1996年診断例は84.6％に対し2009-2011年診断例は92.4％，所属リンパ節転移または隣接臓器浸潤の場合で，1993-1996年診断例は43.2％に対し2009-2011年診断例は58.1％，遠隔転移や浸潤している場合で，

1993-1996 年の診断例は 10.3％に対し 2009-2011 年診断例は 15.7％へと延長し，ほとんどのケースで延長していることがわかる[2]．

　このように，がんはもはや死に直結する病いではなくなってきている．しかし，いまだにがんの診断は死を想起させ，完治が可能な状況であっても，がんの診断を受けたとき多くの患者は死と直面する．また，治療の選択においても，治療の目的が完治ではないこと，つまり延命であることを伝えられ，死に向かって生きることを意識する場合もある．いずれの場合も死と向き合うことで，さまざまな心の葛藤をもたらす．とくに，スピリチュアルペイン（p.193 参照）が大きくなる．治療の意味や生活への影響をその人自身が認識できることは重要であるが，それ以上に，その人が抱く葛藤や生きる意味について医療者や家族が理解しようとすること，共に考えることが重要となる．まさに本書が掲げる尊厳ある生と死，大切な日々の生活をつなぐ緩和ケアが求められている．

C.　非がん疾患と緩和ケア

　2020 年頃より，日本ではがんのみならず非がん患者の緩和ケアについても重要視されている．1985 年から日本における死因順位の第 2 位は心疾患が続いており[7]，とくに末期心不全による呼吸困難などの症状緩和へのニーズが増したことを契機に，慢性呼吸器疾患，呼吸不全，肝不全，慢性腎不全，神経難病，認知症など，慢性的な疾患で長く療養する患者に対する症状緩和やケアに注目が集まっている．

　非がん疾患の緩和ケアに特有の特徴としては，治療や回復が可能な状態か，終末期かどうかといった，患者の状況の判断や予後予測がむずかしいことなどが挙げられる．また，原疾患や症状緩和のための治療・ケアの方法がわからないことや，緩和ケアのニーズがある患者の同定がむずかしいことがあるともされている．非がん疾患に対する緩和ケアの今後の課題としては，上記に述べたような特徴を踏まえた緩和ケアの普及教育（p.55 参照）やそれによるケアの質の向上，患者の療養環境の整備などが挙げられる．緩和ケアを要する非がん疾患の患者は身体介護や長期療養を要することも多く，患者も介護者も継続した療養ができるようにするためには，多職種とのかかわりや福祉用具・社会資源を利用して適切な療養環境を整えることが必要となってくる．

　また，高齢化が進み緩和ケアの対象が増加すると，フレイルやサルコペニアの状態を有する患者もそれだけ増えることが見込まれる．フレイル（frail）は，高齢者において身体的，精神的，または社会的な能力の低下した状態であり，日常生活の活動性の低下や脆弱な状況である．サルコペニア（sarcopenia）は加齢に伴う筋肉量の減少や筋肉の減弱を指す．フレイルやサルコペニアは疾患の増悪因子でもあり，がんや慢性腎臓疾患など，筋肉を減弱させる影響のある疾患は，これらの状態を悪化させかねない．非がん疾患への緩和ケア体制を整備しながらも，今まさに増えていく高齢患者への対応も求められるのである．

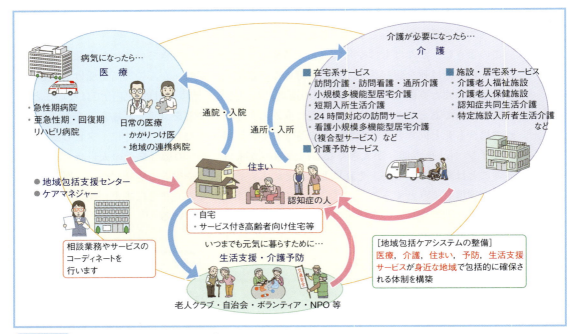

図Ⅰ-3-8　地域包括ケアシステムの姿
〔厚生労働省：平成28年版厚生労働白書—人口高齢化を乗り越える社会モデルを考える，p.149，〔https://www.mhlw.go.jp/wp/hakusyo/kousei/16/dl/1-04_03.pdf〕（最終確認：2024年9月20日）を参考に作成〕

D. 地域包括ケアと緩和ケア

　　緩和ケアの充実と在宅ケアの充実は，人々のQOLを支えるためには不可欠な要因である．その人がもっともその人らしく過ごせる場所で療養生活を送ることができ，安心できる場所で看取られることを望むのは，あまりにも当然のことだろう．

　　病院やホスピス・緩和ケア病棟だけでなく，在宅や居宅といった療養の場での緩和ケアのニーズが高まってきている．そのために推進されている考え方が地域包括ケアシステムである．地域包括ケアシステムの目指す姿と，地域包括ケアシステムと構成する要素を表した図をそれぞれ図Ⅰ-3-8，図Ⅰ-3-9に示す．地域包括ケアシステムにおける緩和ケアでは「病院」「ホスピス・緩和ケア病棟」「在宅や居宅」の3つのサービスを切れ目なく行き来できる療養体制が整うことが理想とされている．これまでこれらのサービスでは異なった看護師が活動しており，互いの活動を理解しないまま連携してきた．しかし，ニーズに応じて利用できる体制であるためには，それぞれのサービスが独立しているのではなく，それぞれの役割や特徴を理解したうえでつながっていることが重要である．このような意識をすべての医療・介護スタッフがもつことで，緩和ケアの連携が可能となる．

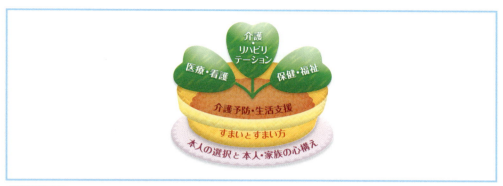

図Ⅰ-3-9　住民の地域生活を支える地域包括ケアシステムの構成要素
［三菱UFJリサーチ＆コンサルティング「＜地域包括ケア研究会＞地域包括ケアシステムと地域マネジメント」（地域包括ケアシステム構築に向けた制度及びサービスのあり方に関する研究事業）, 平成27年度厚生労働省老人保健健康増進等事業, 〔http://www.murc.jp/sp/1509/houkatsu/houkatsu_01.html〕（最終確認：2024年9月20日）より引用］

E. 緩和ケアの市民への啓発

　緩和ケアは個人の希望や意思がケアに反映されることが基盤となる．したがって，病気になってからだけでなく，患者や家族，そして市民として尊厳ある生活を続けていくために緩和ケアが利用できるよう，緩和ケアを理解し，希望や意思を伝えることができるよう支援していくことが重要である．

　近年，市民が安心して緩和ケアを受けられるように，「オレンジバルーンプロジェクト」が日本緩和医療学会によって展開されている．このプロジェクトではポスターやイメージビデオ，講演会などを通して緩和ケアの正しい知識を市民に広め，活用してもらうための講演会などが行われている．

学習課題

1. 緩和ケアをとりまく社会的な状況について考えてみよう
2. 緩和ケアを必要とする人々のニーズや医療体制を調べてみよう

第Ⅰ章　緩和ケアとは

引用文献

1) Connor SR, Cecilia M et al：Global Atlas on palliative care at the end of Life. 2nd ed, Worldwide Palliative Care Alliance, 2014
2) 国立研究開発法人国立がん研究センター：1. 最新がん統計のまとめ，最新がん統計，〔https://ganjoho.jp/reg_stat/statistics/stat/summary.html〕（最終確認：2024年9月20日）
3) 宮下光令，今井涼生：1. データでみる日本の緩和ケアの現状，p.65，日本ホスピス・緩和ケア研究振興財団，〔https://www.hospat.org/assets/templates/hospat/pdf/hakusyo_2016/2016-2-1.pdf〕（最終確認：2024年9月20日）
4) Hirayama T, Kojima R, et al：A Questionnaire Survey on Adolescent and Young Adult Hiroba, a Peer Support System for Adolescent and Young Adult Cancer Patients at a Designated Cancer Center in Japan. Journal of Adolesent and Young Adult Oncology 11(3): 309-315, 2022
5) 厚生労働省：第4期がん対策推進基本計画（案）について，p.4-6，2022，〔https://www.mhlw.go.jp/content/10901000/001020985.pdf〕（最終確認：2024年9月20日）
6) Katanoda K, Shibata A et al：Childhood, adolescent and young adult cancer incidence in Japan in 2009-2011. J Adolesc Young Adult Oncol 47(8): 762-771, 2017
7) 厚生労働省：令和4年（2022）人口動態統計月報年計（概数）の概況，p.8，〔https://www.mhlw.go.jp/toukei/saikin/hw/jinkou/geppo/nengai22/dl/gaikyouR4.pdf〕（最終確認：2024年9月20日）

4. 日本の緩和ケアに関する政策の変遷と動向　27

4 日本の緩和ケアに関する政策の変遷と動向

この節で学ぶこと
1. 日本の緩和ケアに関連する政策の変遷について理解する
2. 日本のがん対策に関する動向と緩和ケアの関係について理解する

A. がん対策基本法と緩和ケアに関する政策の変遷

1 ● がん対策基本法

「がん対策基本法」は，わが国のがん対策を総合的かつ計画的に推進するため，2006年6月に成立し，2007年4月に施行された．「がん対策基本法」では，がん対策の基本理念として，「①がんに関する研究の推進と成果の普及，活用」「②がん医療の均てん化の促進」「③がん患者の意向を十分尊重したがん医療提供体制の整備」の3つが掲げられ[1]，政府はがん対策基本法に基づき，「がん対策推進基本計画」を策定し，それに則ってがん対策の施策を進めている．この計画案の策定に際しては，医療者や専門家だけでなく，がん患者や家族・遺族を代表する患者団体などからの意見を聴取することが定められており，多様な視点から検討される．そして，各都道府県は，「がん対策推進基本計画」を基に，それぞれの地域の状況を踏まえて「都道府県がん対策推進計画」を策定し，各地でがん対策の推進が取り組まれている．

そして，がん対策基本法が成立して10年が経過した2016年12月に一部改正が行われ，基本理念に「がん患者が尊厳を保持しつつ安心して暮らすことのできる社会の構築を目指す」ことが追加され，それまでの取り組みで課題となっていた「症例が少ない希少がんや難治性がんの研究促進」や「がん患者の就労に関する対策の推進」，「がんに関する教育の推進」などに関する項目が新たに加わった（**図Ⅰ-4-1**）．

2 ● がん対策推進基本計画と緩和ケア

「がん対策推進基本計画」は，各期の目標の達成に対する評価に基づき見直しが行われている．これまでに第1期から第4期の計画が策定され，それぞれの目標に基づいた施策が取り組まれている．各期のがん対策推進基本計画における全体目標の推移について**図Ⅰ-4-2**に示した．

このようながん対策の推進に伴い，わが国における「緩和ケア」の位置づけも大きく変化していった．まず，第1期の基本計画（2007〜2011年度）では，重点的に取り組むべき課題の1つに，「治療の初期段階からの緩和ケアの実施」が掲げられた．それまでは，

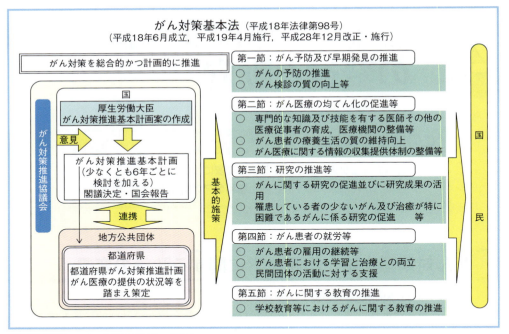

図Ⅰ-4-1 がん対策基本法の概要

[厚生労働省健康局 がん・疾病対策課:がん対策基本法一部改正と第3期がん対策推進基本計画の検討状況について，p.2, 〔https://www.mhlw.go.jp/file/05-Shingikai-10901000-Kenkoukyoku-Soumuka/0000168737.pdf〕（最終確認：2024年10月14日）より引用］

　緩和ケアは亡くなる前の終末期のケアという認識が医療者にも強かったが，緩和ケアは終末期だけではなく，がん治療の初期段階から必要なケアという位置づけが明確に示された．そして，全国どこにいても同じように緩和ケアを必要な人が受けられるように，全国に**がん診療連携拠点病院**が設置され，拠点病院を中心に緩和ケアチームや緩和ケア外来，がん相談支援センターなど，緩和ケアの提供体制の整備が進められた．**がん相談支援センター**は，患者や家族のがんに関する治療や療養生活の不安や疑問などに，看護師や医療ソーシャルワーカーなどが相談員として対応する相談支援の機能を有している．また，がん診療に携わるすべての医師を対象に基本的な緩和ケアの知識の向上をはかるため，全国で緩和ケアの研修会が開催されるようになり，国民に対する緩和ケアの啓発活動として，関連学会によりオレンジバルーンプロジェクト（p.25参照）などの取り組みが行われるなど，全国で緩和ケアの普及が施策として取り組まれるようになった．

　第2期の基本計画（2012～2016年度）では，重点的に取り組むべき課題の1つとして，「がんと診断された時からの緩和ケアの推進」が掲げられた．がんと診断された時から患者とその家族が，身体的苦痛だけでなく，精神的苦痛に対する心のケアを含めた全人的なケアを受けられるように，がん医療に携わる看護師を含めた医療者に対する研修の推進などにより，緩和ケアの提供体制をより充実させることを目指した取り組みが全国で行われた．

　第3期の基本計画（2017～2022年度）では，「がん予防」「がん医療の充実」「がんとの共生」「これらを支える基盤の整備」の分野別に施策が掲げられ，「がんとの共生」の分

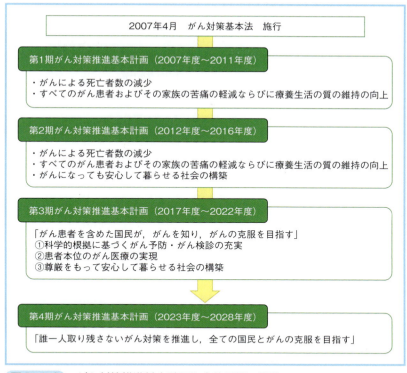

図Ⅰ-4-2　がん対策推進基本計画と全体目標の推移
[厚生労働省：がん対策推進基本計画，〔https://www.mhlw.go.jp/stf/seisakunitsuite/bunya/0000183313.html〕（最終確認：2024年10月14日）を参考に作成]

野に，引き続き「がんと診断された時からの緩和ケア」の推進が位置づけられた．また，都道府県のがん連携拠点病院等に，新たに「緩和ケアチーム」「緩和ケア外来」「緩和ケア病棟」などを統括する組織として，「緩和ケアセンター」の設置が義務付けられ，適切な緩和ケアを切れ目なく提供する体制の整備が進められた．さらに，小児，思春期・若年成人を指すAYA世代，高齢者に対するライフステージに応じたがん対策の強化なども掲げられ，さらなる緩和ケアの推進が求められた．

　第4期の基本計画（2023～2028年度）では，「誰一人取り残さないがん対策を推進し，全ての国民とがんの克服を目指す」ことが全体目標に掲げられた（**図Ⅰ-4-3**）．この「誰一人取り残さないがん対策」には，地域間，経済状況，性別・年代，家族状況等のさまざまな格差の縮小に向けた取り組みが含まれており，強調されている．

　緩和ケアに関する内容は，「がん医療」と「がんとの共生」の2つの分野の施策に含まれ，がんと診断された時からのがん医療と緩和ケアの統合を推進するとともに，拠点病院と地域の医療機関などとの連携により，患者や家族などが住み慣れた地域で生活していく中で必要な支援を受けることができる環境を整備し，すべてのがん患者がいつでもどこにいても，安心して生活し，尊厳をもって生きることのできる地域共生社会を実現すること，すべてのがん患者およびその家族等の療養生活の質を向上させる[2]ことを目指している．

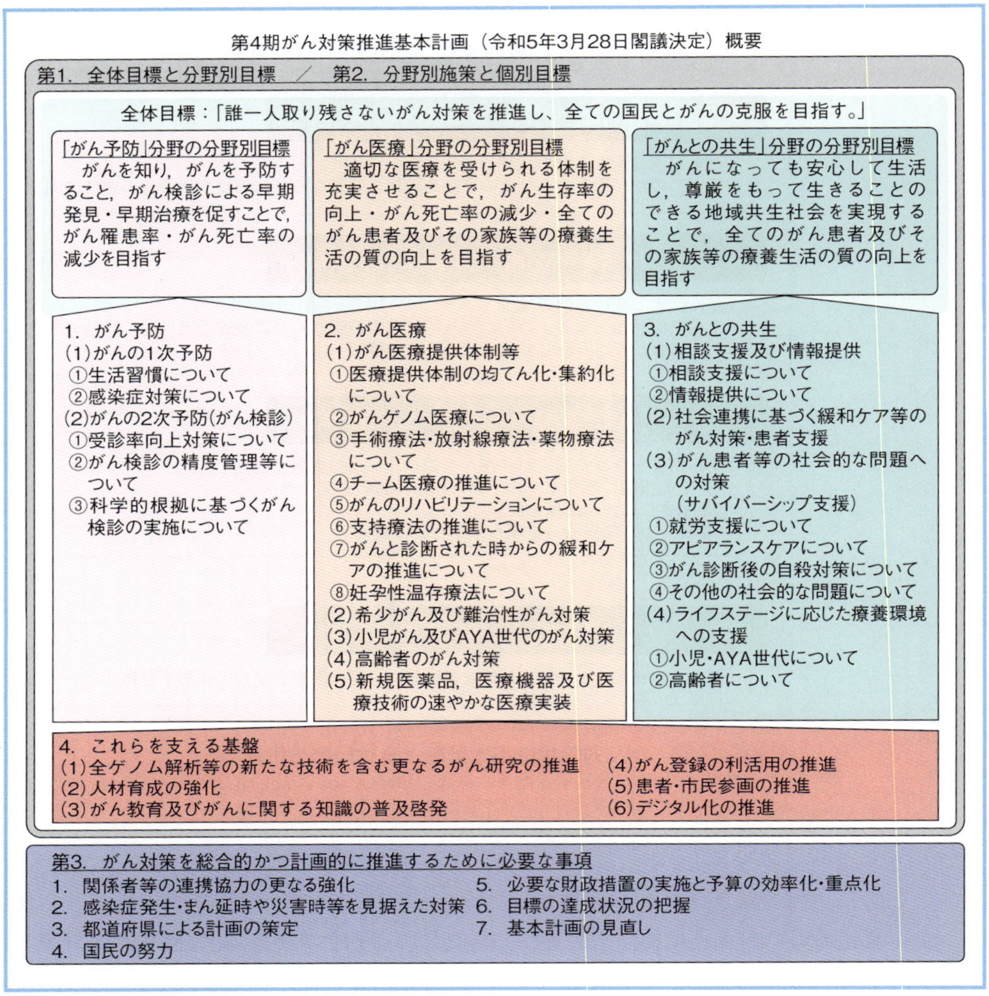

第4期がん対策推進基本計画（令和5年3月28日閣議決定）概要

第1. 全体目標と分野別目標　／　第2. 分野別施策と個別目標

全体目標：「誰一人取り残さないがん対策を推進し、全ての国民とがんの克服を目指す。」

「がん予防」分野の分野別目標	「がん医療」分野の分野別目標	「がんとの共生」分野の分野別目標
がんを知り，がんを予防すること，がん検診による早期発見・早期治療を促すことで，がん罹患率・がん死亡率の減少を目指す	適切な医療を受けられる体制を充実させることで，がん生存率の向上・がん死亡率の減少・全てのがん患者及びその家族等の療養生活の質の向上を目指す	がんになっても安心して生活し，尊厳をもって生きることのできる地域共生社会を実現することで，全てのがん患者及びその家族等の療養生活の質の向上を目指す

1. がん予防
(1)がんの1次予防
①生活習慣について
②感染症対策について
(2)がんの2次予防（がん検診）
①受診率向上対策について
②がん検診の精度管理等について
③科学的根拠に基づくがん検診の実施について

2. がん医療
(1)がん医療提供体制等
①医療提供体制の均てん化・集約化について
②がんゲノム医療について
③手術療法・放射線療法・薬物療法について
④チーム医療の推進について
⑤がんのリハビリテーションについて
⑥支持療法の推進について
⑦がんと診断された時からの緩和ケアの推進について
⑧妊孕性温存療法について
(2)希少がん及び難治性がん対策
(3)小児がん及びAYA世代のがん対策
(4)高齢者のがん対策
(5)新規医薬品，医療機器及び医療技術の速やかな医療実装

3. がんとの共生
(1)相談支援及び情報提供
①相談支援について
②情報提供について
(2)社会連携に基づく緩和ケア等のがん対策・患者支援
(3)がん患者等の社会的な問題への対策
（サバイバーシップ支援）
①就労支援について
②アピアランスケアについて
③がん診断後の自殺対策について
④その他の社会的な問題について
(4)ライフステージに応じた療養環境への支援
①小児・AYA世代について
②高齢者について

4. これらを支える基盤
(1)全ゲノム解析等の新たな技術を含む更なるがん研究の推進
(2)人材育成の強化
(3)がん教育及びがんに関する知識の普及啓発
(4)がん登録の利活用の推進
(5)患者・市民参画の推進
(6)デジタル化の推進

第3. がん対策を総合的かつ計画的に推進するために必要な事項
1. 関係者等の連携協力の更なる強化
2. 感染症発生・まん延時や災害時等を見据えた対策
3. 都道府県による計画の策定
4. 国民の努力
5. 必要な財政措置の実施と予算の効率化・重点化
6. 目標の達成状況の把握
7. 基本計画の見直し

図I-4-3　第4期がん対策推進基本計画の概要

［厚生労働省：第4期がん対策推進基本計画（令和5年3月28日閣議決定）概要，〔https://www.mhlw.go.jp/content/10900000/001138877.pdf〕（最終確認：2024年10月14日）より引用］

B. 緩和ケアに関する診療報酬や提供体制の動向

　緩和ケアに関する診療報酬に関しては，まず，1990年に診療報酬制度において初めて「**緩和ケア病棟入院料**」が設定され，緩和ケア病棟が全国に広がっていくきっかけとなった．そして2002年には，一般病床に入院する患者に対して緩和ケアを提供する専門の多職種チームである「**緩和ケアチーム**」による診療に対して「**緩和ケア診療加算**」が算定された．

　その後，がん対策基本法に基づいたがん対策の推進に合わせて，緩和ケアに関する診療報酬も拡大していった．2006年には，がん診療連携拠点病院の新たな指定要件として，一般病棟で緩和医療を提供する「緩和ケアチーム」を配置することが必須となった．そして2008年には，がん診療連携拠点病院の緩和ケアチームには，専任の医療者の配置が必

須となり，すべてのがん診療連携拠点病院における緩和ケアの提供体制が整備されていった．また，24時間自宅で安心して診療を受けられるように，2006年に「在宅療養支援診療所」が設置され，2016年には「在宅緩和ケア充実診療所」が設置されるようになり，在宅緩和ケアの促進につながっている．さらに，2012年には「外来緩和ケア管理料」が新設され，外来での緩和ケアの強化が推進された．加えて2018年には，非がん疾患である末期心不全の患者への緩和ケア診療加算の算定も認められた（後述）．このように，診療報酬の改定とともに，病棟，外来，在宅それぞれの場における緩和ケアの提供体制の整備や連携が進められている．

C. 非がん疾患の緩和ケアに関する政策

先に述べたように，わが国の緩和ケアに関する取り組みは，がんに焦点が当てられがん対策の施策を中心に普及してきた．しかし，緩和ケアの対象は，「生命を脅かす病に関連する問題に直面している患者とその家族」[3]であり，疾患をがんに限定するものではない．また，わが国の死因は，悪性新生物が全死亡者の26.5％を占め，1981年以降から変わらず1位で上昇し続けているが，心疾患，脳血管疾患，肺炎・誤嚥性肺炎などの呼吸器疾患，認知症，腎不全など，がん以外の非がん疾患による死亡は合わせて半数近くの割合を占めている[4]．そのため，がんだけでなく，慢性疾患を含めた非がん疾患の患者に対する緩和ケアの普及も重要である．

2016年に行われたがん対策基本法の改正を機に，「がん等における緩和ケアの更なる推進に関する検討会」が始まり，心疾患をもつ患者に対する緩和ケアについての議論が開始された．そして，心疾患の中でも，心不全は，すべての心疾患に共通した終末的な病態であり，今後の患者増加が予想されるものであることから，緩和ケアの対象となる主な疾患として心不全を想定した取り組みの必要性[5]が挙げられ，2018年度には，一定の要件を満たした末期心不全患者に対し，緩和ケアチームによる診療が入院中に行われた場合に，緩和ケア診療加算の算定が認められるようになった．さらに2020年度には，外来や在宅などで緩和ケアを必要とする患者に対し緩和ケアチームによる診療が行われた場合に，外来緩和ケア管理料も算定されるようになった．

また，超高齢社会を迎えたわが国では，高齢化に伴い，認知症の患者も増加している．認知症もまたがんと同様に，疾患の進行に伴い患者がさまざまな苦痛・苦悩を抱える中で，QOLの向上に向けて緩和ケアを提供していく必要がある．2016年度には，認知症ケア加算も算定されるようになるなど，介護の分野も含めた施策が進められている．

このように，わが国の緩和ケアに関する政策は，がんのみではなく，非がん疾患にも焦点が当てられており，病院だけでなく，地域の介護施設や在宅なども含め，地域全体で取り組み，緩和ケアの質の向上に向けて推進していくことが求められている．

32　第Ⅰ章　緩和ケアとは

学習課題

1．日本の緩和ケアに関する政策の変遷を整理してみよう
2．がん対策基本法に盛り込まれている緩和ケアに関する重要な内容を3つ挙げてみよう

引用文献

1) 厚生労働省：がん対策基本法, p.2, 2007〔https://www.mhlw.go.jp/shingi/2007/04/dl/s0405-3a.pdf〕（最終確認：2024年10月14日）
2) 厚生労働省：がん対策基本推進基本計画 令和5年3月, p.4, 2023,〔https://www.mhlw.go.jp/content/10900000/001138884.pdf〕（最終確認：2023年8月30日）
3) 大坂巌, 渡邊清高ほか：わが国におけるWHO緩和ケア定義の定訳—デルファイ法を用いた緩和ケア関連18団体による共同作成—, Palliative Care Research 14(2): 61-66, 2019
4) 厚生労働省：令和3年（2021年）人口動態統計月報年計（概数）の概況, p.10,〔https://www.mhlw.go.jp/toukei/saikin/hw/jinkou/geppo/nengai21/dl/gaikyouR3.pdf〕（最終確認：2024年10月14日）
5) 厚生労働省：循環器疾患の患者に対する緩和ケア提供体制のあり方について. 循環器疾患の患者に対する緩和ケア提供体制のあり方に関するワーキンググループ,〔http://www.mhlw.go.jp/file/05-Shingikai-10901000-Kenkoukyoku-Soumuka/0000204784.pdf〕（最終確認：2024年10月14日）

5 さまざまな場における緩和ケア

この節で学ぶこと

1. 一般病棟，ホスピス・緩和ケア病棟，地域（在宅・施設）での緩和ケアの特徴について理解する
2. さまざまな場での緩和ケアにおける看護師の役割について理解する

　緩和ケアは，その人らしい生活を大切に治療やケアを計画していく．その人らしい生活のために，療養システムづくりは重要であり，まず，その人がどのような生活を希望しているのかを基盤として，看護師はさまざまな療養の場を開拓し，場をつないでいく．療養の場の特徴や利点・欠点は，その人が住んでいる地域や家族背景，治療内容によっても個別性があり，医療者として所属している施設やサービスのことだけにとらわれていては，よい療養システムづくりはできない．個々の患者にとってのさまざまな療養の場の特性や不足するサービス内容などを把握していけるよう，視野を広くもつ必要がある．

　この節では，代表的な療養の場として「一般病棟」「ホスピス・緩和ケア病棟」「地域（在宅，施設）」を取り上げ，それぞれの提供システムやケアの特徴，そして課題について取り上げている．

A. 一般病棟（緩和ケアチーム）

1 ● 一般病棟とは

　がんによる死亡者数は年間 31 万人を超えるが，そのうち 31 万人は一般病棟で亡くなっている．近年の一般市民を対象とした調査では，余命が限られている場合，自宅で最期を過ごしたいと考えている人は 20％，緩和ケア病棟を希望する人は 50％に上る[1]が，実際には 75％近くの人が一般病棟で最期を迎えている．

　緩和ケアを実践していくうえで，一般病棟の特徴を以下に示す．

a. 集学的治療が中心

　一般病棟では，診断期から治療期，看取りの時期まで，患者のさまざまな病状に応じた治療や看護が提供される．さらに，根治的な治療と緩和ケアが並行して行われる場合もあり，病状や症状に応じてさまざまな診療科（手術や化学療法，放射線療法などを専門とする）がかかわることが少なくない．

b. 緩和ケアの提供レベル格差

　緩和ケアに対する医療者の認識や経験，知識の差などにより，緩和ケアの提供レベルに

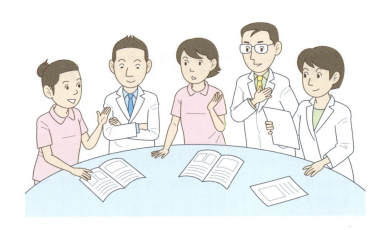

差が生じる場合がある．さらに，緊急の処置や検査などの対応が必要な患者が優先されるため医療者は検査や処置などの業務に追われており，病状に変化のない患者，処置の少ない患者への対応が後回しになりやすい．

c. 長期入院の困難さ

一般病棟での長期入院は困難であるため，緩和ケア病棟への転院や在宅医療の利用を医療者から勧められると，「病院から見捨てられた」「緩和ケア病棟は死を待つだけのところ」「寿命が縮まる」といった誤った認識をもっている患者・家族は衝撃や絶望感を抱くことがある．また，転院や退院の必要性を伝えられたまま，その病棟で過ごし続けることのストレスも大きくなる．

d. 生活上の制限

一般病棟は治療が優先され，長期入院を想定した環境ではない．希望と異なる部屋，規定された食事，面会時間，家族の付き添いなどが制限される．したがって，自分らしい時間を過ごしにくく，リラックスして過ごすことがむずかしい．また，周囲への配慮も必要となり，家族や友人とのコミュニケーションも深めにくい．

2 ● 緩和ケアコンサルテーション

緩和ケアは，診断時から病期や療養の場を問わずに必要とされる．患者は，致命的な診断を受け，治療や療養の中でさまざまな全人的苦痛に直面している．緩和ケアは特別なケアではなく，一般病棟でも必要な看護の基盤となる考え方である．日本の緩和ケアは，がん対策とともに発展してきたが，緩和ケアが対象とするのはがんだけに限られたものではなく，生命を脅かす病に直面している患者である．2018年から診療報酬において末期心不全の患者が緩和ケアの対象に加わった．また，認知症患者の緩和ケアのニーズも急増している．鎮痛薬を使用しても痛みがとりきれないなど病棟スタッフでは対応困難な状況が生じた場合に，病棟スタッフと共によりよい対応を考える緩和ケアについてのコンサルテーション[*1]を行うのが**緩和ケアチーム**である．緩和ケアチームの主な役割は，①症状緩和，②病状の認識のサポート，③適切な療養の場の提案である．

5. さまざまな場における緩和ケア　35

表 I-5-1　緩和ケア診療加算に関する施設基準　（2024 年診療報酬改定）

対　象	一般病棟に入院する悪性腫瘍または後天性免疫不全症候群又は末期心不全の患者のうち以下の症状のあるもの ・疼痛，倦怠感，呼吸困難等の身体症状 ・不安，抑うつなどの精神症状 患者の同意に基づき，緩和ケアチームによる診療が行われた場合に算定する
施設基準	①緩和ケアを行う十分な体制が整備されていること ②緩和ケアに関する研修を受けた医師が配置されていること ③がん診療の拠点等になる病院もしくは公益財団法人日本医療機能評価機構等が行う医療機能評価を受けていること
緩和ケアチーム構成メンバー	以下の 4 名からなるチームの設置 ①身体症状の緩和を担当する常勤医師（症状緩和治療を 3 年以上経験している者） ②精神症状の緩和を担当する医師（3 年以上がん専門病院または一般病院での精神医療に従事した者） ③緩和ケアの経験を有する常勤看護師（緩和ケアやがん看護についての系統的な学習をしている者．例：緩和ケア認定看護師，がん看護専門看護師，がん疼痛看護認定看護師，がん薬物療法看護認定看護師，乳がん看護認定看護師など ④緩和ケアの経験を有する薬剤師（麻薬の投薬が行われているがん患者に対する薬理学的管理や指導などの緩和ケアの経験を有する者） ①②の医師は，「がん等の診療に携わる医師に対する緩和ケア研修会」または「緩和ケアの基本教育のための都道府県指導者研修会」「日本心不全学会により開催される基本的心不全緩和ケアトレーニングコース」のいずれかの研修を修了している者であること．
その他	①症状緩和にかかわるカンファレンスが週 1 回程度開催されている 　（以下が参加していること） 　・緩和ケアチームの構成員 　・必要に応じて担当医，担当看護師 ②緩和ケアチームが組織上明確に位置づけられている ③院内の見やすい場所に緩和ケアチームによる診療が受けられる旨の掲示をするなど，患者に対して必要な情報提供がなされている
保険点数	①緩和ケア診療加算　390 点 / 日 ②緩和ケアにかかわる必要な栄養食事管理を行った場合には，個別栄養食事管理加算として，70 点をさらに所定点数に加算する（これを算定する場合には，緩和ケアチームに，緩和ケアを要する患者の栄養食事管理に 3 年以上の経験を有する管理栄養士が参加していること） ③1 日当たりの算定患者数は，1 チームにつき 30 人以内

［厚生労働省：別添 1 医科診療報酬点数表に関する事項．〔https://www.mhlw.go.jp/content/12404000/001252052.pdf〕（最終確認：2024 年 8 月 4 日）を参考に作成］

　日本の緩和ケアチームは，診療報酬で緩和ケア診療加算が算定されたこと，がん診療連携拠点病院に緩和ケアチームの設置が義務づけられたことで 2006 年以降に急速に増加した．さらに緩和ケアチームによるコンサルテーションの意義として教育的なかかわりがある．医療者の緩和ケアの知識や技術が向上することで，より多くの緩和ケアを必要とする患者や家族に緩和ケアが提供されるようになってきている．

　2024 年に改定された緩和ケア診療加算に関する概要を**表 I-5-1**に示す[2]．

36　第I章　緩和ケアとは

3 ● 一般病棟で必要とされる緩和ケア

a. 緩和ケアチームへの橋渡しをする

　　保健医療の提供は，その目的に応じて役割が異なる．プライマリケアはかかりつけ医のようにどのような病気でも診てもらえる医療であり，セカンダリケア[*2]は主に病院で専門家により提供される医療，ターシャリケア[*3]は高度で専門的な医療である．そのため，セカンダリケアを提供する一般病棟では専門的な緩和ケアの必要性を評価したうえで，ターシャリケアを提供する緩和ケアチームや緩和ケアリソースへの橋渡しをすることが求められる．

　　患者の苦痛が緩和されない，医療者と患者の病状の見通しが大きくずれている，療養の場の選択が困難であるといった場合は，全人的な視点から患者・家族の抱える苦痛に関する情報の整理を緩和ケアチームと共に行う．緩和ケアチームの役割は，さまざまな場面でケアを行う看護師たちが主体的に緩和ケアを提供し，緩和ケアについてのスキルを獲得できるよう支援することである．緩和ケアチームは医療者と共に苦痛のアセスメントを行い，むずかしい場面では直接患者とのコミュニケーションをとることもある．

b. 院外の緩和ケアリソース（資源）との連携

　　入院期間の短縮化や，治療の外来化などにより，緩和ケアの提供がどこにいてもスムーズに行われるよう外来看護師や院外リソースとの連携が不可欠となってきている．入院早期から療養の場について検討し，個々の価値観や意向について患者・家族と十分に話し合い，外来や院外の緩和ケアリソースと患者・家族がよりよい関係を早期に築けるよう情報共有などを行う．

> **院外の緩和ケアリソース**
> - ホスピス・緩和ケア病棟
> - がん診療連携拠点病院のがん相談支援センター
> - 在宅緩和ケアを行う施設（在宅支援診療所や訪問看護ステーション）
> - 地域包括支援センター　　　　など

4 ● 今後の課題

a. 非がん疾患患者の緩和ケア

　　緩和ケアは，疾患を問わず提供される基本的なケアであるが，日本ではがん以外の疾患の緩和ケアの提供や制度化は進んでいないのが現状である．2018年に末期心不全の緩和ケアに対する緩和ケア診療加算が認められた（p.31参照）．呼吸器疾患，腎疾患，神経難病，認知症などの緩和ケアも議論が進んでいる．

b. 緩和ケアスクリーニングの推進

　　がんと診断されたときから患者の苦痛や苦悩を把握しサポートすることが求められてい

[*1]コンサルテーション：未経験のことや不安がある問題に対応する場合に，そのことについて学習を重ね経験豊富な専門家（コンサルタント）が助言をしたり，実践を協働したりすること．
[*2]セカンダリケア：一次医療では対処しきれない専門的な診断や治療を提供する医療サービス．通常，プライマリケアから紹介される専門医によるケアのこと．
[*3]ターシャリケア：より高度で複雑な医療処置を行うサービス．とくに専門的な技術や設備が必要な治療を提供し，専門病院などで実施される．

表Ⅰ-5-2　緩和ケアスクリーニング項目

①現在，体のつらさを感じていますか
②どんな症状がありますか
　痛み，しびれ，食欲不振，悪心，咳，息苦しさ，だるさ，むくみ
③気持ちのつらさは感じていますか
④どんなつらさですか
　眠れない，気分の落ち込み，物事を楽しめない，気力がない，不安
⑤専門のチームのサポートを希望しますか

るが，一部の患者への対応にとどまっている．患者の抱える苦痛に気づき，よりよいケアを提供することが求められている．全患者を対象とした**緩和ケアスクリーニング**（**表Ⅰ-5-2**）の実施やスクリーニングによってみえてきた問題にどのように対応していくべきか検討が続けられている．

c. 看護師へのサポート

　緩和ケア提供の推進のために，いくつもの看護師教育プログラムが展開されており，看護師の緩和ケア教育は普及している．しかし，認知症や慢性呼吸器疾患などの非がん疾患患者への緩和ケアの提供や，人生の最終局面を迎える高齢者への全人的なケア，多様な文化的背景をもつ患者・家族のさまざまなニーズに応じた対応，クリティカル領域での高度な治療を受ける患者・家族がよりよい状況で生きられるよう支援すること，またアドバンス・ケア・プランニング（ACP）により患者の意思が尊重され医療に反映されることなどがさらなる課題である．

■引用文献

1) 国立がん研究センター：がん情報サービス．最新がん統計．〔https://ganjoho.jp/reg_stat/statistics/stat/summary.html〕（最終確認：2024年10月14日）
2) 国立がん研究センターがん対策情報センターがん医療支援部：患者さまが受けられた治療に関するご遺族の方への調査平成30年度調査結果概要．がん患者の療養生活の最終段階における実態調査事業．〔https://www.mhlw.go.jp/content/10901000/000880054.pdf〕（最終確認：2024年10月14日）

コラム

心不全患者に対する緩和ケアの取り組み

　心不全の増悪により入退院を繰り返す患者にも，緩和ケアが求められる．心不全増悪には，医学的要因の他，生活の中に隠れた心不全を増悪させる要因が潜んでいる．自宅での生活環境に戻ることにより，トイレ，自宅内での移動，外出などで活動量が増えたり，服薬・食事・飲水管理のむずかしさ，生活習慣が改善できないことなどが心不全増悪の要因となる．

　患者，家族は，自宅において，症状が急に悪くなったときの対応に不安を抱いている．在宅で患者にかかわる医療・介護スタッフにも心不全の疾病管理に関する知識が必要である．また今日，ACPの普及が進められているが，心不全医療では，予後の見極めのむずかしさがACP普及のハードルの1つとなっている．また，カテコラミン（強心薬）の持続点滴からなかなか離脱できず，入院も長期化する．

　このような背景から，カテコラミンの持続点滴や酸素療法のもと，病院から在宅に帰る心不全患者への支援では，病院内の心不全チームだけでなく，在宅における心不全チームのかかわりも必要である．このような患者に対して，入院中から，病院内および在宅の医師，看護師，慢性心不全看護認定看護師，ソーシャルワーカー，理学療法士，時には患者・家族もまじえ，退院前カ

ンファレンスを行う.「最期を住み慣れた地域,自宅で家族と共に過ごしたい」という希望に沿うよう,退院のタイミングや症状緩和,入浴や外出の方法,食事,ヘルパーの導入など在宅での過ごし方,急性増悪の時の対応について,入院中,退院後も,入院および在宅のチームで話し合いをする(退院前カンファレンスの実施).また,終末期医療における 植込み型除細動器(ICD)の除細動機能停止[i] についても,繰り返し,ディスカッションし,患者や家族の思いに寄り添ったケアに取り組んでいる.

このように,心不全の緩和ケアについては,心不全の疾患特性を踏まえた知識が必要である.世界保健機関(WHO)は,すべてのヘルスケアシステムに緩和ケアを統合することを目指しており,基本的緩和ケアの提供が心不全領域においても求められている.2019年10月より,心不全ケアの普及のため,医師を対象に,心不全の実臨床に即したトレーニングコースHEPT(日本心不全学会公認の緩和ケア推進委員会オフィシャルコース)が,展開されている[ii].また,2024年7月より,看護師も含めた「多職種を対象とした心不全緩和ケア教育プログラム」(日本心不全学会緩和ケア推進委員会主催)が開始される[iii].

引用文献

ⅰ)日本循環器学会/日本不整脈心電学会:2021年 JCS/JHRS ガイドライン フォーカスアップデート版. 不整脈非薬物治療, p.15-17,〔https://www.j-circ.or.jp/cms/wp-content/uploads/2021/03/JCS2021_Kurita_Nogami.pdf〕(最終確認:2024年10月14日)
ⅱ)日本心不全学会緩和ケア推進委員会:HEPT 心不全緩和ケアトレーニングコース,〔https://hept.main.jp/〕(最終確認:2024年10月14日)
ⅲ)日本心不全学会緩和ケア推進委員会:多職種を対象とした心不全緩和ケア教育プログラム,〔https://www.asas.or.jp/ihfs/seminar/seminar_kanwa.html〕(最終確認:2024年9月5日)

B. ホスピス・緩和ケア病棟

1 ● ケアの対象を含めた場の特徴

ホスピス(hospice)・緩和ケア病棟(palliative care unit)は,一般病棟では対応困難な苦痛症状がある患者への対応や,残された時間を家族・友人など親しい人と,共にその人らしい生活を送れるようなケアを提供する場所である.

a. 入院の対象となる患者

厚生労働省は,1990年に初めて緩和ケア病棟入院基本料を設置し,一定の基準を満たした病棟が緩和ケア病棟入院料を算定できるようになった.現在は,緩和ケア病棟入院料を算定する条件として,「主として苦痛の緩和を必要とする悪性腫瘍および後天性免疫不全症候群(AIDS)の患者を入院させ,緩和ケアを行うとともに,外来や在宅への円滑な移行も支援する病棟である」と定義されている[1].実際には,後天性免疫不全症候群の患者が入院することは極めてまれであり,入院患者はほぼ悪性腫瘍の患者になっている.

ホスピスや緩和ケア病棟は,かつては,"看取りの場所"というイメージが強く,患者・家族は"医師から見捨てられた"という気持ちになることもあった.しかし現在は,症状緩和や在宅療養支援のための入院も増えており,看取りを目的とした患者だけではなくなっている.

b. ホスピス・緩和ケア病棟の入院料

緩和ケア病棟入院料は,診療報酬の改定により変化しているが,現在は在院日数により

表Ⅰ-5-3	緩和ケア病棟入院料の施設基準（抜粋）

悪性腫瘍または後天性免疫不全症候群に罹患している患者を入院させる
看護師の数は，常時入院患者7人に対して1人以上であること，夜勤の看護師数は2人以上であること
緩和ケアに関する研修を受けた常勤の医師が1人以上配置されている
病棟，病室の面積が規定以上であり十分な広さの療養環境がある
病棟内に，患者家族の控え室，患者専用の台所，面談室，談話室を備えている
患者の入退棟に関する基準が作成され，医師，看護師等により判定する体制がとられている
緩和ケアの内容に関する患者向けの案内が作成され，患者・家族に対する説明が行われている
がん診療の拠点となる，もしくは医療機能評価をうけているか，これに準ずる病院
連携する保険医療機関の医師・看護師等に対して研修を行っている

（平28保医発0304.1　平28.3.31事務連絡）

［厚生労働省：診療報酬の算定方法の一部改正に伴う実施上の留意事項について. 保医発0304第1号, 令和4年3月4日, 〔https://kouseikyoku.mhlw.go.jp/kyushu/000215073.pdf〕および厚生労働省：基本診療科の施設基準等及びその届出に関する手続きの取扱いについて. 保医発0304第2号, 令和4年3月4日, 〔https://kouseikyoku.mhlw.go.jp/kyushu/000215074.pdf〕を参考に作成（最終確認：2024年10月14日）］

決められている．これは，包括診療でありどのような薬剤をどれだけ使用しても，また，どのような検査や処置を実施しても同じ金額である．2016年から放射線治療が算定可能になり，さらに，在宅緩和ケアを受ける患者が，症状緩和のために入院治療をする場合には，「緩和ケア病棟緊急入院初期加算」が算定されるようになった．これは，在宅療養者が急に入院が必要になった場合の受け入れ先として期待された結果である．その他，緩和ケア病棟入院料を算定する病棟に入院する疼痛のある患者に対して，疼痛の評価ほか療養上必要な指導を行った場合は，「緩和ケア疼痛評価加算」が1日につき100点加算される．

医療費は高額療養費制度があり，患者が実際に支払う金額は，保険証の自己負担額に応じて定められた金額である．入院治療した際に支払う費用は，医療費のほかには食事代，寝衣代，差額室料などである．

c. ホスピス・緩和ケア病棟の構造設備

緩和ケア病棟入院料を算定するためには施設基準が設けられており，スタッフの配置人数，施設・設備，ケアの提供体制などの基準を満たしている必要がある（表Ⅰ-5-3）[2]．面談室，家族の控え室，談話室，患者・家族が使用できる台所の設置が決められており，患者だけではなく，家族にとっても利用しやすい環境となっている（図Ⅰ-5-1）．

多くの患者は，住み慣れた自宅で使い慣れたものを使用して自分のペースで生活することを希望する．しかし，病院の多床室では，カーテン1枚で隣りの患者と仕切られた空間で，プライバシーの確保がむずかしく，病院や医療者の都合によって，起床時間，検温，処置時間などが決められることも多い．そこで，ホスピス・緩和ケア病棟では，できるだけ自宅での生活に近づけるように，個々の患者のペースを大切にし，プライバシーを守るように努めている．面会時間の制限を緩やかにしたり，ペットを面会に連れてくることが可能な施設もある．また，ボランティアの協力により，季節感のある時間と空間を創造し，日々の生活に変化をもたらすような催しを行っている施設が多い．このように，患者が家族や友人など親しい人と共に快適な環境で過ごせるような工夫がされている．

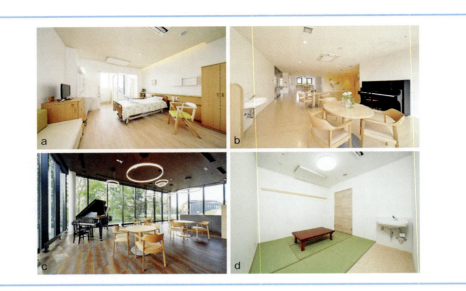

図Ⅰ-5-1　緩和ケア病棟の風景
左上からaが個室，bがラウンジ，cが広場，dが家族室．
[医療法人徳洲会札幌南徳洲会病院ホームページ：ホスピス(緩和ケア)の病棟のご案内．ホスピス，〔https://sapporominami.com/hospis/〕（最終確認：2024年9月5日）より許諾を得て転載]

2● 提供システムの特徴

a. 設置施設数

　緩和ケア病棟入院料届出受理施設は2023年6月時点で，全国で463施設，9,536床であり，年々増加している[3]．すべての都道府県にあるが，1～2施設しかない県もあり，患者・家族が利用しやすい状況とはいえない．2020年度の全国374施設の平均在院日数は27.1日であり，年々短くなっている．また，全退院患者のうち死亡退院は76.0%であり，自宅退院患者の割合が増えている[4]．1施設のベッド数は20床前後が多く，希望したとしても待機期間が数週間と長く，適切な時期に利用できない場合もある．抗がん薬治療を中止してから入棟を希望して情報収集するのでは間に合わない場合もあり，**ACP**（p.93参照）の考え方をもとに，早期から準備する必要がある．

b. ホスピス・緩和ケア病棟に入院するまでの手続き

　ホスピス・緩和ケア病棟は，事前に緩和ケア病棟の医師や看護師などの担当者と，患者・家族と面談をして入棟の申し込みをする施設が多い．面談では，ホスピス・緩和ケア病棟の治療方針や面会や付き添いの決まり事，設備，費用等の説明を受けることが多い．申し込みをしたうえで，患者の病状によって外来通院したり，一般病棟で待機する場合がある．

3● ケアの方略の特徴

a. 多職種チームアプローチ

　ホスピス・緩和ケア病棟では，医師，看護師，薬剤師，医療ソーシャルワーカー，理学療法士，作業療法士，言語聴覚士，音楽療法士，チャプレン，ボランティアなどによる多

職種チームアプローチを基本としている．それぞれの職種が専門性を発揮しながらも，患者・家族のニーズに的確に応えるために，情報共有や目標設定のためのカンファレンスを重要視している．

たとえば，「最期まで自分の力でトイレに行きたい」と願う患者は多いが，痛みや体力の低下により歩行が困難になることもある．その場合，リハビリテーションを行うことにより，痛みを増強させないような身体の動かし方や，杖や歩行器などの使い方を習得することで，安全に移動できるようになる場合がある．また，音楽療法士による介入が痛みの軽減につながるという研究報告もあり，薬剤に頼らない苦痛緩和のためのケアとして重要である[5]．

緩和ケア病棟では，患者と家族の生活を大切に考えており，ボランティアの協力によってお茶会や季節の行事を催している．患者・家族は，ボランティアとの病気や症状ではない普通の日常会話を楽しんだり，行事をきっかけに患者と家族の思い出話に発展することもあり，日々の生活に変化をもたらす貴重な機会になる．

b. 患者・家族の意向を尊重したかかわり

緩和ケアは，患者・家族の QOL の向上を目標としており，患者・家族の考え，価値観，希望を尊重したケアを行っている．患者だけではなく，家族をケアの対象としてとらえ，どのようなニーズを抱えているのかをアセスメントし，家族に対しても積極的に介入している．そのために，家族が患者の状況を正確に理解できるように，説明の場を設けることを大事にしている．そのうえで，限られた時間と状況の中でも，患者と家族がどこで誰とどのように過ごしたいのかを話し合い，実現に向けて医療者と共に取り組んでいる．具体的には，自宅での看取りを視野に入れた在宅療養への移行や，外出・外泊，家族で食事会をすること，残された仕事をやり遂げることなどである．看護師は，目標達成に向けて念入りに準備を行い，安全に実行できるように支援している．たとえ目標が実現できなかったとしても，患者・家族と医療者で，目標を1つにして取り組んだプロセスには大きな意味がある．

ホスピス・緩和ケア病棟には専用の台所が設置されており，患者が希望したものを家族と共に食べることも可能である．患者にとっては，単に栄養を摂取するだけではなく，家族が自分のために用意してくれることへの感謝や，思い出のものを食べることで家族との会話が進むきっかけにもなる．家族にとっても，患者のためにしてあげられることが少なくなる中で，自分の役割を発揮できる貴重な機会にもなる．一方で，患者は衰弱が進むと嚥下機能が低下し，誤嚥性肺炎のリスクが高くなる．一般病棟では，誤嚥性肺炎の予防のために絶飲食にすることが多いが，ホスピス・緩和ケア病棟ではそのリスクと対応策を十分に話し合ったうえで，患者が望む場合は食べることを続ける場合もある．

また，機械浴槽の設備がある施設は，全身状態がかなり悪化していても，患者が希望した場合は入浴の希望を叶えている．入浴には，単に清潔というだけではなく，痛みの緩和やスタッフとのコミュニケーションなどの意味があり，患者・家族にとっては喜びとなっていることの1つである[6]．

患者は，病状の進行による衰弱や骨転移や脳転移による麻痺，症状の出現，薬剤の影響によるふらつきなどの影響により，転倒転落のリスクが高くなる．一般病棟では安全対策

が重要視され，体動によってナースコールが作動するセンサー類を使用することもあり，患者は尊厳が失われたと感じたり，他人に迷惑をかける申し訳なさを感じたり，時には生きている意味を失ったように感じることさえある．ホスピス・緩和ケア病棟では，このような倫理的課題に対して，リスクとメリットをていねいに話し合ったうえで，患者・家族の価値観を尊重した対策をとるように心がけている．

c. 在宅療養支援

ホスピス・緩和ケア病棟に入院後，痛みなどの身体症状が緩和すると自宅での生活を希望する患者もいる．その場合，在宅療養支援診療所の医師や訪問看護ステーションの看護師，居宅介護支援事業所の介護支援専門員（ケアマネジャー）と連携し，自宅での生活をサポートする体制を構築する．緩和ケア病棟では，患者・家族に，症状緩和やドレーンの管理，介護に関する技術などを指導し，安心して療養できるように準備している．

d. 看取りのケア

ホスピス・緩和ケア病棟では，死までの自然なプロセスを大事にしている．家族には，看取りまでの経過を理解できるようにパンフレットを用いて説明し，家族が看取りの準備を整えられるように配慮している[7]．また，モニター類や医療機器による管理は最小限にして，家族が患者のそばで見守れるように配慮もしている．

4 ● 今後の課題

日本は高齢多死時代を迎え，地域包括ケアの中でも緩和ケア病棟が果たす役割は重要である．緩和ケア病棟の数は増えているが，地域によりアクセスに差があり，誰でも利用できる状況ではない．少なくとも二次医療圏には1施設は設置されることが期待される．在宅療養者が必要とするときにはすみやかに入院できるような体制を整えること，また，在宅療養をサポートする医療・介護スタッフへの教育・研修機関としての役割も求められている．

ホスピス・緩和ケア病棟の数が増えても，緩和ケアを専門にしている医師や看護師をはじめとするスタッフが少なく，質の高いケアを提供することも課題である．多職種チームを構成するスタッフが，緩和ケアに関する専門教育を受けて，より質の高いケアを提供することが必要である．

▌引用文献▌

1) 令和4年厚生労働省告示第52号：診療報酬の算定方法の一部を改正する件「緩和ケア病棟入院料」
2) 令和4年厚生労働省告示第53号：基本診療料の施設基準等の一部を改正する件「緩和ケア病棟入院料に関する施設基準等」
3) 日本ホスピス緩和ケア協会，〔https://www.hpcj.org/what/pct_sii.html〕（最終確認：2024年10月14日）
4) 菊池里美，平山英幸，升川研人ほか：データでみる日本の緩和ケアの現状．ホスピス緩和ケア白書2023（木澤義之ほか編），p68-112，青海社，2023
5) 高橋多喜子：痛みを癒す―痛みに対する音楽療法．Practice of pain management 4(3): 172-174，2013
6) 平山さおり，佐藤郁美，相田知美ほか：緩和ケア病棟に入院している終末期がん患者における機械浴の意味．KKR札幌医療センター医学雑誌7(1): 40-45，2010
7) 山本　亮，大谷弘行，松尾直樹ほか：看取りの時期が近づいた患者の家族への説明に用いる『看取りのパンフレット』の有用性―多施設研究．Palliative Care Research 7(2): 192-201，2012

C. 地　域

1 ● 地域という場の特徴

a. 暮らしの場での療養

　地域における緩和ケアでは，患者の「暮らしの場」が「療養の場」となる．患者は「生活者」として，住み慣れた暮らしの場でその人の病状や状態に応じて，必要な医療やケアを受ける．非日常の場である病院とは異なり，患者はこれまでと同じように家族や親しい友人・知人，ペットなどと過ごしながら，その日の体調や気分によって，食事時間や休息，入浴などの生活リズムを主体的に自由に調整することができる．また体調に合わせて仕事や家庭内での役割を継続し工夫しながら療養することも可能である．生活環境も患者・家族のライフスタイルやニーズに合わせて，個性や価値観を大切にしながら療養生活を送ることができる．

　一方では，とくに自宅での療養の場合，たとえば訪問診療が2週間に1回，訪問看護が週に1，2回などと医療者や介護者が直接かかわる機会が限られるため，それ以外の時間は患者・家族が薬の管理や生活支援などの対応をしていく必要がある．

b. 自宅以外の「終の棲家」の広がり

　近年，老老世帯や独居世帯が増える中で，自宅で最期まで療養することがむずかしくても，住み慣れた地域で過ごせるように「終の棲家」のあり方が広がってきている．緩和ケア病棟としての認可はないが有床診療所でホスピスケアを行っているところや，施設としては認知症対応型共同生活介護（グループホーム）や有料老人ホーム，軽費老人ホーム（ケアハウス），サービス付き高齢者向け住宅（サ高住），看護小規模多機能型居宅介護（複合型サービス，看多機），NPO法人などが運営するホームホスピス，シェアハウスなどでも緩和ケアが提供されているところがある．緩和ケア病棟との違いは，終末期がん患者だけでなく，難病や認知症，慢性疾患など，がん以外の患者への対応ができることである．それぞれの施設の設置条件や人員配置に基づいて，医療保険や介護保険などの制度や地域の

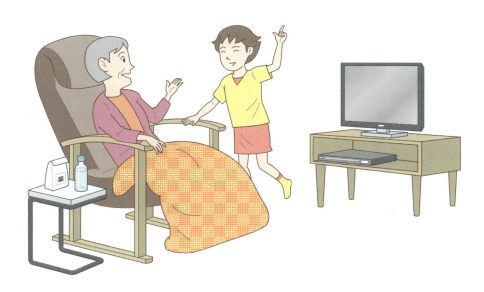

資源を利用しつつ，緩和ケアや看取りのケアを提供している（表1-5-4）．

自宅を離れたとしても地域の住人の一人であり続けられること，そして病状の進行とともに生活面でさまざまな困難が出てくる中でも安心して過ごすことができることは，これからの日本の生活形態の変化からも，ますます必要とされるのではないかと思われる．

c. 地域における看護師の役割

地域においては，さまざまな場で看護師が活躍し，緩和ケアを必要とする患者・家族を支えている．訪問看護ステーション，在宅療養支援診療所やクリニック所属の看護師のほか，介護施設や訪問入浴やデイサービス，デイケアなどで働く看護師，ケアマネジャーとして活動する看護師，まちの保健室や暮らしの保健室（下記コラム参照），フリーランス

> **コラム**
> **地域における緩和ケアにかかわる取り組み**
>
> 地域の中には，がん患者だけでなく，がん患者の家族や遺族のほか一般市民でも，まだ受診には至っていないが健康面などで何らかの不安や気がかりがある人や，どこにどのように相談したらよいかわからないという人が多く存在する．がん患者も受診や医療者とのかかわりの時には相談できないこと，言い出せないことなどを抱えていることも多い．いつでもだれでもどんな時も切れ目のない緩和ケアが受けられるような地域づくりを目指していくうえで，街の中にだれもが気軽に立ち寄れて相談や交流ができる場所があることは重要である．
>
> 看護の専門性を活かし，地域の中で相談や健康教育などができる場として，各都道府県で「まちの保健室」の活動が展開されている．また訪問看護師の秋山正子氏は，イギリスのマギーズセンターを訪問したことをきっかけに，地域の中で市民を支える仕組みとして「暮らしの保健室」「マギーズ東京」を立ち上げた．とくに「暮らしの保健室」は全国に活動が広がってきている．マギーズセンターは，マギー・K・ジェンクス（Jencks MK）氏が自らのがん体験から「治療中でも，患者ではなく一人の人間でいられる場所と，友人のような道案内がほしい」と願い1996年にイギリスで開設した施設でイギリスを中心に各国に広がりつつある．マギーズ東京はその20番目として2016年にオープンした．
>
> 暮らしの保健室やマギーズ東京は，予約なしで誰もが無料で，看護師などの専門家に健康やがんについて相談できることが特徴である．また相談だけでなく，学びの場にもなったり，ほかの人や地域の方々との交流や，ほっと一息つきたいときなどにも，居心地が良く安心して過ごせるように配慮されている．
>
> 地域で暮らす市民一人ひとりの健康や生活を支えていくうえで，病院や施設に留まらず，社会全体を支える緩和ケアや看護の役割が期待されている．

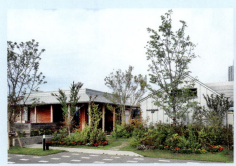

[写真提供：認定特定非営利活動法人maggie's tokyo]

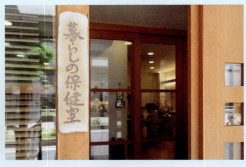

[写真提供：特定非営利活動法人白十字在宅ボランティアの会]

表Ⅰ-5-4　緩和ケアや看取りのケアが提供されうるおもな施設

	公的施設（施設扱い※1）			民間施設（居宅扱い※1）							
	特別養護老人ホーム	介護老人保健施設	介護医療院	ケアハウス（軽費老人ホーム）	介護付き有料老人ホーム	サービス付き高齢者付住宅	住宅型有料老人ホーム	認知症高齢者グループホーム	小規模多機能	看護小規模多機能	ホームホスピス
特徴	要介護高齢者のための生活施設	要介護高齢者にリハビリ等を提供し在宅復帰を目指す施設	医療の必要な要介護高齢者の長期療養施設	低所得高齢者のための住居	高齢者のための住居	高齢者のための住居	高齢者のための住居	認知症高齢者のための共同生活住居	通い、泊まり、訪問介護を利用者の状態に合わせて提供する介護保険サービス	通い、泊まり、訪問看護、訪問介護を利用者の状態に合わせて提供する介護保険サービス	民家シェアハウス
介護保険法上の類型	介護老人福祉施設	介護老人保健施設	介護療養型医療施設	特定施設入居者生活介護	特定施設入居者生活介護	なし（外部サービスを活用）	なし（外部サービスを活用）	認知症対応型共同生活介護	小規模多機能型居宅介護	看護小規模多機能型居宅介護	なし（外部サービスを活用）
医師の配置と訪問診療の利用可否	配置医※2　末期がんのみ往診可	常勤医師1名以上　往診は不可	常勤医師3名以上　往診は不可	なし　訪問診療可能	なし　訪問診療可能	なし　訪問診療可能	なし　訪問診療可能	なし　訪問診療可能	なし　訪問診療可能	なし　訪問診療可能	なし　訪問診療可能
看護師の配置と訪問看護の利用可否	ほぼ日勤のみ　末期がんのみの訪問看護可	看護師常駐　訪問看護は不可	看護師常駐　訪問看護は不可	ほとんど常駐していない　特定施設の指定を受けていなければ訪問看護は可	配置看護師　特別訪問看護指示書によって訪問看護可	なし　訪問看護可能	なし　訪問看護可能	常駐していることは少なく、いても医療行為に制限あり　特別訪問看護指示書によって訪問看護可	自宅であれば訪問看護可　宿泊時は特別訪問看護指示書がある時のみ訪問看護可	看護師常駐　訪問看護可能	なし　訪問看護可能

※1　患者が入院しているのか、施設に入所しているのか、自宅を含む居宅で療養しているのかによって、利用できる医療保険や介護保険サービスが大きく異なる。本表では、施設として扱われるものと、自宅以外で居宅として扱われるものとでわけて表記した
※2　配置医は、施設に入所中の利用者に対し、定期的に健康管理を行う医師を指す

で活動する看護師もいる．それぞれの立場で看護としての専門性を活かし，対象者が地域社会の中でも安心して療養生活を送ることができるように支援している．

2 ● 提供システムの特徴

a. 地域包括ケアシステム

厚生労働省は 2003 年より，少子高齢化を背景として，2025 年を目途に，「重度な要介護状態となっても住み慣れた地域で自分らしい暮らしを人生の最後まで続けることができるよう，住まい・医療・介護・予防・生活支援が一体的に提供される」仕組みづくりとして地域包括ケアシステムを推進している[1]（p.24 参照）．

緩和ケアを必要とするがん患者やがん以外の患者においても，住み慣れた地域で安心，安全に過ごせるためには，医療と介護と住まいが切れ目なくつながる地域包括ケアシステムによる支援体制は欠かせない．看護師としても，これらのシステムや制度を理解したうえで，患者や家族の病状やさまざまなニーズを的確に把握し，他職種・他部門と連携を取ることで，医療やケアが適切に提供できるように調整をしていく必要がある．

b. 地域における社会保険制度

地域における緩和ケアの提供には，公的サービスとして主に医療保険，介護保険を利用する．がん末期の場合，訪問看護の提供は，介護保険の利用者であっても，医療保険が優先となる．また 40 歳以上 65 歳未満の終末期がん患者は介護保険の第 2 号被保険者として，介護度に応じて**介護保険サービス**を利用することができる．それぞれの自治体独自のサービスやリソースを活用する場合もある．

日本の場合，病名や病状，介護度，障害の程度，年齢，所得などで，活用できる保険の種類や内容，単位数，それに伴う自己負担額などが異なる．これらの要件は，提供する緩和ケアのプランにも大きく影響するため，その患者が利用できる社会保険制度などの状況を必ず把握しておくことが望ましい．

c. 多職種が連携し医療・ケアを提供する

患者・家族のニーズや課題にきめ細かく対応し，より質の高い緩和ケアを提供するためには，チームアプローチが必要不可欠である．地域での緩和ケアでは，医師，訪問看護師，薬剤師のほか，理学療法士や栄養士，ケアマネジャー，ヘルパー，福祉用具専門員などの公的な専門家のほか，地域住民やボランティア，行政など，さまざまな立場の人たちが連携を取り，協働して在宅療養で必要な医療やケアを提供する（**図Ⅰ-5-2**）．とくに在宅療養支援診療所は，訪問看護師と連携を取り 24 時間体制で患者からの問い合わせに対応できるなどの要件を満たした診療所で，緩和ケアの必要な患者にとっては要となる．

病院などの同一組織内でのチームとは違い，それぞれの所属組織が異なることが多いため，チーム間での情報交換や情報共有，ケアの方向性の共有，それぞれの役割の明確化や実践の評価をいかに円滑に行えるかが重要である．看護師としては，患者の療養生活を全人的にアセスメントし，病状の変化を予測しながら，療養生活を支援する役割がある．そのために退院前カンファレンスや担当者会議，定期的なミーティングの場において，チーム内での連携の調整役を担うことが求められる．

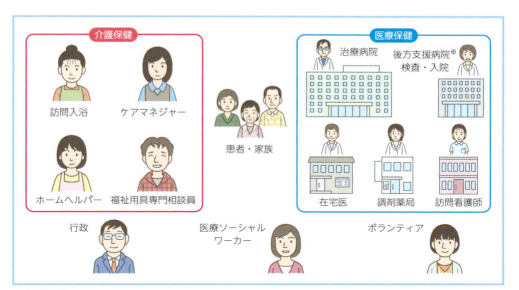

図Ⅰ-5-2　在宅緩和ケアを支えるチーム
※後方支援病院：在宅で療養する患者が入院等による緊急対応が必要となった場合にスムーズに連携や入院対応ができるよう，在宅医が事前に登録している病院

3 ● 在宅療養におけるケアの特徴

a. 安心して過ごせる療養環境の調整

　在宅など病院以外の場におけるケアでは，訪問看護師は，訪問時に患者の生活状況と病態や症状など，全人的苦痛の視点からアセスメントを行う．緩和ケアの目標は，たとえば「痛みがなく家族と一緒に食事がとれる」など，療養生活の中の具体的で評価できる内容を設定し，患者・家族のQOLの維持・向上を目指した個別的なケアを計画し，チームで協働して実施する．また可能な限り患者や家族の生活リズムを考慮して，訪問日程や時間なども調整する．

　また地域の場合，医療・介護スタッフが訪問する機会や時間は限られており，生活のほとんどの時間を患者や家族のみで過ごすこととなる．そのため患者自身へのセルフケアの

コラム

介護保険と在宅緩和ケア

　介護保険制度は，介護保険法として1997年12月に成立し，2000年4月に施行された．
　2006年の改正により，新たにがん末期が特定疾患に認定され，40歳以上65歳未満の第2号被保険者のがん患者も介護保険サービスを利用できるようになった．各介護度の給付限度額の範囲内であれば，申請日より訪問介護やデイケア，訪問入浴などのサービス，介護ベッド・車いすなどのレンタルが費用の1〜3割負担で利用でき，ポータブルトイレやシャワーチェアなどの介護用品の購入，住宅改修などにも利用できる．そのため介護保険は，今や医療保険とともに，緩和ケアを必要とする患者・家族が安心して在宅療養を継続するためには欠かせない制度となった．しかし，とくにがん患者の場合，病状悪化による急速なADL低下時の対応が遅れたり，治療期や40歳未満の患者には利用できないなど，臨床現場においてはまだまだ課題が多く，今後の改善が求められている．

指導や家族の介護支援が必要となる．さらに，急な病状変化や何らかのトラブルが起こった場合に備え，対処方法や連絡先などをわかりやすいように伝えておくことが，患者・家族の安心感につながる．

b. 訪問看護によるかかわり

　ほとんどの場合，訪問看護師は一人で患者の療養先に訪問し，限られた時間の中でアセスメントや看護ケアの提供を行う．訪問時は身なりや挨拶などコミュニケーションにも気を配り，患者・家族との信頼関係を築き，安心して療養生活が送れるように支援することが重要である．患者の負担などを考慮し，必要に応じて複数人での訪問やほかのチームメンバーと共同でケアを行う場合もある．患者宅での看護ケアでは，病院や施設のように必要な物品が十分に用意できないこともあるため，新聞紙やペットボトルなど，家にあるものを工夫して柔軟に対応する．

　また，とくに緩和ケアの必要な患者は病状の変化や急変のリスクも高いため，訪問診療や訪問看護は24時間体制でいつでも相談や対応ができるようにしておくことが望ましい．看取りや急変時に備え，病状が悪化したときにどこでどのように過ごしたいか，どんな医療やケアを希望するのかを日ごろから話し合うなど，アドバンス・ケア・プランニング（p.93参照）を行っていく．

c. 家族・介護スタッフのサポート

　在宅療養を継続するうえでは，家族やケアを行う人への支援が大きなカギとなる．家族が仕事や子育てなど社会的役割を担いつつ，介護とのバランスが取れるように，多職種とも連携して支援する．家族や介護スタッフには，患者とのかかわり方や具体的なケア方法を指導するなど支援を行い，それぞれのストレスや介護負担，健康管理にも気を配る．必要に応じてデイサービスなどの利用や，家族の休息目的での一時入院（レスパイトケア）を考慮する．

　在宅で看取りを行う際には，医療者が不在でも家族やスタッフが対応できるように，患者が亡くなる前の身体的な変化やその際の対処，連絡方法などを事前に伝え，死亡後の対応も含めて十分に話し合っておく．

4 ● 今後の課題

　少子高齢化に伴い，社会全体で介護力が低下する中で，緩和ケアを必要とする患者・家族をどのように支えていくかは喫緊の課題である．また，地域の緩和ケアのニーズは，終末期のがん患者だけではなく，がん治療中の患者やがん以外の疾患の患者，小児やAYA世代，働き盛り世代にも広がっており，就業や就労支援も含め，多様な課題にも看護がかかわっていく必要がある．

　より質の高い緩和ケアを提供するためには，訪問看護師を含む在宅ケアの質の向上と量の充実が求められる．残念ながら，緩和ケアに対する社会保険制度上の限界や，地域緩和ケアの普及や質にも全国的な地域格差があり，誰もがいつでもどこでも必要な緩和ケアを受けることができる状況とは言い難い．専門職のみならず一般市民に対しても，緩和ケアへの理解と協力を広げ深められるよう，引き続き緩和ケアの普及活動を行っていく必要がある．また緩和ケアに関する勉強会や研修などの開催や，専門看護師や認定看護師，緩和

ケアチームなどの専門的緩和ケアによる相談支援体制などの整備が望まれる.

学習課題

1. 一般病棟における緩和ケアの特徴を説明してみよう
2. ホスピス・緩和ケア病棟における緩和ケアの特徴を説明してみよう
3. 地域における緩和ケアの特徴を説明してみよう
4. さまざまな場での緩和ケアにおける看護師の役割を説明してみよう

引用文献

1) 厚生労働省：地域包括ケアシステム〔https://www.mhlw.go.jp/stf/seisakunitsuite/bunya/hukushi_kaigo/kaigo_koureisha/chiiki-houkatsu/〕（最終確認：2024年10月14日）

諸外国における緩和ケアの体制

> **この節で学ぶこと**
> 1. 諸外国における緩和ケアの体制の違いや特徴について理解する
> 2. 世界の緩和ケアにおける課題や看護師の役割について考察する

　緩和ケアが提供される体制は，各国や地域のヘルスケアの変遷や宗教的背景などに応じて異なる．この節では，緩和ケア先進国としてよく参照される英国と米国における緩和ケアの体制と，緩和ケアの提供体制が十分に整備されていない低中所得国における緩和ケアのニーズや看護の役割について紹介する．

A. 英国と米国における緩和ケアの体制と看護師の役割

1 ● 英国における緩和ケア

　英国では，死期が迫っている患者を対象に，痛みやその他の症状緩和と思いやりのある専門的なケアを提供するというコンセプトが，1950年代ごろより始まった．1967年に医師，看護師，ソーシャルワーカーの資格をもつ**シシリー・ソンダース**がロンドン東南部に設立した**聖クリストファーホスピス**は，近代ホスピスの誕生とされている．その後，英国民の誰もが最高水準の緩和ケアが受けられるようにするという目標の下，緩和ケアの水準の向上が政策として重視され，英国の社会保障政策の1つとして位置付けられるに至った．

　英国では，緩和ケアの専門家が，急性期病院，患者の自宅，ホスピス施設など，さまざまな環境で働いており，患者への直接的ケアだけでなく，専門家以外への教育や訓練を通じて間接的ケアも提供している[1]．英国政府は1970年代後半から緩和ケアサービスに資金を投入し始めたが，ホスピス緩和ケアに必要な資金の約30％をカバーしているに過ぎず，残る70％を慈善団体からの募金に頼っていることが大きな課題と認識されている．英国の緩和ケアでは，患者と家族が中心となってケアプランの立案にかかわることができる点も特徴的である．

2 ● 米国における緩和ケア

　米国では緩和ケアの提供体制が確立されており，人生の最終段階にある患者に限らず，すべての重い病をもつ患者を対象に，チームによって緩和ケアが提供される．医療施設内や在宅医療・ケアの場面で，緩和ケアチームに所属する医師や看護師などの学際的専門職チームメンバーが，痛みをはじめとする身体的苦痛や，その他の心理・社会的苦痛，スピ

6. 諸外国における緩和ケアの体制　51

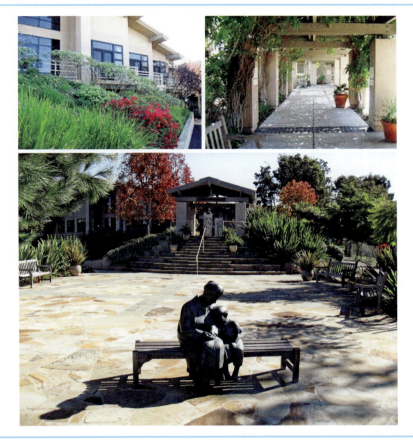

図Ⅰ-6-1　San Diego Hospice and Palliative Care の病室の外観と中庭（筆者撮影）

リチュアルペインに苦悩する患者とその家族に対して，全人的な緩和ケアを提供する．また，患者との死別後の遺族を対象とする**グリーフケア**も発展している．

　米国においてホスピスケアという語は，ホスピスの施設内で提供されるケアに限らず，すべての医療・ケアの場において，人生の最終段階にある患者に提供されるサービス全般を指す．日本では，「ホスピス・緩和ケア」は同義で使用されることもあるが，米国では，余命6ヵ月未満の患者への緩和ケアが，ホスピスケアとして定義されている．年齢や疾患によらず，一定の基準を満たしていれば，誰もが公的医療保険制度のメディケアによってホスピスケアの提供を受けることが可能であり，メディケアには入院費用や在宅ケア費用も含まれている．

　筆者が過去にホスピスナースとして勤務していた San Diego Hospice and Palliative Care（図Ⅰ-6-1）では，新生児から高齢者まで，すべての年齢のすべての疾患をもつ患者を対象に，先駆的なホスピスケアが提供されていた．在宅ケアの提供がそのサービスの中心であり，医師，看護師，薬剤師，ソーシャルワーカー，チャプレンなどから構成されるチームが，患者とその家族のニーズに応じた全人的ケアを提供していた．また，症状緩和が困難な患者が入院する全室個室のホスピス病棟では，エビデンスに基づく専門的緩和

ケアが提供されると同時に，教育研究機関としても機能し，多くの医師や看護師が研鑽を積んでいた．

3 ● 英国と米国の緩和ケアにおける看護師の役割

英国と米国の緩和ケアに携わる看護師の役割には，各国の資格認定制度の異なりはあるものの，患者とその家族の全人的なニーズに対応することに重点を置くことをはじめ，多くの共通点がある．英国と米国の双方において，緩和ケアに携わる看護師に求められるコンピテンシーが明確に定義されており，それに基づく教育研修制度が確立されている．また，英国，米国のいずれの国においても，看護師は，多職種の専門家と協働してチームアプローチを提供することが一般的であり，緩和ケアを必要とする患者とその家族に対して，緩和ケアへのアクセスを促進し，エビデンスに基づく質の高い看護の実践や，緩和ケア政策と実践の発展への貢献など多くの役割を担っている．

B. 低中所得国の緩和ケア

1 ● 緊急かつ満たされていない緩和ケア普及のニーズ

世界の人口の高齢化と同時に，非伝染性疾患（non-communicable diseases：NCDs. 不健康な食事や運動不足，喫煙，過度の飲酒，大気汚染などにより引き起こされる，がん・糖尿病・循環器疾患・呼吸器疾患・メンタルヘルスをはじめとする慢性疾患の総称）と診断される人が増え続けている．また，ICT（Information and Communication Technology，情報通信技術）がコミュニケーションや情報伝達の様相に変化をもたらしたことにより，世界の緩和ケアの状況は急速に変化している．

緩和ケアの普及は世界各地で進みつつあるが，いまだ緩和ケアが適切に提供されていない国や地域も多い．特に低・中所得国（low- and middle-income countries：LMICs）では，質の高い緩和ケアの提供は喫緊の課題であり，緊急な世界的ニーズであるといえる．Worldwide Palliative Care Alliance によって作成された緩和ケアのグローバル・アトラス第2版（**図Ⅰ-6-2**）[2]では，とくに近年アフリカにおいて緩和ケアの地理的拡大が進んできたことが示されたが，世界の医療システム全体で緩和ケアサービスが完全に統合されているのは全198ヵ国中わずか30ヵ国のみで，その利益を享受しているのは，世界の人口の14.2%のみに限られている[3]．

2 ● 低中所得国の緩和ケアにおいて看護師が直面する障壁

看護師に求められる役割や看護師の地位は，国や地域ごとに大きく異なる．たとえば前述した英国や米国のように緩和ケアが発展している国々では，看護師は学際的緩和ケアチームの重要なチームメンバーとして認識されている．それらの国や地域では，看護師は自律して患者にケアプランを組み立てており，**オピオイド**（**麻薬鎮痛薬**）を含む必要な薬剤の処方にも関与している．

一方で，看護師の地位がいまだ低い国や地域では，看護師の役割は極めて限定的である．そのような国や地域では，看護師は，医師の指示なしにケアを提供することが認めら

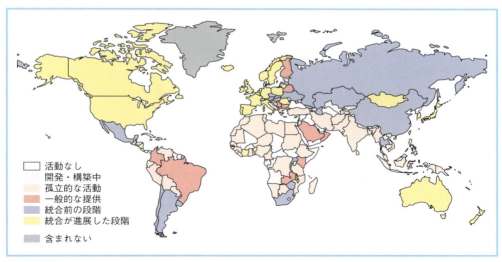

図Ⅰ-6-2　緩和ケアのグローバル・アトラスによる世界的な緩和ケアの発展レベル
[Clark D, Baur N, Clelland D et al : Mapping Levels of Palliative Care Development in 198 Countries : The Situation in 2017. Journal of Pain and Symptom Management 59(4) : 802, 2020より筆者が翻訳して引用]

表Ⅰ-6-1　WHOが示す最低限提供されるべき緩和ケアサービス

- 緩和ケアの恩恵を受ける可能性のある患者を特定する
- 身体的，感情的，社会的，精神的苦痛について患者を評価し，再評価する．また，感情的，社会的，または精神的苦痛について家族を（再）評価する
- 痛みやその他の苦痛を伴う身体的症状を和らげる
- 精神的，心理的，社会的ニーズに対処する
- 患者の価値観を明確にし，文化的に適切なケアの目標を決定する

[World Health Organization : Planning and implementing palliative care services ; a guide for programme managers, p.9, 2016,〔https://iris.who.int/bitstream/handle/10665/250584/9789241565417-eng.pdf?sequence＝1〕（最終確認：2024年11月12日）より作成]

れないばかりか，看護師が医師の指示に対して質問をしたり，意見を述べたりすることは，厳しい批判や処罰の対象にもなり得る．患者の症状緩和のために，看護師が患者の理解者かつ擁護者となることが期待される緩和ケアの臨床において，看護師が自律してケアを提供できない状況は，ケアの質改善に大きな障壁となる．LMICsでは，まず看護師の地位や専門性を確保することが大きな課題である．

　同時にLMICsでは，緩和ケアに必須の薬剤のみならず，設備や物資が十分に提供できないという問題もある．たとえば，水道水や電気などの基本的なインフラの整備やモルヒネなどの基本的な薬剤，個人用防護具（personal protective equipment：PPE）が不足していたり，入手できない場合さえある．

　質の高い緩和ケアの提供は，戦略的な健康政策を含む医療関連の政策やガイドラインの整備によって促進される．LMICsの国や地域では緩和ケアが法規制の整備に組み込まれていないことが多いが，社会福祉に関する政策には，世界保健機関（World Health Organization：WHO）が表Ⅰ-6-1に示すような最低限提供されるべき緩和ケアサービス

54　第I章　緩和ケアとは

の要素が含まれている必要がある．

3 ● 世界の緩和ケアにおける課題

　　世界の緩和ケアの開発と提供に影響を与える主な要因には，次の5つが挙げられている．(1)人口動態と疫学的傾向の変化，(2)文化的障壁，(3)アクセスにおける格差，(4)医療政策と保険支払いモデル，(5)労働力の不足，である．

　　緩和ケアの普及と緩和ケアにおける看護の役割拡大は，とくにLMICsにおいて過去10年間で大きな進歩を遂げたが，いまだ残されている課題は多い．社会的，経済的，地理的に弱い立場にある多くの人々が，基本的緩和ケアのサービスや苦痛の緩和を受けられないまま苦しみ，亡くなっている現状は見逃されるべきではない．世界レベルでの緩和ケアの継続的な発展には，市民からの要求，医療専門職のアドボカシー，そして各国政府や国際保健コミュニティからの政治的活動も欠かせない．しかし，最も重要なことは，役割や国籍に関係なく，全世界のすべての看護師が，世界規模で緩和ケアの質改善に正の影響を与えることができる重要な役割を担っていることを認識し，その役割を日々の看護実践に最大限に活かすことである．

学習課題

1．諸外国における緩和ケア提供の体制の違いや特徴を整理してみよう
2．世界の緩和ケアの課題に対する看護師の役割を考えてみよう

引用文献

1) Sleeman KE, Timms A et al：Priorities and opportunities for palliative and end of life care in United Kingdom health policies: a national documentary analysis. BMC Palliative Care 20(1): 108, 2021
2) Connor SR ed：Global Atlas of Palliative Care. 2nd ed,London Worldwide Palliative Care Alliance,2020,〔https://cdn.who.int/media/docs/default-source/integrated-health-services-(ihs)/csy/palliative-care/whpca_global_atlas_p5_digital_final.pdf?sfvrsn=1b54423a_3〕（最終確認：2024年10月14日）
3) Clark D, Baur N et al：Mapping Levels of Palliative Care Development in 198 Countries：The Situation in 2017. Journal of Pain and Symptom Management 59(4): 794-807, e794, 2020

7 日本の緩和ケアに関する継続教育

この節で学ぶこと

1. 日本の緩和ケアに関する継続教育の動向や課題について理解する

　がん対策基本法に基づくがん対策推進基本計画では，「がん診療に携わる全ての医療従事者が基本的な緩和ケアを理解し，知識と技術を習得する」ことが目標として掲げられており，この方針に基づき全国でさまざまな医療職種を対象に緩和ケアに関する継続教育の取り組みが進められてきている．

A. 医師・薬剤師を対象とした継続教育

　医師を対象とした継続教育に関しては，2007年に厚生労働省健康局長より各都道府県に「がん診療に携わる医師に対する緩和ケア研修会の開催指針」が示され，がん診療に携わる医師が緩和ケアについての基本的な知識を習得し，治療の初期段階から緩和ケアが提供されるようにすることを目的とした教育プログラムである **PEACE**（Palliative care Emphasis program on symptom management and Assessment for Continuous medical Education）**プロジェクト**の普及が進められている．

　また，緩和ケアに携わる病院・保険薬局などの薬剤師を対象とした教育に関しては，緩和ケアについての知識に加え，他職種や施設間の連携におけるコミュニケーションの技術・態度の修得を目的とした研修（Palliative care-Situational Motivating Interactive Learning and Education：pSMILE）[1] が開催されるなど，各職種別にさまざまな教育が行われている（**表Ⅰ-7-1**）．

　そして，2019年からは，日本心不全学会が，医師を対象とした，心不全における基本的緩和ケアを実践できるスキルを身につけることを目的に「**HEPT**：Heart Failure Palliative Care Training Course」を開催しており[2]，非がん疾患に対する緩和ケアの継続教育も取り組まれるようになっている．

B. 看護師を対象とした継続教育

　看護師を対象とした緩和ケアの継続教育に関しては，まず，がんに携わるすべての医療者が身につけるべき知識・技術とされている「基本的緩和ケア」を提供するために必要な知識・技術を養う教育プログラムとして，「**ELNEC-J**（The End-of-Life Nursing Educa-

表Ⅰ-7-1　緩和ケアに関する職種別の教育（例）

医師	・がん診療に携わる医師に対する緩和ケア研修会（Palliative care Emphasis program on symptom management and Assessment for Continuous medical Education：PEACEプロジェクト）【日本緩和医療学会】 ・緩和ケアおよび精神腫瘍学の基本教育に関する指導者研修会【日本緩和医療学会・日本サイコオンコロジー学会】 ・HEPT：Heart Failure Palliative Care Training Course【日本心不全学会】 ・専門医認定制度【日本緩和医療学会】
看護師	・ELNEC-J（The End-of-Life Nursing Education Consortium-Japan）コアカリキュラム指導者養成プログラム【日本緩和医療学会】 ・ELNEC-Jコアカリキュラム看護教育プログラム【日本緩和医療学会】 ・ELNEC-Jクリティカルケアカリキュラム看護師教育プログラム【日本集中治療医学会】 ・ELNEC-J高齢者カリキュラム看護師養成プログラム【日本老年看護学会】 ・専門的緩和ケア看護師教育プログラム（Specialized Palliative Care Education for Nurses：SPACE-Nプログラム）【日本ホスピス緩和ケア協会】 ・専門看護師（がん看護，老人看護，在宅看護等）・認定看護師（緩和ケア等）認定制度【日本看護協会】
薬剤師	・pSMILE（Palliative care-Situational Motivating Interactive Learning and Education）【日本緩和医療薬学会】 ・緩和ケア薬物療法認定薬剤師認定制度【日本緩和医療薬学会】

表Ⅰ-7-2　ELNEC-Jコアカリキュラム看護師教育プログラムの構成

モジュール1	エンドオブライフケアにおける看護
モジュール2	痛みのマネジメント
モジュール3	症状マネジメント
モジュール4	エンドオブライフケアにおける倫理的問題
モジュール5	エンドオブライフケアにおける文化への配慮
モジュール6	コミュニケーション―患者の意思決定を支えるために―
モジュール7	喪失・悲嘆・死別
モジュール8	臨死期のケア
モジュール9	高齢者のエンドオブライフケア
モジュール10	質の高いエンドオブライフケアの達成

〔日本緩和医療学会ホームページ：ELNEC-J. ELNEC-Jコアカリキュラム看護師教育プログラムについて，〔https://www.jspm.ne.jp/seminar/elnecj/about.html〕（最終確認：2024年2月25日）より許諾を得て転載〕

tion Consortium-Japan）コアカリキュラム看護師教育プログラム」が挙げられる．ELNECは，2000年に米国で開発されたエンドオブライフケアや緩和ケアに関する看護教育プログラムで，国際的に普及している．「ELNEC-Jコアカリキュラム看護師教育プログラム」は，ELNECのコアカリキュラムの日本語版で，日本の実情や文化に合わせて開発され，**表Ⅰ-7-2**に示した10のモジュールから構成される．このプログラムは，日本緩和医療学会が主催する指導者養成プログラムを修了した「ELNEC-Jコアカリキュラム指導者」が講師を担当し，全国どこでも同じ教材を使用して，包括的・系統的に緩和ケアやエンドオブライフケアに関して学ぶことができ，基本的緩和ケアの質の向上につながることが期待されている．2011年度より全国各地で普及活動が進められ，2024年4月時点で，

7. 日本の緩和ケアに関する継続教育   57

表I-7-3	専門的緩和ケアを担う看護師に求められるコアコンピテンシー

苦や死に向き合って生きる患者・家族のありのままを理解し、尊重する
苦や死に向き合って生きる患者・家族のケアニーズを洞察し、問題に早期から対応する
苦や死に向き合って生きる患者・家族のスピリチュアルな苦悩に向き合い、支える
専門的緩和ケアを実践するうえで遭遇する自己や協働するメンバーのストレス・悲嘆に対処する
苦や死に向き合って生きる患者・家族のニーズや状況に応じて、柔軟にコーディネートする
協働するメンバーをエンパワメントし、良好なチームを育む
意欲的に専門的緩和ケアを担う看護師としての役割・責任を果たす

[新幡智子:緩和ケアを担う看護師に求められるもの. 緩和ケア27(3):153-156, 2017より引用]

全国で 1,937 回開催され、50,151 名の看護師が受講している[3].

　次に、緩和ケア病棟・ホスピス、緩和ケアチーム、在宅で「専門的緩和ケア」を担う看護師の教育を考えるうえで、専門的緩和ケアを担う看護師にはどのような力が求められるかを検討した研究結果を表I-7-3に示した.「コアコンピテンシー」とは、知識・技術・態度の要素を統合した臨床実践で必要となる能力を指し、これらは臨床の場が違ったとしても共通して求められるものを示している. 専門的緩和ケアを担う看護師が苦や死に向き合って生きるがん患者・家族に寄り添い支えていくためには、患者・家族に直接ケアを実践することだけでなく、さまざまな職種や文化を背景にもつ人たちの中で、リーダーシップを発揮し、協働するメンバーや患者・家族をとりまくリソースを活かしながら、柔軟に対応していくといった幅広い力が含まれている.

　そして、専門的緩和ケアを担う看護師がこれらの力を向上させることを目的とした教育プログラムとして「専門的緩和ケア看護師教育プログラム（Specialized Palliative Care Education for Nurses：SPACE-N プログラム）」が挙げられる. このプログラムの一番の特徴は、講義形式の研修ではなく、すべて対話のセッションから構成されるという点である. 2014 年度より日本ホスピス緩和ケア協会主催で開催され、2024 年 2 月時点で全国に 408 名の修了者が誕生している[4].

　また、緩和ケア領域のスペシャリストとして、日本看護協会が認定している専門看護師や認定看護師も各地で活躍しており、それぞれの立場から緩和ケアの質の向上に貢献することが求められている.

C. 緩和ケアに関する継続教育の今後の課題

　現在行われている教育プログラムの一部では、すでに継続的にフォローアップしていく研修会も開催されているが、今後は、医療者一人ひとりが、個々に質の高い緩和ケアを実践できるよう日々研鑽を積むだけでなく、教育内容のブラッシュアップや継続的に教育を受けられる体制を整備し、緩和ケアの質の向上につなげていくことが求められるだろう.

　それとともに、緩和ケアは、多職種チームによるアプローチでもあるため、専門職別にそれぞれの教育を充実させるだけでなく、多職種チームによるアプローチの質の向上に向けて、多職種教育の充実も必要である. 各職種の専門性や価値観を互いに理解しながら、それぞれの力を十分発揮できるように、多職種で学ぶ機会を充実させていくことも必要だろう.

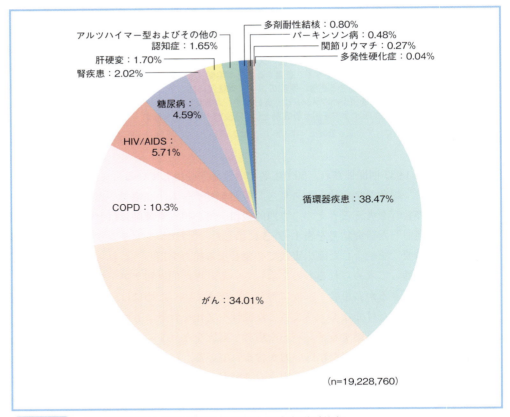

図Ⅰ-7-1　終末期に緩和ケアを必要とする成人の疾患群別分布

[Worldwide Hospice Palliative Care Alliance, WHO(World Health Organization：Global Atlas of Palliative Care at the End of Life, p.14, 2014, 〔https://www.iccp-portal.org/system/files/resources/Global_Atlas_of_Palliative_Care.pdf〕（最終確認：2024年10月14日）を筆者が翻訳して引用]

　また，わが国の緩和ケアは，先に述べたように，がん対策に対する取り組みに伴い，医療者への緩和ケアの教育が進められてきた背景がある．しかし，世界において，とくに終末期に緩和ケアを必要とする成人の疾患としては，2014年のデータでは，がんが約34％で，がん以外の非がん疾患が約66％を占める[5]ことが示されており（図Ⅰ-7-1），2017年のデータでも，がんは約28％で，非がん疾患が70％以上を占める[6]ことが報告されている．

　このように世界的にみても，緩和ケアはがんだけでなく非がん疾患においてもニーズが高く，わが国でも高齢化に伴い，ますます非がん疾患に対する緩和ケアの質の向上が求められることが予想される．今後は，がんに対する緩和ケアの教育とともに，非がん疾患に対する緩和ケアの教育のさらなる充実が必要である．

　がん対策推進基本計画で示されている「がんと診断された時からの緩和ケアの推進」とともに，「誰一人取り残さない」がん対策の取り組みが進む中で，社会のニーズに合わせ，非がん疾患も含め，緩和ケアを必要な人が誰でも，いつでも，どこでも受けられるように，多職種と連携しながら，緩和ケアの質の向上に取り組んでいく必要がある．

学習課題

1. 日本の緩和ケアに関する継続教育の現状や課題を整理してみよう

引用文献

1) 日本緩和医療薬学会：pSMILE について，〔http://jpps.umin.jp/psmile/〕（最終確認：2024年10月14日）
2) HEPT：HEPT とは，〔http://hept.main.jp/#menu2〕（最終確認：2024年10月14日）
3) 日本緩和医療学会：ELNEC-J コアカリキュラム看護師教育プログラム2011年度〜2023年度開催状況（2011年6月〜2024年4月開催分），〔https://www.jspm.ne.jp/files/elnecj_core/houkoku2011-23.pdf〕（最終確認：2024年11月6日）
4) 日本ホスピス緩和ケア協会：専門的緩和ケア看護師教育プログラム（SPACE-N），〔https://www.hpcj.org/med/space_n.html〕（最終確認：2024年10月14日）
5) Worldwide Hospice Palliative Care Alliance, WHO（World Health Organization：Global Atlas of Palliative Care at the End of Life. p.14, 2014, 〔https://www.iccp-portal.org/system/files/resources/Global_Atlas_of_Palliative_Care.pdf〕（最終確認：2023年8月30日）
6) Worldwide Hospice Palliative Care Alliance, World Health Organization：Global Atlas of Palliative Care 2nd edition. p.21, 2020, 〔https://thewhpca.org/resources/global-atlas-of-palliative-care-2nd-ed-2020/〕（最終確認：2024年10月14日）

第II章

緩和ケアの
基盤となる考え方

学習目標

1. 緩和ケアを必要とする人を支えるうえで必要な基盤となる考え方について理解する
2. 緩和ケアを担う看護師に求められる役割について理解する
3. 看護師自身をケアする必要性について理解する

第Ⅱ章　緩和ケアの基盤となる考え方

1 尊厳を支えるケア

この節で学ぶこと

1. 尊厳を支えるケアの基本的な考え方について理解する
2. 尊厳とはどのようなものかについて理解する
3. 尊厳を支えるケアにおける看護師の基本的な態度について理解する

A. 尊厳とは何か

1 ● 尊厳の定義といのちへの敬意

　緩和ケアは，人としての尊厳を支えるケアである．では，尊厳を支えるとは，具体的にどのようなことを指すのだろうか．尊厳という言葉は，人権の観点や尊厳死の議論の中で多く扱われる概念である．大辞林によると「尊くおごそかで侵しがたいこと（さま）」[1] と説明されている．日常生活においてはあまり使わないので，尊厳と言われても漠としてつかみどころのない印象を受けるかもしれない．

　人間にとって尊くおごそかで侵しがたいこととは，何であるか．何よりもまず，ケアや医療の大前提として，尊厳はいのちの尊さ，人知をはるかに超えた生命に対する畏敬の念を表しているといえる．医療者が実際に向き合っているのは，がん細胞でも病原菌でもない．疾患でもない．目の前にいる病いを患う生命ある人なのである．どのような状況の中で生まれたいのちも尊く，存在する意味があり，自分にとって自分自身が大切であるように，また家族や友人が大切であるように，周りの誰もが誰かの大切な人である．ケアはこのような人間観を体現するものである．私たちケアを行う者は，すべての人の一人ひとりのいのちに価値があり，かけがえのないものであることを認識し，敬意を払わなくてはならない．

　だからといって，ただ生命を長らえさせることに焦点を当てるものではない．WHOの掲げる緩和ケアの定義の中に，「生命を肯定し，死にゆくことを自然の過程と捉える．死を早めようとしたり，遅らせようとしたりするものではない」[2] と書かれている．いのちの誕生は神秘に満ちており，その終わりも同じである．いくら科学技術が進もうとも，生と死は私たちの手の内にはないという謙虚な姿勢が求められるのである．

2 ● 個人の尊厳に対する権利

　ここまで，尊厳を考える土台となる「いのちそのもの」への敬意について述べた．もう1つ忘れてはならないのは，「いのちある人」に対する敬意である．この場合，目の前に

表Ⅱ-1-1　リスボン宣言—患者の権利11の原則
1　良質の医療を受ける権利
2　選択の自由の権利
3　自己決定の権利
4　意識のない患者
5　法的無能力の患者
6　患者の意思に反する処置
7　情報に対する権利
8　守秘義務に対する権利
9　健康教育を受ける権利
10　尊厳に対する権利
11　宗教的支援に対する権利

［日本医師会：患者の権利に関するWHAリスボン宣言，
〔https://www.med.or.jp/doctor/international/wma/lisbon.
html〕（最終確認：2024年1月23日）より引用］

いる○○さんという個人に注目する．○○さんの尊厳を守るにはどうすればよいか．それは，○○さんという個人に対する姿勢，ただ一人の○○さんを目の前にしたときにとる言動に現れる．自分に置き換えて尊重してほしい，侵されたくないということを考えてみてほしい．いくつも思い浮かぶかもしれない．それらのうち，何が自分にとって一番大切であるかと考えると，譲ることのできない何かが残る．自分が自分であるために，これだけは譲れないこと，それは多くの人に共通することもあれば人によって異なることもある．自分という唯一無二の存在を特徴づける価値観，信念であり，自分という尊厳ある存在を守ろうとする意識である．私たちは，○○さんが自分らしく存在するために○○さんの考えや価値感を尊重しなければならない．

　世界医師会が患者の権利をうたった**リスボン宣言**（**表Ⅱ-1-1**）の中に，「尊厳に対する権利」がある．医療の場において，患者は文化・価値観を尊重されるように，尊厳とプライバシーが守られる権利，苦痛が緩和される権利，人間的な終末期ケア・尊厳を保ち安楽に死を迎えるケアを受ける権利があると説明されている[3]．人として敬意を払われており，自分の思いや願いを表出でき，苦痛がなく，個人の望むプライバシーが確保されていることは，個人の尊厳に対する守られるべき権利である．

　緩和ケアの理念となっている**ホスピス・マインド**は，死にゆく過程も生きることであり，誰にでも訪れるいのちの終わりに敬意を払い，人がその終わりのときまでその人らしく生きる権利を守るという考え方である．つまり，その人らしく生きる権利を守ることは，人としての尊厳を支えることである．

B. 尊厳を支えるケアとはどういうことか

　人生において病気，障害，苦痛，絶望，死といった，人がその人らしく生きることを妨げる状況に直面したとき，尊厳が保たれなくなる場合がある．病気によって自分がやりがいを感じていた仕事をやめざるを得なかったり，痛みのために何かをしたり，何かをしようとする意欲がなくなったり，誰もこの自分のつらさをわかってくれる人はいないと感じたりすることは，人としての尊厳の喪失につながるおそれがある．しかし，病気で仕事を

やめざるを得ない状況であったとしても，ある人は仕事のほかに自分の生きがいを見出し，存在意義を感じられるかもしれないが，別の人にとって仕事は何ものにも代えがたく，失うつらさは計り知れず，生きる意味などないと思うかもしれない．

"尊厳を支える"といったときには，個々の人にとっての尊厳を考えなくてはならない．いのちそのものに対する畏敬の念が土台にあったうえに，一人ひとり異なる価値観をもち，社会で生活を営み，身体的，精神的，社会的，スピリチュアルな多様な側面を兼ね備えた全人的な個人（whole person）の尊厳である．

チョチノフ（Chochinov HM）は，尊厳を患者自身の観点から研究すべきものと考え，それぞれの患者にとっての尊厳感覚というものを重視し，死にゆく患者50人のインタビューから導き出した尊厳モデルを提示した[4]．患者が感じている尊厳には，症状による苦痛や自立レベルといった＜病いと関連する心配＞，自分自身の存在や生きることを支える＜尊厳を守る技術＞，プライバシーの問題や他者の重荷になるといった＜社会的尊厳一覧＞が含まれており，多様な観点が示されている．この尊厳モデルに沿って，患者が自分を一人の人間として価値あるものと感じられるような全人的な視点でのかかわりの重要性が示唆されている（表Ⅱ-1-2）．ここでは，行為の前に，看護者が患者をどのような存在としてとらえ，まなざしを向けるかが鍵となる．

緩和ケアにおける尊厳を支える看護のキーワードとして「生活」「意思決定」「家族」「悲嘆と喪失」「スピリチュアリティ」を挙げられる．どのような苦痛を体験していても，その人が何を大切にしてどのように生活したいのか，病気でも快適に生活するにはどうすればよいかに注目した生活を支えるケアは重要であり，その人が治療のみならずどのように生き，どこでどのような死を迎えたいのかといった意思決定がなければ，本人の意向に沿ったケアはできない．また患者をとりまく家族もその病いの当事者としてさまざまな影響を受けており，多くのニーズをもっているため，家族を支えるケアが必要である．その人にとって大切なものを喪失することへの悲嘆は自分らしく生きることを阻害する．また，自分の人生を生ききって死を迎えるその時まで自己の存在の意義や苦痛の意味，永遠性を探求するスピリチュアルな問題は迫ってくる．多様な観点から尊厳とは何か，尊厳を支えるケアについて学び，考えを深めてほしい．

そして，ケアの目標を考えるとき，その人にとっての生命の質，人生の質，生活の質（QOL）という観点が不可欠である．ケアを必要としている人が何を苦痛に感じ，何を望んでいるのかをよく聴き，共に何をどのように目指していくのか，話し合いながら，目標を設定していかなくてはならない．実はその話し合いのプロセスこそがもっとも重要であり，尊厳を支えるケアの第一歩となりうるのである．

C. 緩和ケアにおける尊厳の現状と倫理的課題

日本においてもホスピス・緩和ケアの発展に伴い，次第に本人が望まない無益な延命治療を行うことは少なくなり，人間らしく死を迎えられるようになった．在宅でケアを受けながら死を迎えるケースも少しずつではあるが増えている．がん以外の疾患に対する緩和ケアの充実も取り組まれている．

1. 尊厳を支えるケア 65

表Ⅱ-1-2　チョチノフの尊厳モデルと介入

因子／サブテーマ	尊厳に関連する質問	治療的介入
病いと関連する心配		
症状による苦痛		
□身体的苦痛	気分はどうですか？ 何かしてほしいことはありませんか？	身体管理チェック 十分な評価，ケアの提供
□心理的苦痛	心配事にはどのように対処していますか？	支持的スタンス，傾聴，カウンセリングへの紹介
□医学的な不確かさ	病気について他に知りたいことがありますか？ 必要な情報を十分に得ていますか？	求めに応じて，正確で理解可能な情報と今後起こりうる危機に対する戦略を提供する
□死の不安	あなたの今後について話しておきたいことがありますか？	
自立レベル		
□自立	病気のせいで人に頼らなくてはならなくなりましたか？	医学的および個人的問題における意思決定に患者が参加できるようにする
□認知的な鋭敏さ	考えがまとまらないようなことはありませんか？	せん妄治療，必要なら鎮静剤の変更・中止
□機能的能力	自分でどのくらいのことができますか？	身体装具の使用，理学療法，作業療法
尊厳を守る技術		
尊厳を守る視点		
□自己の存続	自分自身のことで病気によって左右されないことがありますか？	患者が最も価値を見い出している人生の側面に興味を示し認証する
□役割の保持	病気になる前にされていたことで大切なことは何ですか？	患者を栄誉，敬意，そして高い評価に値する存在とみなす
□誇りの維持	自分や人生において一番誇りに思うことは何ですか？	
□希望	今でも可能なことは何ですか？	意味や目的のある活動に患者が参加できるよう誘う
□自律性／コントロール	どのくらい自分の思うようにいっていますか？	治療およびケアの決定に患者が参加できるようにする
□生成継承性／遺産	どんなふうに自分を憶えていてほしいですか？	人生記録（ビデオ，録音媒体，手紙，日誌など），ディグニティセラピー
□受容	今ここでどのくらいやすらぎを感じますか？	外見を維持するための援助．健康を感じられることを奨励する（瞑想，軽い運動，音楽鑑賞，祈りなど）
□レジリエンス	今一番自分のどこに強さを感じますか？	
尊厳を守る実践		
□今を生きる	病気から気を逸らし，やすらぎを与えてくれるものはありますか？	日常活動を維持したり，気晴らしにやすらぎを感じられるようにする（外出や軽い運動，音楽鑑賞など）
□日常性の維持	いつもどおり楽しめるものがありますか？	
□霊的やすらぎの発見	宗教的ないしスピリチュアルな共同体への参加ないしつながりを希望しますか？	チャプレンないし霊的指導者への紹介 霊的／文化的実践への参加誘導
社会的尊厳一覧		
□プライバシー	プライバシーに関することは配慮されていますか？	診察許可 適切な着衣とプライバシーへの配慮
□社会支援	あなたにとって一番大切な人は誰ですか？	面会についての自由 より大きな支援ネットワークの構築
□ケアの基調	あなたの尊厳を損なうような対応はありませんか？	患者を栄誉，敬意，そして高い評価に値する存在とみなし，それを伝える
□他人への重荷	他人の重荷になるのではと気になりますか？ 誰に？　どんな風に？	重荷になるのではと考えている相手とその心配について話し合う
□死後への心配	遺していく人たちに関する最大の心配は何ですか？	人間関係の調整，今後必要な指示を準備，遺言作成，葬儀の計画

Chochinov HM : Dignity-conserving care--a new model for palliative care : helping the patient feel valued. Journal of American Medical Association 287(17) : 2253-2260, 2002
[小森康永, チョチノフ HM：ディグニティセラピーのすすめ―大切な人に手紙を書こう, p.46-47, 金剛出版, 2011 より引用]

第Ⅱ章　緩和ケアの基盤となる考え方

表Ⅱ-1-3　臨床場面の葛藤にみられる倫理的課題
自律した存在としてのかかわり 　　：患者が自己決定できない状態，患者の意思に反してケアが行われるなど
害になることを予測し害を与えない 　　：患者にとって善か悪か悩む，民間療法への協力の是非など
人間としての尊厳の尊重 　　：せん妄や意識障害のある患者の対応，守秘義務，言葉遣いの問題など
公平性・平等であること 　　：訴えの多い患者とそうでない患者への対応の違いなど
希望に応える 　　：患者の希望に応じることがむずかしいときの対応など
真実を伝える 　　：家族の希望で告知しないなど
その他 　　：運営やシステム，スタッフ間のコミュニケーションの問題など

[岩本貴子, 長澤裕子, 二見典子ほか：ホスピスにおける倫理的課題への取り組み—スタッフの意識調査の結果から. 死の臨床28(1)：80-86, 2005 より許諾を得て改変し転載]

　ケアの倫理は患者の尊厳を守るケアを行うことにある．岩本によるホスピスケアに従事するさまざまな職種（ボランティアを含む）のスタッフを対象とした調査では，日常ケアの中で抱く疑問や葛藤には7つの倫理的課題が含まれていたと報告している（**表Ⅱ-1-3**）[5]．このように倫理的課題は患者を目の前にした日々のケアの中に潜んでいるため，看護師は倫理原則について知識をもつだけではなく，常に患者の尊厳が脅かされていないかに目を向け，これらの問題の存在に気づくことができる倫理的感性を養う必要がある．そして患者が主体的に尊厳ある生を生きられるよう支援するとともに，必要に応じて擁護する役割（アドボカシー）を担うことが求められている．

学習課題

1．尊厳とはどういったものか，説明してみよう
2．尊厳を支えるケアを実践する具体的な場面をイメージし，1つ挙げてみよう

引用文献

1）松村明・三省堂編修所（編）：大辞林，第4版，三省堂，2019
2）大坂巌，渡邊清高，志真泰夫ほか：わが国におけるWHO緩和ケア定義の解釈—デルファイ法を用いた緩和ケア関連18団体による共同作成—．緩和医療14(2)：61-66，2019
3）患者の権利に関するWMAリスボン宣言，日本医師会訳，2015
4）小森康永，チョチノフHM：ディグニティセラピーのすすめ—大切な人に手紙を書こう，金剛出版，2011
5）岩本貴子，長澤裕子，二見典子ほか：ホスピスにおける倫理的課題への取り組み—スタッフの意識調査の結果から．死の臨床28(1)：80-86，2005

2 症状マネジメント

2. 症状マネジメント　67

この節で学ぶこと

1. 基本的な症状マネジメントの考え方について理解する
2. 症状マネジメントにおいて看護師が担う役割について理解する

　その人の尊厳を守ろう，その人らしさを支えていこうとケアに臨む時，さまざまな症状がそれらを阻む要因になることが少なくない．症状は，生活のしにくさをもたらし，その人らしさ，尊厳を脅かす．さらに，身体や精神面だけでなく周囲との関係性（社会面），その人のもつ価値観や生き方の信念（スピリチュアル）が，その人の症状のとらえ方や表現，訴えに影響し，症状に向き合うことをむずかしくする．症状は，身体・精神・社会・スピリチュアルな側面が重なり合う全人的な苦痛（p.3参照）としての体験である．

　また，多様な側面が複雑に絡む症状は主観，つまりその人だけが感じるものである．したがって，その人自身の訴えや表現がなければキャッチすることができず，対策やケアにつなげることができない．その人が症状を知ることや症状を表現することを看護師など第三者が引き出すことから，対策が始まる．

　主観的な体験である症状を緩和していくための取り組みが症状マネジメントであり，症状を有する人を主体とし，症状をもつ人と共に取り組むことが重要となる．その中で生活者としての人を重視し，その人の主体性を促す看護師の担う役割は大きい．

　症状マネジメントは，かつて症状コントロールと表現されてきたが，症状をもつ人自身がその主観である症状をコントロールすることを目指すことであり，医療者が一方的にコントロールすることでは決してない．そこで，その人の主体性を尊重することを重視し，症状マネジメントと表現するようになった．また，症状マネジメントはがん患者を中心に研究，実践が重ねられてきたため，例示などががん患者が対象となっていることが多いが，今後がん以外の疾患や老化に伴う症状マネジメントが発達していくことが期待されている．

A. 症状マネジメントとは

　症状を理解し，症状をキャッチし，原因や機序をアセスメントし，対策（ケア）を検討し評価するこの一連の取り組みを，看護の専門性（知識や技術）を基盤として繰り返し行うことが症状マネジメントである．

　本項では症状マネジメントのポイントについて述べていく．

1 ● 症状とは

　症状は測定することができない主観的な体験である．主観的な体験として身体・精神・社会・スピリチュアルな側面が複雑に絡み，症状をとらえにくくしてしまう．たとえばがん患者が，歩くたびに足に痛みや違和感を覚えたとする．それが医療者に伝えられれば，足の骨へのがんの転移を疑い，何らかのケアが行われるだろう．しかし，患者が「もしかしてがんが悪さをしているのか」などと不安を覚え，未来への失望につながる恐怖から足の違和感を表現することに抵抗があったり，あるいは足の違和感をがんに関連した症状ととらえられないために表現しなかったりすると，適切なケアがなされず，骨折などの出来事が起こって初めて足の痛みや違和感という症状があったこと，すなわちがんの進行による症状が明らかになる．

　誰もが何らかの症状を日々感じていて，何らかの対処をしながら過ごしている．無意識かつ暗黙のうちに症状に対処できていることがほとんどかもしれないが，意識的に対処していることもあるだろう．これまでに体験した自分自身のからだやこころの感覚を症状としていくつか挙げることができるだろうか．症状は表現すると一人ひとりのニュアンスが微妙に異なり，向き合い方も異なることに気が付くだろう．また，自身のもつ症状を伝えることのむずかしさを感じるかもしれない．症状の表現には文化的傾向やこれまでの体験が影響している．症状は，からだやこころの異変を伝える重要なサインでもある．感染徴候や骨折なども「だるさ」や「痛み」の症状からキャッチされて診断につながり，対策を講じることができる．主観から発せられた症状も，原因が究明されると他者と共有でき，解決に向かうことができるのである．

　しかし，症状には原因が特定できない，もしくは原因が取り除けず慢性的に向き合い続けなければならない場合も少なくない．とくに老いや障害，あるいは人生の最終段階では，原因が解決できない慢性的な症状と向き合い続けなければならない．臓器の機能低下，電解質バランス異常，進行する腫瘍などへの治療の限界などといった原因が解決できない症状が，生活のしにくさをもたらし，QOL の低下や尊厳を阻むため，緩和ケアの普及とともに症状マネジメントが発達してきた．

2 ● 症状をキャッチする

　たとえば，"肩のコリ"を体験したことがあるだろうか．この"コリ"という言葉と身体感覚がつながらないと"肩こり"は認識できず，さらには"肩こり"が緩和できる症状であることを知らないと表現しないかもしれない．また，表現しても誰も取り合ってくれない，もしくは，「おかしなことを言っている」と思われると考えれば，表現を控えてしまうかもしれない．とくにこころの違和感や不調は，表現することにデメリットすら感じて，隠そうとする人もいるだろう．これまでの生活を通して体験してきた症状との向き合い方により，今の症状をどう表現するか，症状に向き合うかが選択されている．

　症状を体験している人を観察することと，その人の体験を聴く，関心を寄せることが，症状をキャッチするための入り口となる．この観察や関心を寄せるためには，症状についての知識が基盤となる．症状は主観であるため，観察や症状の体験を聴かせてもらうためには，症状についての知識をもちキャッチしに行かなければ，症状マネジメントは始まら

表Ⅱ-2-1　症状に関連する主観的・客観的情報の例

症状の主観的情報	症状の客観的情報
「痛い」 「苦しい」 「つらい」 「重い」 「だるい」 「何かが挟まっているよう」 「膜が張っているよう」	バイタルサイン 血液データ 画像データ 観察　・足を引きずっている 　　　・肩呼吸している 　　　・赤く腫れている 　　　・顔をしかめている

ない.

　症状についての知識（症状の発生の機序や頻度，対策，ケア）は，第Ⅲ章にまとめられている．さまざまな症状についての知識をもち，症状を体験している人に向き合っていただきたい.

　症状をキャッチすることは，つまり看護過程における情報収集である．情報を主観的情報と客観的情報（**表Ⅱ-2-1**）に整理することも学習しているだろう．症状マネジメントでは，主観的情報と客観的情報を関連付け，収集していく．情報収集においても，それぞれの症状についての知識が基盤であり，さまざまな情報どうしの関連性を想定することで，その人の症状の体験に迫っていくことができる.

3 ● 症状のアセスメント

　症状についての知識は，症状のアセスメントを行ううえででも重要な基盤となる．それぞれの症状には何らかの原因や誘因があるはずである．画像診断や血液データなどの客観的な情報から病態や機序をとらえ，主観的な情報であるその人の表現する症状と関連性を考えていく．なぜ痛いのか，なぜその症状があるのかといった症状の原因や，その症状の機序がわかることで，より適切な対策につなげることができる.

　症状には「食べる」「歩く」などの生活行動や，「嬉しい」「寂しい」などのこころのあり様が影響している．何をしているときに症状が出現するのか，どのような時には症状が気にならなくなっているのか，生活の場面と症状の関連性も考えることが重要である．同じ要因から複数の症状や生活の支障が発生していることもめずらしくない．生活場面やほかの症状との関連性，症状が発生するメカニズムを解読していくことが，症状のアセスメントである．症状のアセスメントは複雑な思考となるため，関連図などを活用し思考を整理し取り組むことをお勧めする.

　アセスメントには症状緩和のゴール（目標）の設定も含まれる．アセスメントを通して原因について解決できるのか，できないのかを判断することにより，ゴール（目標）の設定を行う．その人にとっての症状が緩和できている状態はどのような状態なのか，「座って食事がとれる」や「お風呂に入れる」「家族と話ができる」など，具体的なゴール設定を，アセスメントを通してその症状を体験している人と話し合いながら共に行っていく.

4 ● 症状への対策（ケア）

　症状への対策には，薬物療法や放射線療法などの**医学的アプローチ**と看護師が主体的に行う**看護ケア**がある．本稿の後に続く第Ⅱ章3節「日常生活を支えるケア」や4節「緩和ケアにおけるコミュニケーション」などで紹介する看護ケアの方法や，第Ⅲ章のさまざまな症状で述べられている症状に対する治療やケアを学習し，症状への対策（ケア）のバリエーションを広げていただきたい．

　疾患の治癒や原因の解決を目的とした治療ではなく，症状を緩和するために行われる医学的アプローチや看護ケアを，**対症療法**という．対症療法についてのエビデンスは十分ではなく，さまざまな研究が着手されている．看護研究として取り組むべきテーマが多く，研究やその研究成果を実践に活用していくことが期待されている．

B. 症状マネジメントにおける看護師の役割

　症状マネジメントの一連の取り組みで述べてきたように，症状が表現されるようコミュニケーションを積極的に行い，その人自身の症状に対する認識を深め，ゴール（目標）を話し合うなどして，その人の主体性を高め，その人を中心に症状マネジメントを進めていくことが，看護の重要な役割である．

　主体性を高め，患者の尊厳を守る看護においては，その人らしさやその人の自律性（意思や意向）に沿ったケアや治療が提供されるよう，身体・精神・社会・スピリチュアルな側面が統合された全人的な存在として対象を理解することが基盤となる．症状の体験を聴くコミュニケーションや，症状の表現や対処を促すために知識を伝え，話し合うセルフケア行動を促すことだけでなく，日々の日常生活を支える清潔ケアや環境づくりなど，看護師がその人に関心を寄せ，個性や人格のある存在として向き合うとき，それがその人の主体性を高めるかかわりとなる．

　そして，多様な側面が関連する症状マネジメントには，情報を広くもち，多角的な視点や対策（ケア）を検討していくためのチームアプローチ（p.106 参照）が不可欠である．チームアプローチの促進者としての看護師の役割も重要である．

学習課題

1. 症状マネジメントの考え方を説明してみよう
2. 症状マネジメントにおいて看護師が担う役割を説明してみよう

3 日常生活を支えるケア

3. 日常生活を支えるケア

この節で学ぶこと

1. 日常生活を支えるケアの目的（意義）について理解する
2. 日常生活を支えるためのアセスメント，ケアの方法について理解する

A. 日常生活を支えるケアとは

　緩和ケアを必要としている人の中で生活支援が必要になってきた人へのケアとして看護師の目指すところは，患者を全人的な視点でとらえ，生活や QOL が少しでも高まるように環境を整えることにある．日常生活を支えるケアは，その人の自尊心の維持につながり，さまざまな症状対策の一助としても効果が期待される．

　では，「その人らしい」生活を支えるケアとは何だろうか．それは，「変化する病態を適切に把握し，あるがままの患者の状態を基盤にして，安楽にそして患者が望む過ごし方が実現できること」である．具体的には，①できないことを問題視するのではなく，その状態の中で，どうすれば患者の満足感を高められるか，またどのように患者が 1 日を過ごしたいと思っているかを知り，患者ができることをみつける，②患者自身のやり方を尊重し，患者が自分でやろうとしていることが行えるようにサポートする，③労力が少なく，苦痛をあまり感じない方法，危険が少ない方法（時には補助具の導入を検討する，家族の協力を得るなど）をみつけ一緒にやってみる，④みつけた方法が継続して行えるように看護師間で情報共有したり，計画の内容に家族も巻き込んで計画的に実施する，ことである．

B. 日常生活を支えるためのアセスメント項目

　患者が望む過ごし方を目指して環境を整えるにあたり，変化する病態を適切に把握するためには，まず次の①〜⑩をアセスメントしたうえで実施することが重要である．

①**病気の進行状況と予後**

②**患者の病状認識と受け止め**

③**精神状態**：死への恐怖や不安，孤独感などを抱いていないか

④**全身状態**：エネルギーを消耗する感染徴候の有無，痛みやほかの症状の有無

⑤**患者の自立度**：身の回りのことがどこまで自分でできるのか

- 物を持てなくなったり，手先の細やかな動作ができなくなったりすると，洗面・食事・排泄・保清などの動作に介助が必要になる
- 意識障害を伴う場合は，危険を避けるために全面介助を行う

⑥**患者の認知・知覚障害の有無**：自分の異常や危険を知らせることができるのか，自立度への影響

⑦**安全面から見た安静度**：疾患からくる安静度の制限があるのか，骨転移の有無と部位

⑧**日常生活の習慣や方法，好み，こだわりなど**

- 患者の好みや生活習慣と病状のアセスメントに基づき，おのおのの援助内容を検討し看護計画を立案する．さらに，図に示したり，簡潔に手順を記載してベッドサイドに表示すると，患者のケアにかかわる誰もがスムーズにできる

⑨**日常生活の生活環境**：部屋の配置，ベッドやトイレの位置，段差の有無，物品や補助具の使用の有無

- 歩行が困難になると自力での行動範囲が制限されるため，杖・車いすやストレッチャーなどによる移動が必要になる

⑩**家族の思い**：ケアに参加したいと考えているか

C. 日常生活を支えるケアの実際

1 ● 清潔ケア

　皮膚や粘膜を清潔に保つということは，基本的・生理的ニーズを満たすことであり，皮膚の保護，安楽・快の提供，社会性の保持や個人の尊厳を守ることにつながる．

　全身状態や栄養状態の低下，活動性や可動性の低下により，浮腫や褥瘡発生のリスクが高くなる場合，清潔ケアが重要となる．また，加齢・疾患からくる瘙痒感の有無，皮膚転移がある場合には創部の状態を確認しながらケアを行う必要がある．

　在宅療養では，家庭にある物品を用い，介護者の負担を最小限にして，十分な援助と患者の満足が得られるよう工夫をすることが大切である．

a. 入浴，シャワー浴，全身清拭

　入浴，シャワー浴，全身清拭のいずれを選択するか，回数については，患者の状態および嗜好に合わせて決める．また，患者のセルフケアの状況や症状に合わせて，全身的・部分的な介助を行う．床上での生活が中心の患者の場合は，エネルギーの消耗と安楽を考え，看護師2人以上でケアを行うほうがよい．保清ケアが負担になる患者については，ケアする部分を数日に分けて計画したり，機械浴を活用したりするなど負担の少ない入浴を選択する．見守りでの入浴であっても，プライバシーにも配慮しながら，使用前にナースコールの位置を伝える，石けんやタオルを取りやすい位置へ準備をする，入浴中に声をかけるなど，安全にも十分に配慮する．

　発熱があるときには，一般に入浴やシャワー浴を避けることが多いが，腫瘍熱により解熱が困難である場合や，入浴による心地よさに価値を見出し，患者が希望しているのであ

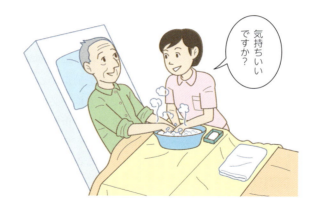

れば，状態を十分に説明し，同意を得たうえで入浴することがある．

　清潔ケアに共通する項目として，①痛みの増強を避けるため，ケアの前にはレスキュー薬（p.127 参照）を予防的に使用する，②褥瘡の好発部位や全身の皮膚の状態を観察する，③皮膚が乾燥している場合は，保清後に保湿ケアを行う，などが挙げられる．

b．部分浴，陰部洗浄

(1) 手　浴

　身の回りのことができなくなったり，床上での生活が中心となると自分で手洗いができなくなるため，手の清潔が保持しにくくなる．手は家族が触れることが多い部分でもあり，手浴をすることは患者・家族にとって心地よいケアとなる．手浴は床上でも負担がなくできるケアであり，また家族にもできるケアであるため，患者と家族のコミュニケーションの手段としても取り入れることができる．

(2) 足　浴

　床上での生活が中心となると下肢にむくみを生じていることも多く，皮膚が傷つきやすく滲出液を伴ったり，逆に乾燥して落屑が目立つことがある．血液循環が悪くなると指先の色が悪くなったり冷たくなり，家族が気にする場合もある．足浴は安静度にかかわらず取り入れられるケアの1つであり，沐浴剤やアロマオイルなどを使用することで，気持ちを癒すことにもつながる．

(3) 爪切り

　爪をきれいにしておくことは，身だしなみの1つであり，瘙痒感や浮腫のある患者が自身で皮膚を傷つけないようにするためにも重要である．女性では，マニキュアを塗ることで気分転換への援助にもつながる．

(4) 陰部洗浄

　羞恥心を伴うケアであるため，トイレに行ける場合には，ビデの使用や洗浄用ボトルを渡して自分で行ってもらう．また，看護師が行う場合には，羞恥心に配慮した環境づくりをし，弱酸性の石けんをよく泡立てた状態で陰部の表面にある汚れを落とし，十分に洗い流す．

c. 洗髪，整容

（1）洗髪，整髪，結髪

　洗髪の体位によっては，バイタルサインの変動やエネルギーの代謝量の増加に伴う疲労感を得やすい．呼吸状態が悪いときなどは頭部を動かすことでさらに状態を悪化させるリスクがあるため，全身状態を判断したうえでの実施が必要である．洗髪ができない場合でも，温タオルで頭髪および頭皮の汚れを拭き取り，市販のドライシャンプーを使用する方法もある．最期まで身だしなみを気づかうことは，その人らしさを尊重するうえでも重要である．整髪や結髪が患者の心地よさにつながることもある．

（2）洗顔，髭剃り

　洗顔は，可能な限り自分で水を自由に使える洗面台で行えるようにする．立位より坐位のほうが安楽・安全に洗面ができることがあるため，いすや車いすなどを用いて工夫する．病的骨折や呼吸困難による床上での安静制限がある場合，温タオルを使用して清拭したり，ベッドアップが可能であればオーバーテーブルに洗面器を用意して自ら洗顔を行うこともできる．

　髭剃りは男性にとっての日々の身だしなみとして重要である．酸素投与などを行っている場合には髭剃りは見過ごされがちであるが，呼吸状態へのリスクがない範囲で施行しても構わない．出血傾向がある場合には，電気シェイバーを用いる．

2●食　事

　食事は生命に必要な栄養源を取り入れるだけではなく，食事を楽しむ，コミュニケーションを楽しむという文化的意味をもっている．病気の進行や治療の副作用による食欲低下，嚥下困難，悪心などの身体的つらさ，口腔内のトラブル（味覚障害，口内炎による痛み），食事がしたいのにうまく食べられない不安やいらだちなどが複雑に関連し，食に対するつらさをいっそう強くする．そのため，終末期にはとくに食事をする欲求だけでなく，食事やコミュニケーションを楽しむ機会や自分らしさも奪われる可能性があることを念頭に置いてケアを行っていく必要がある．

　病状に合わせて，食事を摂取する場所（食堂やベッド上）や姿勢（いすやベッド上でのベッドアップした坐位），一緒に摂取する人など，周囲の環境を整える．できるだけ自分で食べたいと希望する患者もいるため，希望を聞きながら，食事の後半のみ介助をしたり，全介助のときは患者の食べるペースに合わせ介助を行う．栄養摂取に主眼を置くよりも，患者が食べたいものや好きなもの中心の献立，患者の好みの味付けでの調理など，少しでも食べられるように工夫する．また，食欲を少しでも高められるように，少なめの量で，彩りのある盛りつけを工夫したり，旬のものを取り入れたりして食事を楽しめるように配慮する．

　摂取量が少なくなると，家族は患者の体力がますます低下するのではないかと心配し，患者に摂取を強く勧めることがある．食べることへの励ましが患者にとって大きな負担となる場合があるため，食べる量よりも食べられたことの満足感や喜びを大切にしていけるように働きかける．

3 ● 口腔ケア

　口腔ケアは，①口腔を清潔に保ち，口腔の機能が発揮されるようにする，②虫歯，歯周病，口臭などを予防する，③誤嚥性肺炎を予防するなどの目的がある．とくに化学療法や口腔への放射線治療，オピオイド服用中，終末期の場合は，口腔内乾燥や口内炎が起こりやすいため口腔ケアは重要である．

a. 歯磨き

　その人の生活習慣に合わせた歯磨きが継続できるように援助する．歩行できなくても車いすを利用すれば洗面台に行くことができたり，床上でも体勢を整えたり物品の準備を看護師が行うことにより自分で歯磨きを行うことができる．自分で歯磨きができない場合には，看護師が介助する．

b. 歯磨きがむずかしい場合

　スポンジでできたスワブや綿棒を用いたり，うがい薬を使用したりする方法もある．歯を磨くことで悪心・嘔吐が誘発される場合は，水歯磨きを用いて口をゆすぐとよい．身体症状の出現や日常生活動作の低下により床上の生活になると，より唾液の分泌が減少して口腔内が汚染されやすく，乾燥しやすい状態になる．その場合には，リップクリームや保湿ゲルなどを使用すると効果的である．

4 ● 排　泄

　病状の進行に伴い尿意や便意そのものが鈍くなったり，体力の低下に伴いトイレまで歩行することがむずかしくなったりするなど，これまで何気なく行っていた排泄行為が徐々に行えなくなる．多くの患者は，トイレだけは最後まで自分で行きたいと望むことから，排泄行為が行えなくなることは，「こんなにもできなくなった自分が情けない」「こんな自分に生きている意味があるのだろうか」など自尊心の低下や焦燥感，いらだちにつながり，精神面にも影響を及ぼす．患者のプライバシーを尊重しながら，可能な限り患者の望むスタイルで，エネルギーの消耗や不快を最小限にし安楽な方法を選択する．

　介助の際には，自らの力で排泄できなくなることに対する気持ちを十分理解して声をかけていく．歩行できる場合でふらつきがあれば，排泄の前後でトイレまで付き添う．移動が車いすの場合は，トイレまで車いすを使用したり，ポータブルトイレを設置したりする．床上の場合は，尿器の設置，おむつや膀胱留置カテーテルの使用を検討する．膀胱留置カテーテルは，使用することで排泄に伴う動作を軽減するメリットはあるが，感染などのリスクもあり患者によっては不快感につながるため，安易に選択することは避ける．

　尿失禁・便失禁となった場合には，陰部が常に湿潤した状態となり，患者にとっての不快感につながるため，こまめに尿とりパッドの交換を行う．湿潤や汚染による殿部や陰部などの皮膚のトラブルを防ぐために，それぞれの用途に合わせた撥水クリームを使用するとよい．

5 ● 睡眠・休息

　睡眠障害の原因をアセスメントしてそれらの要因を除く努力が対応の基本である（p.167，第Ⅲ章2節1項「睡眠障害のマネジメント」参照）．終末期においては，不安や

恐怖のために眠れなくなることが多いため，患者の訴えをありのままに受け止める姿勢でかかわることが大切である．

a. 睡眠や休息が快適にとれる状態にあるのかを確認する

①身体的な苦痛はないか，②気持ちは落ち着いているか，③寝衣，寝具はしわになっていないか，④室内の環境はどうか，⑤日中，患者が快適と思える活動ができているか，などを確認する．

b. 睡眠や休息を促すためのケアを提供する

身体的苦痛を定期的に評価し，緩和する薬剤を使用する．また，後述するように安楽な体位がとれるように工夫したり，温罨法を用いる．温罨法は患者が心地よいと思える部位に使用し，湯枕，ホットパック，温タオルなど，患者に合わせた方法を選択する．さらに，睡眠前に足浴やマッサージを実施する方法もある．マッサージは患者が心地よいと思える部位に，心地よいと感じられる方法で実施する．マッサージが定まったら医療者間でも情報を共有し，継続したケアへとつなげる．孤独感が強い場合には，患者と一緒に過ごす時間をつくったり，誰かがそばにいられるように家族と面会時間を調整する．

また，好みや身体の状態に合わせた寝具（枕の硬さや布団の重さ）や寝衣（浮腫や腹水がたまっている場合はゆったりとした，締め付けない寝衣がよい）を選択する．好みや習慣に合わせて照明や室温を調整したり，これまでの睡眠や休息時間に合わせた1日の生活リズムを整える．さらに，睡眠の質（睡眠時間と深さ）をアセスメントし，適切な薬物の工夫を検討する．

6 ● ポジショニング

ポジショニングは，①安楽な姿勢を保持し日常性が継続される，②安楽な姿勢をとることによって痛みや症状緩和につながる，③同一体位による苦痛を緩和する（褥瘡の予防と悪化の防止）ために必要なケアである．

a. 安楽な姿勢を保つための工夫

患者と相談しながら，複数の安楽に感じられる体位をみつけておくとよい（図Ⅱ-3-1）．人と話すとき，テレビを見るとき，食事をするときなど，その人の習慣や希望を聞きながら，端座位あるいはいすでの座位で過ごす時間がもてるように姿勢を整える．衰弱や麻痺などにより自分で身体を動かせない場合には，患者が安楽と感じる体位を聞きながら体位を調整する．やせている場合は，やわらかい寝具で身体の圧迫が少ないほうが安楽であることが多い．患者の安楽さ，体動の程度によって，四肢の位置や頭部の位置を変えたり，体圧分散寝具を早期に導入することで，苦痛を軽減できる．

呼吸困難により座位の姿勢が安楽である場合には，座位の姿勢でも除圧できる体圧分散寝具があるため，本人の希望を聞きながらその使用を検討する．意識の低下しつつある患者に対しては，眉間のしわがないかなど表情を見ながら姿勢を整える．また，家族の意見を聞きながら安楽な体位をみつける．体位を変えたあとは，必ずその体位が患者にとって安楽かを評価するために一定の時間をあけて訪室する．安楽な体位が定まったら医療者間でも情報を共有する．

3. 日常生活を支えるケア　77

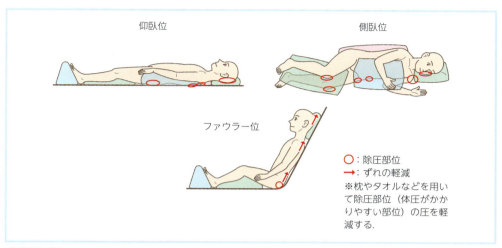

図Ⅱ-3-1　患者が安楽と感じる体位（ポジション）

b. 生活範囲を維持する工夫

他者の手を借りずに移動できる方法をみつけたり，環境を整える．たとえば以下のようなことである．

- 歩行器，杖を使用する
- トイレまでベッドを動かして距離をできるだけ短くする
- いすや車いすをベッドのそばにおく．立ち上がりやすい高さに調整する
- 酸素チューブは室内を移動できる長さに調整する
- 腰部に痛みのある患者は，坐位から立位に移動するときに強い痛みを感じる．この場合は，いすや便座の高さを高めにし，上肢の力を借りて移動できるように，ベッド柵や手すりを取りつけるなどの工夫をする
- 車いす乗車時には，体圧分散寝具や枕を用いて安楽な体位を調整する
- 自力での体位変換が困難になり，ストレッチャーでの移動が必要な場合には，スライドシート*を利用すると移動の負担を最小限にできる
- 立位，坐位，臥位によって視野は異なるので，患者の目の位置に立ち，周りの環境を整える．車いすやストレッチャーで移動する場合は，それを押す人よりも視線が低いことを考慮する

7 ● 気分転換

気分転換は，症状が和らいだり，単調な生活を脱し精神活動を活発にして生きる意欲を向上させたり，家族や友人と絆を結ぶ機会へとつながる．

歩行可能な患者では，散歩や外出を勧め，自らの力で活動することがむずかしくなった患者では，患者の希望に合わせながら外気や日光に当たれるように車いすでの散歩やデイ

---

*スライドシート：身体の下に敷いて簡単にスライドさせる移乗補助用具．

ルームに出て過ごすことを勧めてみる．また，個々の興味に合わせた娯楽的・趣味的なもの（読書，音楽鑑賞，将棋など）を提供する．専門家によるリハビリテーションが受けられるように調整したり，ベッド上でできるストレッチを実施する．可能であれば家族の協力のもと外出や外泊を計画し実施する．さらに，四季折々の環境づくりと家族や患者どうしの心のふれあいができるような行事を開催するなどの方法もある．

学習課題

1．日常生活を支えるケアの目的は何か，説明してみよう
2．日常生活を支えるためのケアを実施する前に確認するポイントを挙げてみよう
3．日常生活を支えるケアの例を3つ挙げ，説明してみよう

4. 緩和ケアにおけるコミュニケーション　79

4 緩和ケアにおけるコミュニケーション

この節で学ぶこと

1. 緩和ケアにおけるコミュニケーションの重要性について理解する
2. 緩和ケアにおけるコミュニケーションの方法について理解する

A. 緩和ケアにおけるコミュニケーション

1 ● なぜコミュニケーションが重要なのか

　私たちは日常生活において，自分の健康やいのちについて考える機会は少ない．しかしある日突然，根治のむずかしい病いと診断されたらどうだろうか．それは，患者にとって今までの生活や今後の人生の計画が一変する大きな出来事である．ショックや不安，混乱の中で，患者はこれまでの生活や大切にしてきたもの，そして人生や生命を揺るがされる体験をしながら，さまざまなむずかしい選択を迫られることになる．

　さまざまな局面において，患者が不安や葛藤を抱えながらも，自身の価値観を大切にして病いと共に生きていくためには，医療従事者との信頼関係が大きな支えとなる．信頼関係を育むために**コミュニケーション**は重要な役割を果たす．たとえば患者が不安や混乱を抱えているとき，看護師の適切なコミュニケーションは患者に安心をもたらし，安心できる関係の中で患者はニーズや意向・価値観を率直に語ることができる．病状が進行してくると，患者は身体のつらさとともに，悔しさや悲しみ，怒り，孤独，スピリチュアルな苦悩など複雑な感情を抱えるようになる．このようなとき，身体的なつらさを緩和すると同時に，看護師が患者の語りや言葉にならない気持ちを理解しようとして行うコミュニケーションは，患者の孤独を癒し，生きる力の回復につながることもある．

　このように，コミュニケーションを用いて患者と看護師は医学的な知識や情報のほか，感情や意思などのメッセージを伝え合いながら信頼関係を深めていく．

2 ● 患者はどのようなコミュニケーションを大切にしたいか

　日本人の**望ましい死**（Good Death）について，一般市民と緩和ケア病棟で家族を亡くした遺族を対象として調査を行った[1]結果，多くの人が共通に大切にしたいこととして，医療者との良好な関係性に関する内容をあげた（**表Ⅱ-4-1**）．その要素としては「医師と自分の治療について話し合う」「安心できる看護師がいる」「自分の話を聴いてくれる人がいる」「医師や看護師と死の恐怖について話ができる」など，コミュニケーションに関する意向が示された．この調査からは，多くの人々が医療者との**表Ⅱ-4-1**のようなコミュ

表Ⅱ-4-1 医療者との関係性において大切にしたいと回答した割合

項　目	一般市民（%）	遺族（%）
信頼できる医師	96	98
医師と自分の治療について話し合う	95	96
安心できる看護師がいる	94	97
自分の話を聴いてくれる人がいる	94	97
同じ医師と看護師から一貫したケアを受ける	83	88
医師や看護師と死の恐怖について話ができる	78	80

［Miyashita M, Sanjo M et al：Good death in cancer care. A nationwide quantitative study, Annals of Oncology 18（6）：1090-1097, 2007 を参考に作成］

ニケーションを大切だと考えていることがわかる．これらを意識して患者や家族とコミュニケーションをはかることで，患者や家族との関係性が発展する可能性がある．

3 ● コミュニケーションの種類

a. 説明的コミュニケーションと共感的コミュニケーション

　医療者が用いるコミュニケーションには，説明的コミュニケーションと共感的コミュニケーションの2種類がある．説明的コミュニケーションは，医療者が病気や治療，今後の見通しなどについての情報を患者に伝えるときに主に用いる．正しく適切に情報を伝えることにより，患者が治療や療養先を選択できるよう支援することが目的である．伝えたあとは患者がどのように受け取り理解したかをたずね，伝える側と受け取る側の認識が一致しているかを確認し，より患者の意向に沿った選択に近づくことを目指す．一方，共感的コミュニケーションは，患者が思いや心情を表出したとき，その気持ちをわかろうとする医療者の姿勢を伝えるコミュニケーションである．

　2つのコミュニケーションは，状況や目的に合わせて意図的に組み合わせると効果的である．たとえば，悪い知らせを伝える前に，患者の聞く準備を促すために共感的コミュニケーションを用いて不安や緊張をほぐし，その後，説明的コミュニケーションを用いて必要な情報を伝える．悪い情報を伝えたあとは，患者の気持ちに配慮し，感情を聴いて受け止める共感的コミュニケーションが役に立つ．状況に応じた適切なコミュニケーションを心がけたい．

b. 言語的コミュニケーションと非言語的コミュニケーション （表Ⅱ-4-2）

　患者は医療者の言動をとてもよく見ている．同じ言葉で同じ内容を伝えていても，「あの看護師はまるでこちらを見ない．言葉だけ良くても，心がこもっていない」と言われてしまうことがある．人が発信し，受け取るメッセージには，言葉を介した言語的なものと，声の調子やトーン，表情など言葉を使わない非言語的なものがある．患者は看護師の視線や声色，態度などから何らかのメッセージを受け取っている．

　メッセージを伝える側が，受け取る側に与える影響についての調査[2]において，人が優先して受け取り判断するメッセージは言葉からが7%，表情からが55%，声の調子からが38%であった．たとえ優しい言葉をかけたとしても，体を患者の方に向けず，患者と視線

表Ⅱ-4-2　言語的コミュニケーションと非言語的コミュニケーション

言語的コミュニケーション	非言語的コミュニケーション
• 話し言葉 • 書き言葉	• 身だしなみ • 表情，視線 • 声の調子，トーン，大きさ • 身振り・手振り，ジェスチャー • 距離や間合いの取り方 • 話を聞くときの姿勢

を合わせることなく，低い声で早口で話していたのでは患者には届かない．逆に考えれば，言葉はなくても話に真剣に耳を傾けていることが伝わる姿勢や表情，思いやりのある行動などで示す共感的な態度は伝わるということでもある．**言語的コミュニケーション**とともに，**非言語的コミュニケーション**も意識することによって，コミュニケーションの質は向上する．

B. 緩和ケアにおけるコミュニケーションスキル

1 ● 緩和ケアにおける基本的なコミュニケーション

　医療者は，患者の発する言語的・非言語的なメッセージから患者の希望や意向をくみ取り，緩和ケアに活かすことを求められる．患者の希望や意向は自然に表出されることもあるが，多くは意図して知ろうとしなければ知り得ないものである．基本的コミュニケーションを適切に行うことにより，患者は医療者との対話を通して自分の気持ちを自覚し，考え，整理して意思決定に臨むことができる．基本的コミュニケーションは，よりむずかしい状況におけるコミュニケーションにおいても常に土台となる重要なものである．

　緩和ケアにおいて大切と思われる「**傾聴**」「**共感**」「**沈黙**」「**共にいること**」の4つの基本的コミュニケーションについて以下に述べる．

a. 傾　聴

　傾聴とは，先入観や自分の価値観にとらわれず，患者の感じていることや考えていることに関心を注ぎながら，意識を集中して聴くことである．「聴」の文字のように耳と心を傾けて聴き，患者がもっと話をしてみたいと思うような反応や態度を示すことが大切である．患者の気持ちをわかりたいと思う看護師の態度が患者に伝わることによって，患者は話してもいいのだと感じることができる．患者の話を聴きながら，「どのように反応したらよいのだろう」「何か答えなければ」と考えているとき，私たちの関心は患者から自分に移っており，集中して聴くことができていないことに気づかなければならない．うまい反応を返すことよりも，患者の体験する世界に意識を集中して聴く姿勢こそが重要である．

b. 共　感

　共感とは，「他人の意見や感情などにその通りだと感じること．またその気持ち」[3]と定義されている．看護学においては，心理学的な定義を参考に，「他者の立場を自分自身のように感じながらも，自己を他者に同一化せず独立させること」[4]を共感という．

共感において大切なことが2つある．1つは，患者の立場だったらどう感じるかを推し量り，患者の心に自分の心を寄せること，寄り添うことである．相手と同じような気持ちになることなく「わかります」と調子を合わせることを同調というが，同調のみでは，患者は看護師に寄り添われたという気持ちにはならない．患者の表出した感情を逃さず，患者の言葉を用いて反復し，気持ちを理解したというメッセージを伝える．

大切なことの2つめは，患者の感情に心を寄せたあと，自分の立ち位置に戻って，患者から伝わってきた気持ちを伝え返すことである．相手のつらい感情に懸命に耳を傾けていると，自分も同じような感情になり，巻き込まれてしまうことがある．しかし，相手と自分とは違うという立ち位置に戻り，「あなたの気持ちが私にはこのように伝わりました」と患者に返すことによって，患者は看護師の反応を通じて自分自身の気持ちを理解するのである．患者が感情を言葉で表現しなくても，そこから受け取った感情を「心配なのですね」「つらいですね」など看護師が言葉にして伝えることにより，きちんと聴いていますというメッセージが伝わる．

c. 沈　黙

患者が沈黙すると，何かを話さなくてはならないと焦ってしまう医療者は少なくない．しかし患者の沈黙にはさまざまな意味がある．気持ちや考えを整理するための沈黙，悪い知らせを聞いた後などに感情の波が襲ってきて，どのように言葉にしたらいいかわからない時の沈黙などである．このような時に焦って沈黙を破ってしまうのではなく，患者の言葉が出るまで待つことが大切である．ただし，あまりにも長く沈黙が続くときは患者にとっても苦痛になることがあるため「今，何を考えておられましたか？」など声をかけ，沈黙の意味を確認することも必要となる．

d. 共にいること[5]

人が全身全霊を傾けて，ある人のそばに立ち会い，人間相互の出会いを通じて他人の経験を受け入れるプロセスが「共にいること」である．患者の様子に集中しながら傾聴し，言葉に表現されない表情やしぐさなどをよく観察し，患者の本当に言いたいことを感じ取ることである．看護師が誠実な態度で患者と共にいることは，患者にとって，病状の進行とともに変化していく，その時々の「ありのままの自分」を受け入れられる体験であり，癒しや支えとなるだろう．

上記で述べた4つの基本的コミュニケーションを効果的に行うためのスキルを**表Ⅱ-4-3**にまとめた．スキルはあくまでも患者の語りを促し傾聴したり，共感を示したりするための手段であり，スキルを使うことが目的ではないことに注意してほしい．

2●悪い知らせを伝えられる患者・家族への援助

病状の変化に伴い，患者はがんの再発や進行，治療の選択肢の減少，限られた生命予後など，悪い知らせを伝えられる機会が増えていく．悪い知らせは，患者の希望や今後の人生の計画，患者の病状認識と，伝えられた情報（病状など悪い知らせ）のギャップが大きいほど大きな衝撃として伝わる．一方で，患者の精神的な負担を考慮して一部の情報を制限して伝えたり，真実を曖昧に伝えたりすることは，意思決定に必要な情報の不足や，家族内での情報量の偏りを生じ，選択に影響することもある．したがって，悪い知らせを伝

4. 緩和ケアにおけるコミュニケーション　83

表Ⅱ-4-3　基本的コミュニケーションスキル

スキル	具体例
話を聞く準備 環境調整	• 身だしなみを整え，落ち着いた気持ちで接する • 静かで快適な場所，プライバシーの保たれた場所の確保 • 礼儀正しい態度 • 挨拶と自己紹介 • 時間を守る • 座る位置に配慮する：患者が話しやすい位置 • 目や顔を見る • 目線は同じ高さを保つ • どこまで知りたいか，誰と話を聞きたいかなどを確認し，患者の意向に沿って準備する
傾聴するスキル	• 目や顔を見て相槌をうつなど，話しやすいように促す • 感情の表出を促す • 問いかけた後，患者が話し出すまで少し沈黙して待つ • 批判したり解釈を交えたりせずに話を聴く • 患者の気持ちを探索し，理解する • オープンクエスチョンを用いる • 患者の話を自分の言葉で言い換えて患者に伝える（要約）
共感するスキル	• 気持ちを表す言葉を繰り返す（反復） • 患者の気持ちが正当なものであることを伝える（正当化） • 患者の話から感じたこと，受けとめたことを自分の言葉で伝える（反映）
沈黙のスキル	• 患者が気持ちを整理する時間を取るために沈黙を用いる • 患者が気持ちを表出したあと，受け止めるために沈黙する

える前の準備や伝え方，内容に配慮する必要がある．悪い知らせが伝えられる前から，伝えられた後までを通したコミュニケーションが大切である．

a. 悪い知らせを伝えられる前

　患者側と医療者側の双方が準備を整える段階である．場の準備として，十分な時間や，静かなプライバシーを保てる部屋を確保することはもちろん，医師に面談内容をあらかじめ聞き，患者の認識とのギャップを確認しておく．患者には，家族に同席してもらいたい大切な面談であることを伝え，心の準備を促す．また，患者の病状認識や病気にまつわる気がかり，今後の生活に関する希望などを確認しておく．また，看護師が面談に同席することとその目的をあらかじめ伝え，了承を得ておく．

b. 悪い知らせを伝えられているとき

　看護師が面談に同席することは重要であるが，それは説明の内容を記録するためではない．患者に意思決定に必要な情報が十分に伝わり，患者の気がかりや意向が医療者側に伝わるようにすることが目的である．

　面談中は患者の表情が見える位置に座り，緊張を和らげ，情報を受け取ることのできる準備を整える．PHSの電源を切り，中断されないように配慮する．医師が説明を行っている間，患者や家族の表情や様子を観察し，理解できているか，気がかりを医師に質問できているかを確認する．患者の表情や姿勢から，それ以上の情報を受け取ることがむずかしいと判断した時は，「ここまでのお話は理解できましたか？」など声をかけて間を取るなどの配慮を行う．また患者と事前に話をして意向を確認できている場合，医師にその意向が伝わっていなければ，患者の意向を代弁することもある．

c. 悪い知らせを伝えられた後

　面談の最後に質問を促すが，少し時間が経つと疑問がわくこともあるため，医師との面談内容を一緒に振り返り，質問がないか，どのように理解し，受け止めたかを確認する．その際，悪い知らせを受けた患者の心情に配慮し，受け止める姿勢が大切である．話を聞いてショックである，つらいなどの感情に共感し，これまでのがんばりに対するねぎらいや，今後のことを一緒に考えていきたいという看護師の姿勢を伝える．時間とともに患者の感情や意向は揺れ動いて当然である．患者の揺れに寄り添い，共に考えるコミュニケーションを行うことで，患者が納得して意思決定ができるように支援することが求められる．そして患者の決定したことを支持することも看護師の役割である．

　面談後の患者の反応は記録に残し，医療チーム内で共有し，チーム全体で患者を支援することも大切である．

3 ● チーム内でのコミュニケーション

a. 医療チーム内のコミュニケーションはなぜ重要か

　緩和ケアにおいては多職種チームアプローチがより重要性を増してくる．とくにエンドオブライフ期には，患者や家族のニーズはより個別性が高くなり，多様なかたちで表現されるため，より多くの職種が専門的な知識や技術を結集する必要がある．専門性の異なる職種が同じ目標に向かって，互いに十分に力を発揮するためには，チーム内の良好なコミュニケーションが必須である．また患者にとって，多職種が統一したアプローチを行うことは，医療チームへの信頼や安心につながる．

　さらに，医療チームも患者の激しい感情に直面した時のつらさや，懸命にケアにあたった患者との死別など，多くの悲しみやつらさを感じる．そのようなときチームメンバーがコミュニケーションを通して共に支え合い，経験を積み上げていくことがチームの成長や次への力となる．

b. 医療チーム内のコミュニケーションのポイント

　同じ患者に対するケアを考えるときも，職種によって目標やアプローチが異なる場合がある．医師と看護師は最も協働する場面が多いが，衝突も起こりうる．むずかしい問題に直面したときはとくに意見の不一致が起こりやすく，感情的になってしまうこともあるだろう．チームメンバーが良好なコミュニケーションを行うためには，相手を知ることが大切である．日常から信頼関係を築くためにコミュニケーションの機会をもち，どのような考えや価値観をもっているのか知ろうとすることから始める．

　話し合いたい課題があるときは，機会を逃さずカンファレンスを行って情報共有や意見交換をし，チーム内の合意を形成する．患者の状態は変わりやすく，チーム内の意思統一ができていないと対応がスムーズに行かず，患者との信頼関係を揺るがすことにもなりかねない．短時間でも成果を出すために，カンファレンスの効果を高めるコミュニケーションも求められる．何のために話し合うかを明らかにし，患者のケアのゴール（目標）を共通認識することが鍵となる．意見の出やすい雰囲気も日ごろのコミュニケーションから生まれる．話し合ったことは必ず記録に残し，スタッフが入れ替わってもケアがつながるようにする．職種が異なると，略語の意味がわからないことや，同じ言葉を同じ意味でとら

えていないこともある．記録を残す際は，医療チームの誰もが理解できる言葉で記録することが重要である．

学習課題

1．緩和ケアにおけるコミュニケーションがなぜ重要なのか説明してみよう
2．緩和ケアにおけるコミュニケーションの方法を具体的に説明してみよう

■ 引用文献 ■

1) Miyashita M, Sanjo M et al：Good death in cancer care：a nationwide quantitative study. Annals of Oncology 18(6)：1090-1097, 2007
2) Mehrabian A：非言語コミュニケーション（西田司，津田幸男訳），p.95-103，聖文社，1986
3) Weblio辞書 デジタル大辞泉：共感，〔https://www.weblio.jp/content/共感〕（最終確認：2024年10月14日）
4) 日本看護科学学会：共感．JANSpedia－看護学を構成する重要な用語集―，〔https://scientific-nursing-termi-nology.org/terms/empathy/〕（最終確認：2024年10月14日）
5) Moch S, Schaefer C：心とからだの調和 を生むケア―看護に使う28の補助的／代替的療法．プレゼンス；寄り添う療法（Snyder M, Lindquist 編，野島良子，冨川孝子 監訳），p.128-135, へるす出版, 1999

コラム

感情的にならずに気持ちを伝えるコミュニケーションのコツ

「私は○○な気持ちです／私は○○だと思いました」

看護師は患者の最も近くにいるため，患者の代弁者であろうと真剣に話し合っているうちに，つい感情的な言動になってしまうことがある．相手も感情的に反応して話し合いが成立しなくなると，結果的に患者にとっての最善が実現できない．一方，感情を飲み込もうとして，本来言いたいことが言えないのでは，それも患者に良いケアができない．

このようなとき，「私」を主語にして，感情を「○○な気持ち」と置き換えて伝えてみる．たとえば，「今の意見を聞いて，私は悲しい気持ちになりました」「そのように言われると，私は悩んでしまいます」など，率直な気持ちを伝えようとすると，自分の気持ちを一歩引いた客観的な目で眺めることができる．感情のまま強く伝わることがないため，相手にも不快感を与えにくい．

感情的になっているときは，問題から一歩引くことで，本来は何が問題だったのかを見つめなおすことができる．自分の気持ちを考えることは，一歩引いてみるきっかけになるのではないだろうか．

意思決定を支えるケア

この節で学ぶこと
1. 緩和ケアにおける意思決定支援の必要性について理解する
2. 意思決定支援における倫理的側面について理解する
3. ACPについて理解する
4. 意思決定支援における看護師の役割について理解する

　がんや心不全などの重い病を抱える人や人生の最終段階にある人は，家族などの重要な他者と共に，その経過の中で数多くの医療・ケアに関する**意思決定**を繰り返している．しかし，この時期の**意思決定支援**は，想定される利益と危害が拮抗したり，転帰の予測がむずかしかったり，その時々の本人の状況（病状，生活状況，家族との関係性など）に大きく影響を受けたりする．また，本人の意思決定能力が低下したり，それに伴い家族などの周囲の意思決定における役割が変化することなどにより，複雑性が高い場合もある．どのような状況においても，意思決定が「本人にとって大切なこと」，つまり本人の価値観に基づき行われ，緩和ケアの目標であるその人の望む生活やその人らしい人生を全うすることにつながるような支援が必要である．

A. 緩和ケアにおける意思決定

1 ● 意思決定とは

　意思決定とは，目標を達成するために，複数の選択肢の中から最適なものを選ぶことであり，たとえば「今日の夕食は何にするか？」など日常的なものから，「どこに進学するか？」など節目の大きな決定までさまざまなものがある．前者は直感やその時の気分でなされているのに対し，後者では情報収集をしたり誰かに相談をしたり，時間と労力を費やすことが多い．それは，その後の自分の生活や人生まで，その決定がもたらす影響を考えるからである．意思決定には日常的で容易なものから，その結果が自分の生活や人生にもたらす影響が多く，むずかしいものまであり，とくに後者では，人はそれぞれの価値観に基づいて意思決定をしている．

　医療における意思決定にはさまざまなものがあるが，とくに病状の進行，高齢，複数の併存疾患などがある場合は，生命に影響をもたらしうるため，決定は容易ではない．加えて，選択肢に充分な科学的根拠がない，結果の予測がむずかしい，利益と危害が拮抗する，などの選択肢の問題，本人の身体状態や意思決定能力の変化，家族など周囲と影響し

表Ⅱ-5-1　意思決定における3つの方法

	パターナリズムモデル	シェアードデシジョンメイキングモデル	インフォームドデシジョンメイキングモデル
意思決定の主体	医療者	患者（と家族等）医療者	患者（と家族等）
意思決定のあり方	・患者や家族には選ぶ能力がないと想定し，決定の機会を提供しない ・決定した結果だけを伝えるため，提供する情報は少なくなりやすい	・医療者と患者や家族等が話し合い，協働して意思決定を行う ・それぞれがもつ情報を共有する ・選択肢を選ぶ理由も共有する	・患者や家族等が主体的・自律的に意思決定を行う ・主治医に限らず多様な情報源から積極的に幅広く情報を収集する

［中山和弘：ヘルスリテラシーに合わせた意思決定支援のための適切な情報提供のあり方. Japanese Journal of Drug Informatics 20（3）：N4-N7, 2018を参考に作成］

合うことなどによって，意思決定はさらにむずかしくなることがある.

2●医療における意思決定のタイプ

　医療における意思決定には，「意思決定の主体は誰か」によって分けられる3つの方法がある[1]. 医療者が決める**パターナリズムモデル**（paternalism model），患者が自律的に自分で決める**インフォームドデシジョンメイキングモデル**（informed decision making model），医療者と患者が一緒に決める**シェアードデシジョンメイキングモデル**（shared decision making model）である（**表Ⅱ-5-1**）.

　一般市民を対象とした調査[2]では，77%が自分で主体的に決めたいと希望し，家族にあるいは主治医に主体的に決めて欲しいと回答したのはそれぞれ11.3%，11.7%であった（シェアードデシジョンメイキングの選択肢は提示されていない）. また，65歳以上の回答者と比較して，65歳以下では家族・主治医主体の意思決定を希望しやすい傾向があった. 一方で，高齢がん患者の意思決定支援には「高齢者にはむずかしい話はわからないだろう」や「厳しい内容の説明を伝えたらかわいそう」というような医療者の決めつけが関連しており，本人不在の意思決定につながる可能性が指摘されている[3]. これらから言えることは，個人個人によって意思決定の好みは異なること，そして医療者の決めつけに注意する必要があるということである. また，同じ個人でも意思決定の内容（療養場所の選択か，生命維持治療の選択かなど）によって，どのモデルがよいかは異なるかもしれない. その人，その時々の状況にあった意思決定の方法で支援する必要がある.

3●意思決定支援の必要性

　医療における意思決定において支援が必要な理由は大きく2つある. 1つは医療という専門的な意思決定であること，もう1つは，本人の意思決定能力が疾患などの理由で障害されている場合があることである. 患者が意思決定に必要な情報を十分にもち合わせていることはまれであり，これが自律性を尊重した意思決定を制限する. 患者や家族から「素人だからわからない」「先生にお任せするしかない」という言葉を聞くことも少なくない. しかし，医療に関する意思決定では，医学的な情報に患者本人の価値観が加味されてこ

第Ⅱ章　緩和ケアの基盤となる考え方

表Ⅱ-5-2　意思決定困難に関連する要因

患者要因	生来・生育による特性要因		
	個人特性	反応性	会話における反応が鈍い，良すぎる
		教育歴	教育歴・社会的地位の低さ
		地域性	医師らの権威性が強すぎる等
	行動特徴	表情	表情変化の乏しさ
		主張性	反応・口数の少なさ，不明瞭さ
	理解の阻害	柔軟性欠如	思い込みやこだわりが強い
		目標の乖離	理想と現状とかけ離れている
		受容困難	疾病や症状を受け入れられない
		想像力欠如	現状・未来のイメージがもてない
	疾病・加齢による要因		
	身体機能	虚弱・フレイル	全身状態が悪い，歩行・姿勢維持が困難
		合併症	合併症・既往症がある
		視覚・聴覚	情報の取り入れがむずかしい
	認知機能	認知症	明らかな認知症である
		MCI	軽度認知機能障害の症状がみられる
		精神障害	老年うつや睡眠障害による影響
環境要因	家庭環境	サポート不全	老老介護，独居，別居
		調整不順	意思決定後の介入，食い違う希望の提示
	外部情報	メディア	メディアからの情報が偏っている
		知人・友人	家族・知人の事例を絶対的にとらえている
	医療環境	情報提供	選択肢のいずれかが拮抗している
		連携不全	医療従事者間での連携が不十分である

［平井啓，山村麻予，鈴木那納実ほか：高齢患者のがん治療方針における意思決定困難に関する要因に関する探索的研究—医師に対するインタビューから—. Palliative Care Research 16(1)：27-34, 2021 より許諾を得て転載］

そ，本人にとっての最善の意思決定が可能となる．したがって，患者や家族が医学的な情報を理解し，そのうえで患者が自身の価値観を医療者に伝え，話し合って決定する必要がある．

ただ，疾患や加齢に伴うさまざまな要因は，往々にしてこれらのプロセスで必要とされる患者の意思決定能力に影響する．看護師は，患者が最善の意思決定をできるよう，これらの要因を同定・対応して，患者の意思決定能力を最適化する，もし意思決定能力が不十分な場合には，患者の擁護者となり，適切な代理決定のプロセスをとって最善の意思決定を支援する必要がある．

4 ● 意思決定の影響要因

意思決定のプロセスにおいてはさまざまな要因が影響している．高齢患者のがん治療方針における意思決定困難に関する要因の研究[4] では，患者要因として，教育歴に起因する論理的思考力などの個人特性，反応や口数の少なさといった行動特徴，思い込みやこだわりの強さ，疾病や症状を受け入れられないといった理解の阻害など，生来・生育による要因（**表Ⅱ-5-2**）があげられている．また，疾病・加齢による要因として，視覚・聴覚の

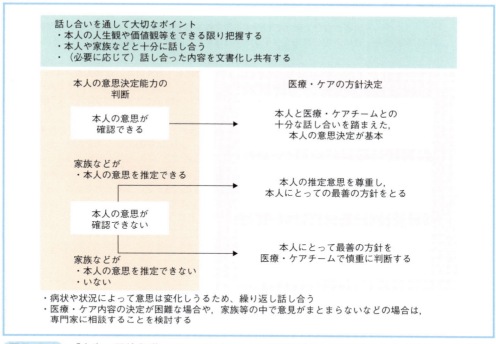

図Ⅱ-5-1 「人生の最終段階における医療・ケアの決定プロセスに関するガイドライン」（平成30年版）における意思決定支援や方針決定の流れ
〔厚生労働省：ACP（アドバンス・ケア・プランニング）普及・啓発について（報告），p.9，〔https://www.mhlw.go.jp/content/10802000/000355116.pdf〕（最終確認：2024年10月14日）を参考に作成〕

機能低下などの身体機能，そして認知症や精神障害を含む認知機能があげられている．環境要因としては，家族からの支援が期待できないなどの家庭環境，メディアからの情報の偏りなどの外部情報，医療者間の連携が不十分であることなどの医療環境があげられる．看護師はこれらの影響要因を同定し適切に対処して，意思決定を支援する必要がある．

B. 意思決定支援と倫理

　意思決定支援とは，患者や家族の好み・意向，ニーズ，価値観を重視した意思決定をするための情報提供と支援であり[1]，自律した存在である患者の自己決定を支えることである．つまり，**医療倫理の4原則**（後述）における自律尊重の原則に基づく支援，ならびに患者の**自己決定権**を保護する支援である．

　図Ⅱ-5-1は人生の最終段階における意思決定のイメージ図である．医療者は，まず患者の**意思決定能力**を判断する．意思決定能力が十分であれば，患者・医療者間の十分な対話に基づいて意思決定を支援する．しかし，意思決定を誰かにゆだねたい患者もいれば，病状の進行に伴い意思決定能力が低下して，自己決定がむずかしい患者もいる．その場合は，患者以外の他者が本人の意思を推定し代理決定を行う．本人の意思を推定する他者がいない場合もある．これら意思決定支援のプロセスにおいて基盤となる考えや用語を次に概説する．

表Ⅱ-5-3　医療倫理の4原則	
自律尊重原則	患者が自分で考えて判断する自立性を尊重しなければならないという原則である．また，患者に決定の自由を与えるだけではなく，必要ならば患者の自己決定を助けるということも含む
無危害原則	患者にとって危害を引き起こすのを避ける，あるいは，危害を及ぼすべきではないという原則である．臨床のあらゆる問題において，利益と危害は表裏一体であり，善行の原則と無危害の原則を同時に考えること，つまり，利益と危害のバランスを比較衡量し判断することが求められる
善行原則	患者にとって利益となることはするべきだという原則である．善行の原則と密接にかかわる医療の指標となるのがQOLであるが，QOLは多面的なものであり，患者の主観，人生観，社会的な境遇を包括的にとらえて，患者にとっての利益を判断することが求められる
正義原則	社会的な利益と負担は公平・公正に配分されなければならないという原則である．公平とは，分け隔てなく平等に患者に利益を与えるべきだという考え方である．また，公正とは，2人以上の個人が事実等しいのかどうかを決定するための基準，つまり2人以上の個人が平等な扱いに値するために何が等しくなければならないのかを特定するという考え方である

[Beauchamp TL, Childress JF : Principles of Biomedical Ethics, 8th ed, p. 99-326, Oxford University Press, 2019／(赤林朗編)：入門・医療倫理Ⅰ改訂版，第3章，勁草書房，2020／宮坂道夫：医療倫理学の方法，p.46-49, 医学書院，2016を参考に作成]

1●医療倫理の4原則 (表Ⅱ-5-3)

　自律の尊重は，医療倫理の4原則の1つである．医療倫理の4原則は，ビーチャムとチルドレスが1979年「生物医学・医療倫理の諸原則」の中で提唱したものである．「自律的な患者の意思決定を尊重せよ」という自律尊重原則，「患者に危害を及ぼすのを避けよ」という無危害原則，「患者に利益をもたらせ」という善行原則，「利益と負担を公平に分配せよ」という正義原則からなる[5,6]．

2●インフォームド・コンセント

　インフォームド・コンセントとは，医療者が患者へ，事前に，治療の目的や内容，危険性等について説明をし，患者がそれらを理解したうえで，選択・同意・拒否することである[7]．この概念は，日本においては，1980年代後半に強調されるようになり急速に広まった．インフォームド・コンセントは，ていねいな説明を受けたいと望む患者と，十分な説明を行うことが医療提供の重要な要素であるとの認識をもつ医療者が協力し合う医療環境を築くことを目標とする．そのプロセスには，「医療者側からの十分な説明」と「患者側の理解，納得，同意，選択」という2つの側面があるが，幅広い内容を含むものであって，単に医療者の形式的な説明や，患者に同意書の署名をもらうことではない[8]．最善の意思決定のためには，「医師が説明して患者が同意する」といった一方向の行為ではなく，図Ⅱ-5-2のように医学的な情報の専門家である医療者と，患者本人の専門家である患者自身が対話を重ね合意形成するという，双方向の情報共有のプロセスとしてとらえなおす必要がある．

　インフォームド・コンセントの成立要件は，患者に同意能力があること，患者へ十分な説明がなされること，患者が説明を理解すること，患者が同意することである[7]．また，それらの要件を満たすことが免除される場合として，緊急事態（迅速に医療行為をしなければ，患者の生命・身体に重大な危険が生じる），患者が認めた場合，強制措置の場合す

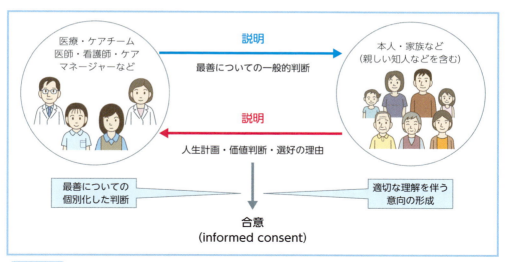

図Ⅱ-5-2 意思決定プロセスのあり方：情報共有—合意モデル
[臨床倫理プロジェクトホームページ：意思決定プロセス，〔http://clinicalethics.ne.jp/cleth-prj/cleth_online/part1-3/now.html〕（最終確認：2024年10月14日）を参考に作成]

なわち第三者に対する危険を防止するために必要な場合（自傷や他害の可能性など），治療上の特権（説明を得て同意を得ようとすると，患者に重大な影響があることが明確な場合）がある[7]．

3● 患者の意思決定能力

意思決定能力には，「意思決定に関連する情報を**理解**する力」「自分のこととして**認識**する力」「複数の選択肢を比較考察する**論理的**に考える力」「選択を**表明**する力」の4つの要素（図Ⅱ-5-3）がある[9]．これらは，年齢（小児や高齢者），病名（認知症や精神疾患の有無など），社会背景（学歴や社会的地位）などから憶測されるものではなく，医療者が適切な情報提供を行い，それに対する発言や医療者の質問への返答を含む本人とのやりとりからていねいに評価することが重要である．また，それぞれの力は，あるかないかの単純な二択ではなく，それぞれの程度が十分かどうかの判断であること，その判断は患者の状態だけではなく「何に関する意思決定か」によっても異なることに注意が必要である．たとえば，「今日入浴するか」と「血液透析を導入するか」では必要な意思決定能力は異なる．意思決定能力の判断が適切になされない場合，医療者は意思決定能力の十分な患者から自律した意思決定の機会を奪うことになったり，逆に意思決定能力が十分でない患者が決定した内容の不利益から患者を擁護し損ねることにつながる．

4● 意思の推定と代理決定

患者の意思決定能力は病状の進行などによって低下し，意思決定するには不十分である場合がある．そのような場合，**代理決定**，つまり患者以外の誰かが患者に代わって意思決定を行うこととなる．日本において医療行為の代理決定は法律で明文化されておらず，成年後見人は，患者の財産と権利の保護が役割であり，医療行為に関する決定権は認められ

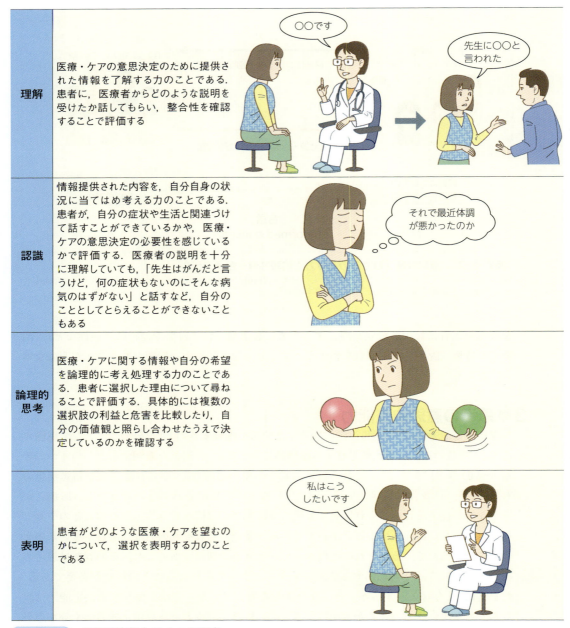

図Ⅱ-5-3　意思決定能力の4つの要素
［トマス・グリッソ, ポール・S・アッペルボーム：治療に同意する能力を測定する. 医療・看護・介護・福祉のためのガイドライン（北村總子, 北村俊則訳）, p.33-62, 日本評論社, 2000を参考に作成］

ていない．代理決定のプロセスについては厚生労働省の「人生の最終段階における医療・ケアの決定プロセスに関するガイドライン」があり，家族などが本人の意思を推定できる場合にはその**推定意思**を尊重し，家族などが本人の意思を推定できない場合には，患者にとって何が最善であるかについて，医療者と家族等が十分に話し合ったうえで，患者に

5. 意思決定を支えるケア　93

> ### コラム
> ## 尊厳死
>
> 　医療技術の進歩に伴いあらゆる処置を駆使することによって，人を終末期においても生かし続けられることが可能になり，1分1秒でも長生きさせることが重視されるようになった．この高度医療の側面に対し，延命治療が苦痛をもたらし得ることや，人間として尊重され，自然な死を迎えたいという考えから「尊厳死」という考え方が生まれた．日本尊厳死協会は尊厳死について「不治で末期に至った患者が，本人の意思に基づいて，死期を単に引き延ばすためだけの延命措置を断り，自然の経過のまま受け入れる死のこと」であり，「自己決定により受け入れた自然な死」と説明している[i]．尊厳死は薬物の使用など，意図的に死を早める処置を行わない点で安楽死とは区別される．しかし，「尊厳死」の名の下に，適切な処置すら控えられているのではないかとの疑問の声もあがっている[ii]．医療者にとって大切なことは，個人の尊厳は固有のものであり，その人にとって尊厳とは何か，医学的な処置がその人のQOLにどのような影響をもたらすのかをその都度考え，患者が尊厳を保って最期まで生きることを支えることである．
>
> ### 引用文献
> i）日本尊厳死協会：協会の考え方．よくあるご質問，〔https://songenshi-kyokai.or.jp/qa〕（最終確認：2024年10月14日）
> ii）Cruz RP：Death with dignit：Are we providing adequate palliative care to cancer patients？．European Journal of Cancer Care 31（6）：e13512, 2022

とっての最善の方針をとるとされている（「家族など」とは，本人が信頼を寄せ，人生の最終段階の本人を支える存在であるという趣旨であり，法的な意味での親族関係のみを意味せず，親しい知人などより広い範囲の人を含み，複数人存在することもある[10]）．本人の意思の推定や最善の方針を考えるプロセスは，家族などのかかわる人々にとって心理的負担を伴うことも多い．

C. アドバンス・ケア・プランニング

1●アドバンス・ケア・プランニングとは

　アドバンス・ケア・プランニング（Advance Care Planning：ACP）とは，「人生の最終段階の医療・ケアについて，本人が家族等や医療・ケアチームと事前に繰り返し話し合うプロセス」のことである[10]．その目的は本人が自分で意思決定することが困難になった場合でも，本人の価値観を尊重し本人の意思を反映させた医療・ケアを実現することであり，患者が何を大切にしてどのように過ごしていきたいのかや，具体的な医療・ケアの選択肢などを話し合う[11]．

2●なぜアドバンス・ケア・プランニングが重要視されるようになったのか

　米国における1960年代の患者の自己決定権の尊重に対する意識の高まり，終末期において本人の意思が不在のまま高度医療の中で生き続けることへの問題意識などを受け，終末期医療に関する意向を**アドバンス・ディレクティブ（AD**または**事前指示書）**として文書化する方法がとられるようになった．事前指示書には，**リビング・ウィル**ともよばれる「終末期の医療・ケアに関する希望」に加えて，「代理決定者は誰か」を記載する．しかし，

94　第Ⅱ章　緩和ケアの基盤となる考え方

終末期の医療・ケアに関する希望の文書化だけでは患者の終末期医療の質は変わらないことが証明されたことから[12]，具体的な医療・ケアの選択肢だけではなく，その背景にある患者の価値観を共有すること，代理決定者を含めて話し合うこと，一度の話し合いではなく共有する「プロセス」，つまりアドバンス・ケア・プランニングが重要視されるようになった．

3 ● アドバンス・ケア・プランニングにおける看護師の役割

　アドバンス・ケア・プランニングにおいて最も重要なことは，本人の準備状態に合わせて話し合いを進めることである．今後のこと，病状が進行した場合に備えた話し合いは，本人に心理的負担となりうることも考慮して適切なタイミングを見計らう．本人への心理的負担が大きいと判断した場合には，無理に話し合いを切り出さないことが重要であり，その場合は，本人にとって支えとなっていることなどを話し合うだけでも，価値観を知ることにつながることがある．準備状態に問題がない場合，看護師は，患者が自身の価値観や希望する医療・ケアについて考え，家族などと継続して話し合い，共有することを支援する．また，医療者が各自の専門性を活かし，互いに連携することで本人の価値観を多角的にとらえることができるよう職種間の調整を担ったり，本人が今後の生活をイメージしやすいように情報提供などの手助けをする．加えて，家族などと話し合うきっかけをつくるなど，話し合いができる環境を整えることも重要である．患者の意向は状況（病状や生活状況など）によって変わりうることを前提に，一度きりの話し合いではなく，価値観や意向を共有するプロセスであることを意識し，継続的に本人と家族などの話し合いを支援する必要がある．

D. 意思決定支援における看護師の役割

　看護師は，患者の権利の擁護者として，患者が最善の意思決定ができるよう支援することが求められる．そのプロセスにおいて信頼関係とコミュニケーションが重要であることは言うまでもない．また，自分の先入観や偏見を自覚しておくことも重要である．たとえば，高齢者は自己決定がむずかしい，日本人は察する文化だから悪い話は聞きたくないなど，これまでの看護師としての経験や，あるいは個人の人生の経験に基づく考え方に，目の前の患者や家族をあてはめることのないように留意しなければならない．

　具体的な支援方法を考える際は，ほかの看護支援と同様に，まずはアセスメントが必要である．前述した意思決定能力の4つの要素において，どの要素が，なぜ障害されているのか，どのような支援をするとよりその能力が高まるのかを評価し，必要な支援を検討する．たとえば理解が不十分だと評価されていた患者について，本人と話をすると，実は難聴があり，一度口頭で説明をされていただけでは理解がむずかしくても，パンフレットを用いたり，時間をかけて説明すると理解ができることはよくある（理解する力）．病状と治療の意思決定の必要性を自分のこととしてとらえられない患者に，事実に直面することのむずかしさがあるのではないかと考え，意思決定を促すのではなく，しばらく本人の思いを聴くことに専念すると，時間とともに自ら意思決定に向き合えることがある（認識す

る力). 治療選択に関するメリット・デメリットについて, 一般論ではイメージがむずかしいのではと考え, 本人の価値観や日常生活に照らし合わせて説明することで, よりその人にとっての最善の選択を考えることができたりする (論理的に考える力). 医療者との話し合いにおいて緊張や遠慮が理由で思いの表出ができない患者に, 話し合いのために時間を確保していることを伝えたり, 思いの表出を促したりすることで思いを表出できることがある (表明する力).

また, 本人の意思決定能力が不十分な場合, 適切に代理決定のプロセスを支援する必要がある. ここで大切なのは, 本人不在の意思決定にしないことである. 意思決定能力が不十分でも, 本人との会話, 仕草や表情から何を快と感じるのかを推察する努力は不可欠である. また, 心理的負担を伴いうる代理決定に向き合う家族に関心を寄せ支援するとともに, 患者を主語に意思決定を考える, つまり「患者だったらどうしたいと考えるか」を家族が推定できるようにかかわることが大切である.

学習課題

1. 緩和ケアにおける意思決定支援の必要性について説明してみよう
2. 意思決定支援における倫理的側面の問題を挙げてみよう
3. ACP について説明してみよう
4. 意思決定支援における看護師の役割を説明してみよう

▌引用文献▐

1) 中山和弘:ヘルスリテラシーに合わせた意思決定支援のための適切な情報提供のあり方. Japanese Journal of Drug Informatics 20(3): N4-N7, 2018
2) 吉村元輝, 濱本愛ほか:一般市民の予後説明・終末期医療・意思決定者の希望とその関連要因. Palliative Care Research 17(1): 7-15, 2022
3) 池田篤哉, 木村安貴:高齢がん患者の意思決定支援における医療者エイジズムの様相:文献レビュー. 日本がん看護学会誌 37(1): 74-80, 2023
4) 平井啓, 山村麻予ほか:高齢患者のがん治療方針における意思決定困難に関する要因に関する探索的研究—医師に対するインタビューから—. Palliative Care Reserach 16(1): 27-34, 2021
5) 赤林朗 (編):入門・医療倫理 I 改訂版, 第3章, 勁草書房, 2020
6) Beauchamp, Tom L et al:Principles of Biomedical Ethics. 8th ed, p.99-326, Oxford University Press, 2019
7) 前掲5), 第8章
8) インフォームド・コンセントの在り方に関する検討会:インフォームド・コンセントの在り方に関する検討会報告書:元気の出るインフォームド・コンセントを目指して. 大学病院医療情報ネットワーク, 〔https://www.umin.ac.jp/inf-consent.htm#sec-2-1〕 (最終確認:2024年10月14日)
9) トマス・グリッソ, ポール・S・アッペルボーム:治療に同意する能力を測定する. 医療・看護・介護・福祉のためのガイドライン (北村總子, 北村俊則訳), p.27-44, 日本評論社, 2000
10) 厚生労働省:「人生の最終段階における医療の決定プロセスに関するガイドライン」の改訂について, 〔https://www.mhlw.go.jp/stf/houdou/0000197665.html〕(最終確認:2024年10月14日)
11) Miyashita J, Shimizu S et al:Culturally adapted consensus definition and action guideline:Japan's advance care planning. Journal of Pain and Symptom Management 64(6): 602-613, 2022
12) The SUPPORT Principal Investigators:A controlled trial to improve care for seriously ill hospitalized patients. The study to understand prognoses and preferences for outcomes and risks of treatments (SUPPORT). Journal of the American Medical Association 274(20): 1591-1598, 1995

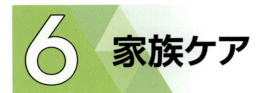

6 家族ケア

この節で学ぶこと
1. 家族ケアの必要性について理解する
2. 家族ケアにおける看護師の役割について理解する

A. 家族ケアとは

1 ● 家族とは

「家族」と聞いて，どのような人々を想像するだろうか．ある人は同居する親やきょうだい，ある人は同居の有無にかかわらず祖父母を含めた親族を家族と認識する人もいるだろう．また，家族は人間だけではなく，ペットも家族同等と認識している人もいるだろう．このように「家族」については定義する法律はなく，家族について考える個人や団体，またはかかわる人や組織，それぞれの立場によって定義付けられているといえる．一般的には，同一の戸籍に記載される配偶者と未婚の子，配偶者と直系血族と同居の親族，扶養義務のある配偶者と直系血族と兄弟姉妹など，血縁関係や婚姻関係を基に共同生活を営む集団を「家族」とイメージしていることが多いと考えられる．

家族の定義については家族看護学分野においても多くの議論がなされているが，血縁関係や婚姻関係といった法律上の関係のみでとらえるのではなく，当事者同士の主観や認識，当事者相互の情緒的関係など，幅広い視野で柔軟な考え方で家族をとらえている．

2 ● 家族の形態

わが国では近年，急速に家族の小規模化が進んでいる．2022年国民生活基礎調査[1]の世帯構造をみると，単独世帯は32.9％，核家族世帯は57.1％，三世代世帯は3.8％を占めている．年次推移をみると，1986年では単独世帯は18.2％，核家族世帯は60.9％，三世代世帯は15.3％であったことから，40年余りで単独世帯が大きく増加し，三世代世帯は大きく減少している．

世帯類型をみると，高齢者世帯は1986年では6.3％であったが，2022年では31.2％と5倍に増加している．世帯数と平均世帯人員をみると，世帯数は増加しているが，平均世帯人員は減少している（図Ⅱ-6-1）．1986年には全世帯の41.4％を占めていた「夫婦と子供」の世帯は，2022年では全体の25.8％となり，単独世帯とひとり親世帯が全体の4割を占めるようになった．

2022年男女共同参画白書[2]の共働き世帯数と専業主婦世帯数の推移をみると，1997年

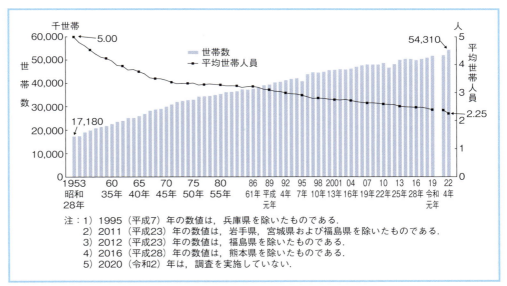

図Ⅱ-6-1　世帯数と平均世帯人員の年次推移
[厚生労働省：2022（令和4）年　国民生活基礎調査の概況, p.3，〔https://www.mhlw.go.jp/toukei/saikin/hw/k-tyosa/k-tyosa22/dl/14.pdf〕（最終確認：2024年10月14日）より引用]

以降に雇用者の共働き世帯は増加し，男性雇用者と無業の妻から成る世帯は，大きく減少してきている（**図Ⅱ-6-2**）．昭和の時代に多く見られた夫は仕事，妻は専業主婦というような性別役割分業は減少してきているといえる．

このように，わが国では結婚せずに独身でいる人，配偶者を亡くし独りで暮らす人，身寄りのない人，別居して単身で暮らす人などの単独世帯，結婚せずに親と暮らす人，子供をもたない夫婦など，家族の小規模化が進み家族の形態が大きく変化してきている．そして，人々の個々のライフスタイルが変化・多様化し，家族の就労状況や生活の仕方も大きく変化してきている．こうした家族の変化・多様化に対して，看護師は柔軟な考え方で対応していく必要がある．

3 ● 家族ケアとは何か

a. 家族のセルフケア機能

家族においては，家族メンバーの誰かに健康問題が生じると，患者だけではなく家族メンバー全員がさまざまな影響を受けることになる．たとえば，患者の健康問題について不安に思ったり悩んだり，家族内の役割の変更，療養生活を踏まえた生活の変更など，健康問題を抱える患者だけではなく，家族メンバーも精神的・身体的に，また生活の上でも影響を受ける．一方で，家族メンバーは患者の健康問題に対して患者にさまざまな影響を与えてくれたり，大きな力を発揮してくれる存在でもある．このように，家族には本来，互いに影響を与え合いながら健康を維持していく家族のセルフケア機能が備わっていると考えられている．

家族のセルフケア機能には，①家族の発達課題を達成する機能，②健康なライフスタイ

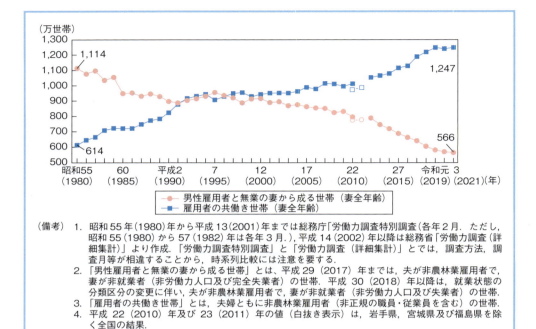

図Ⅱ-6-2　共働き世帯数と専業主婦世帯数の推移
[内閣府男女共同参画局：令和4年度　男女共同参画社会の形成の状況, 現状編【第1分野〜第11分野】, p.135, 〔https://www.gender.go.jp/about_danjo/whitepaper/r04/zentai/pdf/r04_genjo.pdf〕（最終確認：2024年10月14日）より引用]

ルを維持する機能，③健康問題に対する機能がある．この家族のセルフケア機能は，家族が成長・発達していく過程で少しずつ育まれていく．そのため対象となる家族の発達段階によって，その家族が備えているセルフケア機能は異なる．さらに近年の家族の小規模化・多様化により，家族のセルフケア機能の程度はより個別性が高くなっているといえる．そして，患者の健康問題に伴い，患者も家族メンバーも互いに大きな影響を受けるため，備えている家族のセルフケア機能を十分に発揮できるとは限らない．

　そのため，患者を含む家族に対しては，患者に対するケアだけではなく，患者と家族メンバーそれぞれの健康やQOLなどが大きく損なわれたり，患者を含む家族の関係性において悪循環となるような影響を与え合うことのないように家族全体を俯瞰し，患者の健康問題の発症や療養生活を機に家族がセルフケア機能を高めたり，発揮できるように支援することが家族ケアといえる．

b. 家族を知るための情報収集

　我々が家族ケアを実践するためには，その家族がどのような強みや力をもち合わせているのかを知る必要がある．そのためにはどのような情報収集が必要だろうか．

　まず患者の情報に加えて，家族構成さらには家族メンバーそれぞれの年齢や性別，健康状態などは基本情報として収集しておく必要がある．そして，家族発達のどの段階にあるのか，家族内の関係性（愛情，関心，勢力関係など），相互の交流（コミュニケーション，かかわり方，スキンシップなど），役割（家族内の役割分担，協力体制など），対処の経験

（病気に罹患した経験，介護の経験，死別の体験など）などを情報収集しておくべきであろう.

このように，家族がもっている経験，強みや力にかかわる情報を収集し，家族メンバーの一人が健康問題を抱えたことで，それが家族の関係性や相互の交流，役割などにどのような影響が及んでいるのかを把握する必要がある．そして患者の健康問題に対して家族が主体的に取り組んでいけるよう，家族の強みや力を高めたり，潜在的な能力を引き出し，家族がセルフケア機能を発揮できるように支援する.

B. 緩和ケアにおける家族ケアの特徴

1 ● 家族ケアにおける看護師の役割

生命を脅かす病に直面している患者は，疾患や治療によって生じる身体のことだけではなく，精神的なこと，社会的なこと，人生に関することなど，さまざまな不安やつらさを経験すると言われている．そして，そのような患者を身近でみている家族もまた影響を受け，精神的なこと，社会的なこと，人生に関することなど，さまざまな不安やつらさを経験する．このような状態にある患者と家族は，互いに相手を思いやり理解しようとする心の余裕がなくなったり，相手を思いやるが故にどのような声かけをしたら良いのかわからず，今までは当たり前のようにできていたコミュニケーションやかかわりができなくなることが少なくない．そこで，家族が元々もっている経験，強みや力にかかわる情報を基に支援を行う.

看護師は，まず患者と家族メンバー個々の困りごとや苦痛，不安やつらさに早期から耳を傾け，情緒の安定をはかる．そして家族間のコミュニケーションや相互の交流にゆがみが生じていたり，関係性に変化がみられている場合には，情緒的交流の機会をつくり，家族内のコミュニケーションや相互の交流を促進する．家族メンバーの誰かに負担がかかりすぎている場合には，役割分担のバランスやその方法について話し合う場をつくったり，家族外のリソースの活用について情報提供を行うなどの支援を行い，家族がセルフケア機能を発揮できるように支援する.

コラム
AYA世代の患者の家族ケアとヤングケアラー

　患者が成人期の若い世代である場合，患者自身の成長発達に加え，家族としての成長発達を考える必要がある．成人期の若い世代は，心理社会的に大きな成長や変化を遂げ，他者や学校，社会とのつながりを拡大しながら，親からの自立を目指していく過渡期となる．一方で，成人期の若い世代の子をもつ親もまた，子どもの成長・発達，社会性の拡大を願い，子離れを目指していく過渡期である．この時期に若い世代の人が健康問題を発症すると，その患者自身が健康問題への対処や意思決定能力などの経験不足であることに加え，経済力，生活力などの未熟さから親の支援を必要とすることになる．そして親も子どもの健康問題の発症に伴い，心配や不安，自責感をもつことも少なくなく，子どもの健康問題への対処に関与したい気持ちが高まり，身体的・心理的・生活面などで支援をすることになる．しかしそれが時として，子どもの成長・発達や社会性の拡大に影響を及ぼし，患者の健全な自立や親の子離れの妨げとなる可能性がある．若い世代の人が健康問題を発症しても，家族内における互いにかかわりあう関係性を見守りつつ，患者の本来の成長発達に見合った能力を育み自主性を尊重し，社会性を拡大していけるよう，患者を含む家族ケアが必要である．

　患者が壮年期である場合は，家族の中に「本来大人が担うと想定されている家事や家族の世話などを日常的に行っている子ども」[i]，すなわち「ヤングケアラー」が存在している可能性がある．本来，勉強に励んだり，部活に打ち込んだり，友人との時間を過ごす大切な時期を，家事や家族の世話に費やすことになり，子どもの今や将来への影響は計り知れない．このことからも，患者と家族メンバーそれぞれの健康やQOLなどが大きく損なわれたり，患者を含む家族の関係性において悪循環となるような影響を与え合うことのないように家族全体を俯瞰し，家族ケアを行う必要がある．

引用文献
i）こども家庭庁：ヤングケアラーについて，〔https://www.cfa.go.jp/policies/young-carer/〕（最終確認：2024年10月14日）

学習課題

　1．家族ケアの必要性について説明してみよう
　2．家族の強みを生かしたケアについて具体的に考えてみよう

引用文献
1) 厚生労働省：2022（令和4）年　国民生活基礎調査の概況．p.3，〔https://www.mhlw.go.jp/toukei/saikin/hw/k-tyosa/k-tyosa22/dl/14.pdf〕（最終確認：2024年10月14日）
2) 男女共同参画局：令和4年度　男女共同参画社会の形成の状況．現状編【第1分野〜第11分野】，p.135，〔https://www.gender.go.jp/about_danjo/whitepaper/r04/zentai/pdf/r04_genjo.pdf〕（最終確認：2024年10月14日）

7 グリーフケア

この節で学ぶこと

1. 喪失と悲嘆について理解する
2. 喪失・悲嘆を体験している人・家族に対するグリーフケアの必要性とケアの実際について理解する

　看護師は人の死，病気によるさまざまな喪失体験をしている人々にかかわる専門職である．そのかかわりは，患者・家族と会話を交わすちょっとした場面から，家族と看取りを共にするような深いかかわりまでさまざまである．患者・家族は，さまざまな時期に看護師と出会う．看護師は患者・家族の悲嘆を和らげたり，逆に傷つけてしまったりと影響を与える存在である．患者・家族の体験している悲嘆を理解し，患者の生前から，家族の悲嘆への悪影響を最小限にするような支援（グリーフケア）を行うことは看護の専門性である．

A. グリーフとは

1● 喪失とは

　人は，人生の歩みの中で，多くの物をつくり上げる．家，財産を築き，家族や友人といった人間関係を育みながら生活している．しかし，獲得した物や人間関係は，そのままの形を永久に保ち続けることはなく，時間とともに変化し，いつか終わりが訪れる．ライフサイクルの中で，人は，何かを獲得する経験をするが，一方で，喪失を繰り返している．このように自分にとって大切な人やもの，環境，身体機能などを失うことを喪失というが，とくに失業や離婚，失恋，家族や親しい人との死別は人に大きな衝撃を与える．さらに，日々，時を重ね，喪失の最終的なものに，自分自身の死が訪れる．

2● 悲嘆とは

　これらの近親者との死別・別離をはじめとして，さまざまな愛情や依存の対象を喪失した際に生じる反応を悲嘆（grief，グリーフ）という．悲嘆とは，単に嘆き悲しみ，気分が落ち込むといった心の反応だけでなく，眠れない，食欲がないなど体のバランスを崩すこともあり，身体的な反応，日常生活や行動の変化，スピリチュアルな変化を伴う反応である．

　悲嘆の多くは，人にとって正常な反応であり，やがて和らいでいく．悲嘆の反応は，一

人ひとりの置かれている状況で変わる．喪失の対象や喪失した状況によっても異なり，本人にとって大切なもの，愛着が強いもの，欠かせないものを失うほど，喪失による悲嘆は大きくなる．

a. 予期悲嘆

喪失が訪れる前に，喪失を予測した段階で生じる悲嘆を予期悲嘆とよぶ．死にゆく患者自身にとっては，自分の死を悟ることで，自分自身の喪失や家族との別れに心を痛める．家族にとっては，大切な人を失う喪失や死の恐怖や不安を感じ，疲労など身体症状を訴えることもある．予期悲嘆を経ることで，死が現実であるとの認識を深め，死に向かう準備や死までどう生きるかを考えていくことにもなる．予期悲嘆により喪失後の悲嘆が小さくなると考えられていたが，一概にはいえず，予期悲嘆に向き合ったとしても死別後のグリーフケアは重要である．

b. 複雑性悲嘆

死別を経験した多くの人にとって，悲嘆は正常な反応だが，悲嘆が長引き（慢性悲嘆，遷延性悲嘆），うつ病になる場合もあり，病的悲嘆，複雑性悲嘆などとよばれてきた．一概にはいえないが，もともとの持病，精神疾患の既往，喪失の出来事が重なり，孤独な環境などが，複雑性悲嘆の誘因となることがある．複雑性悲嘆が考えられる場合には，専門的な治療が必要になる．

3●悲嘆に影響する要因

死別の状況はさまざまであり，病気による「予測される死」なのか，事故や災害のように「突然の死」であるかも，遺族の悲嘆に影響する．また，自殺による死，事故や犯罪，災害による死といった「突然の死」に遭遇した遺族は，やり場のない悲しみや不安，怒り，恐怖などの複雑な気持ちを抱く．衝撃が強く，長い年月をかけても，人に話せない死別経験もある．そして事後対応（裁判，交渉など）が続きながら苦悩をもち続けていくこともある．さらに，戦争やテロリズムによる死は，遺族に複雑な葛藤を残すことになる．

また，故人への思いがどのようなものであったかが，遺族の悲嘆に影響する．故人への愛情，故人との絆，関係性の良し悪し，同居や別居といった生活上の距離が影響する．さらに，故人が親なのか，配偶者，きょうだい，子どもなのかといった家族関係も影響する．

たとえば，配偶者を失って一人暮らしになった場合，生活の張りや意欲が失われることがある．さらに，親にとって，流産や死産，自分の子どもの死は，自分のいのちに触れることにつながり，身を切られるような痛みになる．子どもを失うということは，子どもと共に歩む未来，生きる意味の喪失につながり，親に大きな苦悩を抱かせる．

一方，悲嘆には，その人の性格や考え方，疾患，死別経験，人生経験などの個人要因が影響する．知らず知らずのうちに，悲嘆は，地域性や風習，宗教，社会規範といった文化的影響も受けている．

4●悲嘆のプロセス

悲嘆反応の現れとして，不安や抑うつ，疲労感，意欲低下，食欲低下や体重減少，睡眠障害などがある．喪失感や死の直後，衝撃が強く，感情が鈍麻したり，さらには感情が表

出されない無反応になったりする．一方で，いつも以上に活動する過活動になることもある．しかし，満足感や達成感，安堵感，解放感などのポジティブな感情を抱き，日々の生活に向かうことで，悲嘆が和らぐこともある．

衝撃から，どのように悲嘆が和らぎ，死や喪失を自分の中に意味づけ，日々の生活に戻っていくかは，何人かの研究者によって悲嘆のプロセスとして理論化されている．しかし悲嘆は個別性が強く，悲嘆が一律のプロセスや理論に沿って進むということではない．それだけに，看護師はさまざまな悲嘆を抱く人々に遭遇し戸惑うこともある．しかし，悲嘆研究から出された理論を知ることで，私たちは，悲嘆について考え，学ぶことができる．

キューブラー・ロス（Kübler-Ross）は，死に向かう過程の心理として，第1段階「否認と隔離」，第2段階「怒り」，第3段階「取り引き」，第4段階「抑うつ」，第5段階「受容」を示した[1]．このプロセスにおいて，患者や家族は，希望をもち続けている[1]．さらに，デーケン（Deeken A）は，キューブラー・ロスの5段階にもう1つ，第6段階として，「期待と希望」を追加した[2]．この段階では，人は死に近づくことを通り越して，死後の永遠の生命に近づくようになり，明るい晴れやかな態度で死を迎えるという[2]．患者は自分より先に亡くなった故人のところに行くとして，故人を懐かしむ気持ちを抱くこともある．この死に向かうプロセスを通して，人は死まで成長を続けると考えられている．

一方，ウォーデン（Worden JW 米国の心理学者）は，悲嘆反応を「段階」としてとらえるのではなく，遺された者が主体的に「課題」に取り組み，適応へと向かうプロセスであると考え，①喪失の事実を受容する，②悲嘆の苦痛を経験する，③故人のいない世界に適応する，④新たな生活を歩む中で，故人と続いているつながりを見出すという4つの課題を挙げている[3]．

a. 死別への準備教育

死は特別な出来事のようでいて，生活の中に訪れるごく身近なものである．しかし，人は毎日の生活でそのことを意識していない．もちろん，生きていくことに夢中であれば，死を意識するのがむずかしくもある．

自分の悲嘆，身近な人の悲嘆に向き合うためには，喪失に向き合う意識をもつこと，生と死を身近なこととして学ぶ準備が役に立つ．死生観は変化するものとしても，死に関する学習や知識を高め，その時々で「今はこう思う」という死生観を育むことが大切である．

(1) 死の準備教育

デーケンは，死への準備教育（デス・エデュケーション）の重要性を述べた[4]．死の準備教育は，人間が死を身近な問題として考え，生と死の意義を探究し，自覚をもって自己と他者の死に備えた心構えを習得することを目的とした[4]．このように，死にまつわる課題や悲嘆について理解し考えることがよりよく生きることにつながる．死への準備教育は，社会人のための講座や大学，小・中・高等学校においても提供されることが必要とされている[4]．近年，アドバンス・ケア・プランニング（ACP，通称「人生会議」）（p.93参照）が推進されており，もしものときの医療やケアについて，専門職や大切な人と話し合っておくことが奨励されている．こうした機会も死に対する心構えをするために役立つであろう．

表Ⅱ-7-1	喪失適応：10の実践的なすすめ

1. （日々の生活においても）小さい喪失をていねいに受けとめましょう
2. （静かな時間をもって）痛みを味わう時間をもちましょう
3. 健康的なストレス解消法を見つけましょう
4. （喪失の感情を避けずに）喪失を理解しましょう
5. 周囲を信頼し頼りましょう
6. （悲嘆への向き合い方を他者に押し付け）誰かを従わせようとする必要はありません
7. （記念日をつくるなど）自分にとって有意義な方法で喪失を記念しましょう
8. （成長の機会として）変化を歓迎しましょう
9. （喪失の学びなど）喪失の好ましい遺産を糧としましょう
10. 精神的なよりどころを追求しましょう

［ニーメヤーRA：＜大切なもの＞を失ったあなたに—喪失をのりこえるガイド（鈴木剛子訳），p.91-94，春秋社，2012より許諾を得て改変し転載］

（2）喪失に備える準備

ニーメヤー（Neimeyer RA）は，「喪失適応：10の実践的なすすめ」を挙げ，喪失に備える準備や実際に遭遇した際のアドバイスを示した[5]（**表Ⅱ-7-1**）．喪失後の悲嘆からの適応は人それぞれであるが，これらの項目を参考にすることができる．

B. グリーフケアにおける看護師の役割

1 ● 家族（遺族）へのかかわり

看護師として，患者・家族とよい関係を築き，死別前に患者が苦痛なく穏やかに死を迎えられるよう，また家族ができるだけ悔いなく残された時間を患者と共に過ごすことができ，平安に看取りの時を迎えられるように最善を尽くすことは**グリーフケア**の始まりである．以下に具体的な家族へのかかわりを示す．

（1）相手の様子を見ながら話をよく聞く

死の状況や自分の大変さを聞いてほしいという人は多くいる．しかし，あまり話をしたくないという人もいるため，悲嘆の表出を無理強いしてはいけないが，人は，泣いたり，話をしたりすることで，気持ちがすっきりするものである．また，聞き手の話を聞く姿勢は，遺族にとって，共にある存在としての安心感を与える．

（2）故人の思い出話などを共有する

故人の思い出話などを聞いてもらうことで，遺族は，慰められたり，ほっとしたり，気持ちの整理を進めることになる．良かった出来事を思い出し，故人と共に過ごした時間の価値を感じることは，これからを生きるエネルギーになる．

（3）実際的な問題には，具体的なアドバイス，地域連携をはかる

食欲がないが何か良い方法はないか，寝つきが悪い等，どうしたらよいかといった不安があれば，健康管理のアドバイスをする．また，認知症などの疾患の悪化など，生活に支障をきたす問題が生じている場合，必要な介護サービスや社会資源の紹介を行い支援につなげる．

2● 家族看護と死別を支えあう地域コミュニティの育成

　近年，核家族化が進み，遠く離れて暮らす家族もおり，家族のサポート機能だけでは，死別を支えることがむずかしい状況がある．こうした場合，病院や施設，在宅においても，家族の体制を理解したうえで，看取りを支える家族看護が求められている．

　日本では，地域包括ケアや在宅緩和ケアが推進されているが，専門職のチームアプローチを高めるだけでなく，地域の文化を育むことが大切である．地域の実情に応じて，他機関，他職種と連携をとりながら，死別にかかわる教育活動に取り組んだり，人々が死別を語りあう場づくりを支援することも，近年看護職に求められる役割である．在宅死の実現において，患者・家族にとって，地域に愛着があるか，近隣の人々の理解があるか等の状況が影響する．死別を理解し，お互いを見守る思いやりのある地域，死別を支えあう地域コミュニティを育成することで，本人の望む死の実現につながる．さらに，大切な人と死別した人々の悲しみや孤独の苦しみを和らげること，グリーフサポートにつながるであろう．

学習課題

1. これまでの喪失・悲嘆の体験を思い起こし，そのときに湧いてくる感情を書き留めてみよう
2. 喪失や悲嘆が私たちの生活に及ぼす影響を挙げてみよう
3. 喪失・悲嘆を体験している人・家族の心の変化や生活への影響を整理し，グリーフケアについて考えてみよう

▌引用文献▌

1) キューブラー・ロスE：死ぬ瞬間（川口正吉訳），p.56-169，読売新聞社，1980
2) デーケンA：＜叢書＞死への準備教育第1巻　死を教える，p.9，メヂカルフレンド社，1991
3) ウォーデンJW：グリーフカウンセリング（鳴澤　實監訳），p.13-23，川島書店，1993
4) 前掲2），p.2
5) ニーメヤーRA：＜大切なもの＞を失ったあなたに—喪失をのりこえるガイド（鈴木剛子訳），p.91-94，春秋社，2012

106 第Ⅱ章 緩和ケアの基盤となる考え方

8 緩和ケアにおける多職種チームアプローチ

この節で学ぶこと

1. 緩和ケアにおける多職種チームアプローチの必要性について理解する
2. 多職種チームアプローチにおける看護師の役割や専門性について理解する

　複雑な症状を抱える患者，家族のニーズに応じるためには，多職種からなるチームによって効果的な介入を行うことが重要である．おのおのの医療者が専門的な知識やスキルを備え，補い合うことで患者への全人的で質の高い医療を提供することができる．したがって，緩和ケアを要する患者，家族に対して，**多職種チームアプローチ**が必須となる．

A. 多職種チームアプローチとは

1 ● 緩和ケアにおける多職種チームアプローチの必要性

　昨今では，急性期，慢性期，あるいは終末期など患者の病期を問わず，すべての時期に患者によりよい医療を提供することが求められるようになった．緩和ケアの概念は，終末期に限定せずに，病期を問わず可能な限り早期から疾病の予防や治療とともに行い，QOL の改善を目指したケアへと広がっている．緩和ケアにおける患者は，複雑な問題，全人的な苦痛を抱えた人間として存在しており，従来の専門分化された縦割りの医療の中では，1 つの職種にできることには限界がある．

　身体的な苦痛だけでなく，精神，社会的な苦痛，スピリチュアルな苦痛を抱えている個々の患者の苦痛の緩和，QOL の改善を目指して専門的な観点から検討していくことや患者の病状に応じて，緩和ケアの比重を変化させながら，適時に適切な者が必要な介入を行わなければならない．そのためには主治医や看護師だけではなく，専門看護師や，認定看護師，薬剤師，専門医，臨床検査技師，放射線技師，栄養士，理学療法士，臨床心理士，さらに社会福祉士，介護福祉士というように多くの専門職者やボランティアなどがおのおのの専門性を最大限発揮し，協働した医療が求められる．

B. 多職種チームアプローチにおける看護師の役割，特徴

　急速に医療の高度化，専門分化が進む中で，さまざまな職種が緩和ケアを必要とする患者のケアに参加するようになってきた．

たとえば，診療放射線技師，薬剤師，臨床検査技師・衛生検査技師，理学療法士，社会福祉士，介護福祉士，医療ソーシャルワーカー（メディカルソーシャルワーカー：MSW），臨床心理士などが挙げられる．さらに，がん医療を例に挙げると，専門分化が進み，腫瘍内科医，精神腫瘍医（サイコオンコロジスト），がん専門薬剤師など，各職種のスペシャリストが認定されている．

緩和ケアにおける看護師の役割は重要である．看護師の専門性からは病気についてはもちろんのこと，その人の生活や価値観など個別的なことを多面的にとらえることが可能である．また，患者を全人的にとらえて，意思決定の支援を擁護する患者・家族の代弁者としての役割も大きい．多職種チームアプローチでは，医療者間での議論が患者不在とならないように配慮しなければならない．患者を中心にチームを結集し，最善の力を発揮するようにチームメンバー間の調整の役割も重要である．

多職種チームアプローチにおける看護師の役割

1. 全人的な視点から支援する
   - 患者を擁護し，意思決定を支援する
   - 患者・家族の代弁をする
2. 専門家との連携，協働
   - 身体的，精神的，スピリチュアルな苦痛：苦痛な症状へのケアや治療を行っているにもかかわらず痛みが持続している場合など
     ⇒緩和ケアチームや専門看護師，精神腫瘍医，チャプレン*など，専門家につなぐ
   - 社会的苦痛：経済的負担や介護などの問題がある場合
     ⇒MSW，相談支援センター，退院調整看護師など，各専門家や窓口につなぐ
3. ケアの橋渡し：調整（coordination）の役割
   - チームメンバー間の調整
   - 患者と家族間の調整
   - 医療者と患者・家族間の調整
   - 情報，人，時間，ケアの調整
   - 人（患者，家族，医療者）やケアをつなぐ
   - 中立的な立場で客観的に現象をとらえる（患者中心の視点）
   - 療養の場の選択や調整を支援する

C. 緩和ケアに携わるメンバーの役割，特徴

緩和ケアでは，医療の専門家だけでなく広く患者・家族のQOLを支えるためのメンバーが必要である．ここでは，医療者以外のチームメンバーの役割を紹介する．

---

*チャプレン：教会以外の学校・病院・軍隊などの施設や組織に属して活動する聖職者の総称である．

1 ● ボランティア

病院やホスピス，在宅などでは多くのボランティアが活動している．単なる手伝い，労働という存在ではなく，ボランティアは，チームのメンバーとして患者の部屋の環境を整えたり（ベッド周囲の片づけや花の手入れなど），検査の送迎，散歩や買い物の付き添いなどさまざまな役割を担っている．ボランティアとしての活動を通して患者・家族と多様な交流が生まれ，患者・家族を支えている．

2 ● 音楽療法士

音楽療法とは[1]，「音楽のもつ生理的，心理的，社会的働きを用いて，心身の障害の回復，機能の維持改善，生活の質の向上，行動の変容などに向けて，音楽を意図的，計画的に使用すること」と日本音楽療法学会で定義されている．学会資格認定の音楽療法士は臨床の中で多様な患者のニーズに応えて，目標を設定し，必要な音楽を提供することを継続的に行っている．病気を治すものではなく，個々の患者に対して音楽によるコミュニケーションがはかられることにより，患者は癒しを得て，QOL の向上を促進することに効果があると言われている．

3 ● 訪問介護員（ホームヘルパー）

ホームヘルパーの介護保険制度における正式な名称は「訪問介護員」[2]で，日常生活が困難な人の家や必要な施設に直接出向いて，身の回りの介護や家事の援助をする役割がある．その具体的な仕事内容は，入浴，排泄，着替えなどの「身体介護」，調理，買い物，洗濯，掃除などの「家事援助」，通院，リハビリテーションなどの付き添い，身の回りの世話，生活上の相談とアドバイスを行う「生活支援」と多様である．患者を尊重し，自立性を大事にしながら身の回りの世話をするのが特徴である．

D. 多職種チームアプローチにおける障壁

患者を中心にした多職種によるチームアプローチが重要であることは多くの医療者が認識しているものの，円滑に推進していくことは容易ではない．チームアプローチを推進していく中で障壁が立ちはだかることも少なくない．

さまざまな専門性をもつチームメンバーが共に働く場合，メンバー間で見解や意見の相違が生じることは避けられない．専門的な職種の価値観，規範，文化，責任，責務の特徴があるからである．また，ほかの職種と役割が重複する部分がある．たとえば，がんの痛みのある患者への薬物療法は，医師，看護師，薬剤師，精神科医などによって痛みのアセスメントや判断が異なることがある．一人の患者にさまざまなチームメンバーがかかわることによって見解が異なることはまれではないが，このことはチームでかかわることのメリットでもある．一方，このような重複する部分で衝突したり，葛藤が生じる．「○○してほしい」「○○してくれるだろう」といった他者への過剰な期待や依存が葛藤や衝突の要因になりうる．このような問題が起こりうることを十分に理解したうえで，メンバー間が葛藤を解決していくように努力することはチーム医療を推進していくうえで欠かせな

い．それは，個々の能力でもあり，またチームの力でもある．

　以下に多職種チームメンバーが協働していくために必要なポイントを挙げた．異なる専門職，同じ専門職の間で互いに他者の専門性・特殊性を認めることが大事である．

多職種チームが協働していくためのポイント
- 互いの専門的役割を理解し，互いを信頼する
- 異なった見解があるときは互いに尊重し，話し合う
- すぐに解決できないものは保留し，ほかの関連する問題とともに考える
- 互いにチャレンジする
- 異なった意見，見解を話し合い，受け入れられる解決策を交渉する
- 高度な専門的知識をもち，基本的には対等に話し合える知識をもつ

E. 緩和ケアにおけるチームアプローチの推進

　緩和ケアにおける多職種チームアプローチでは，質の高い緩和ケアの提供を目指して，患者・家族へ多職種がかかわり，多様な専門的観点から検討し，各診療部門を越えた連携や，在宅や他施設との連携を重ねながら，状況に応じて適宜患者に必要なメンバーが柔軟にチームに加わる．そして，質の高い医療をシームレスに，継続的に提供していく．そのため，チーム医療におけるリーダーは固定されたものではなく，対象の状況によって臨機応変に柔軟に変わることが望ましい．

　チームアプローチを推進するためには，チーム医療を実践するメンバーが専門性を発揮できる力を備える必要がある．まず，医療者の一人ひとりが技術，知識を磨くことが優先される．つまりチーム医療を実践するために自分自身の力を高めていく努力が欠かせない．

　また，個々が誠実さ，やさしさと厳しさを養い，相手を尊重できる人間性が求められる．円滑な人間関係をはかるためにはコミュニケーション能力も求められる．自分の専門性を発揮していくための基盤となる能力，技術を養うことがチーム医療の推進につながっていくのである．個人の力とチームの力が結集し，チームでアプローチすることによって，患者のQOLの向上をもたらす．

学習課題
1. 緩和ケアにおいてなぜ多職種チームアプローチが必要とされるのかを説明してみよう
2. 緩和ケアにおいて多職種チームアプローチを実践するうえで，患者・家族やほかの職種が理解できるように，看護師の役割や専門性を説明してみよう

引用文献
1) 日本音楽療法学会，〔http://www.jmta.jp/index.html〕（最終確認：2017年10月15日）
2) 全国ホームヘルパー協議会，〔https://www.homehelper-japan.com/〕（最終確認：2017年10月15日）

9 看護師のセルフケア

> **この節で学ぶこと**
> 1. 看護師のセルフケアの必要性について理解する
> 2. 看護師のセルフケア方法についてどのように行うのか具体的に理解する

A. 看護師のセルフケアの必要性

　看護師は**複雑性悲嘆**に陥りやすい職種の1つである[1]．病院や在宅，施設といったさまざまな場で日々亡くなる患者への臨死期のケアを実施したり，病気が治癒しないと判明した患者と早い段階よりかかわったりすることが多いことに加え，大学病院，急性期病棟であれば，治療中の患者の急変後や若い世代の看取りを経験することもある．さらに，日本における2022年の死亡数が1,569,050人となり過去最多を更新するなど，高齢化の影響も受けて年々死亡数が増加している[2]ことから，看取りの機会が増えているともいえる．それらに立ち会う機会が多い看護師は心理的にも負担を抱えやすい傾向にあるだろう．

　看護師のグリーフケアに際しては，**デスケースカンファレンス（デスカンファレンス）**（p.113参照）の実施によって悲嘆の軽減に努めているが，実際にはすべての事例においてデスケースカンファレンスを実施できるわけではないため，看護師自身が個別に対応する必要がある．

1 ● 共感疲労とバーンアウト

　以下に紹介する**共感疲労**と**バーンアウト**は，いずれも看護師に起こりうる，セルフケアの必要性が高い精神的問題である．

a. 共感疲労

　共感疲労（Compassion Fatigue）とは，看護師や介護者，支援者が経験する，心理的負担が大きく健康状態に影響を及ぼす可能性がある状態である[3]．たとえば，患者の苦痛や経験，困難に過度に共感したり，他人の苦しみに対処することでエネルギーを消耗し，集中力や注意力の低下につながったり，ケアの中で自分の感情を抑制することで感情の麻痺や無関心を引き起こしたりすることなどが挙げられる[3]．身体的な不調や症状を引き起こすこともある．共感疲労によって疲労感や不調が重なり，看護師の健康状態のほか仕事への意欲や離職率の上昇など医療現場にも影響をもたらすことがある[4]．そのため，看護師の共感疲労への対応は重要な課題であるといえる．

b. バーンアウト（燃え尽き症候群）

医療者は，仕事でミスをしたら自分を責めたり後悔したりと，責任感の強さや自己犠牲の精神から自罰的になることがある．こういった医療従事者の緊張したストレス状態から生じる精神的問題にバーンアウトがある．

バーンアウトとは，対人的な職務における不満足の結果生じる症候群[5]とされる．ICD-10 によると，バーンアウトは生命力が枯渇した状態を指し，一般的には主にそれまで意欲をもって仕事などに没頭していた人が，燃え尽きたかのように意欲をなくし，社会的に適応できなくなる状態とされている．バーンアウトの概念は，米国において 1970 年代頃から，医療従事者や対人関係を扱う専門職が抱えるメンタルヘルスの問題として重要視されるようになった．

バーンアウトは，「燃え尽き症候群」ともよばれており，患者へのケアに没頭していたが，患者が亡くなりケアの対象者を喪失したことで経験する看護師も多い．長く日常的に援助しながら深く患者にかかわっていた場合や，急な死亡を経験した場合，難治性疼痛，呼吸困難感，せん妄などの症状緩和が困難な患者に接している場合は心理的負担が大きくなる．さらに，生前の患者の喜怒哀楽に触れる場合，とくに怒りが向けられた場合について，死亡後の複雑な心理に陥っている場面も見かける．このような場合，「仕事をもう辞めたい」「心に余裕がない」「出勤するのがつらい」というように精神的に疲弊することもある．ストレスが積み重なり，圧倒的な感情疲労が過度に拡張され，自己の感情的および物理的資源を枯渇させる感情に至る[6]．仕事に対しての冷静な感情と熱意的な感情が混在していたり，仕事に否定的になったり，または患者の死という現実から自分自身を遠ざけようとするなどの反応を呈している状態に対するバーンアウトについて，本人や周囲も気づかずにいることがある．

2 ● 看護師のグリーフ

看護師は，日々の看護実践の中で，患者の死，患者の気持ちへのかかわりなど，心理面にも影響を受けている．患者の悲しみや怒りなどの感情と向き合ったり，かかわりが深かった患者の死を経験すると，看護師個人の悲嘆を経験する[7]．

レイク（Leick N）とダビットセン（Davidsen-Nielsen M）は，援助職は，複雑性悲嘆に陥りやすい危険グループの 1 つと述べ，医療者である看護師の複雑性悲嘆のリスクにも配慮する必要があると指摘している[1]．看護師は日常的に患者の最期や看取りのケアを実践したり，患者の治療や回復のため支援をしている．看護師として信頼関係を築き，かかわった患者との死別によって，グリーフ（悲嘆）を経験する[8]．日々「予期悲嘆」「喪失体験」「死別」を体験し，かかわりの中で，患者に腹が立ったり陰性感情を抱いた際に，優しくできない自分を責めたり，落ち込んだりしている．

患者とのかかわりを，看護師の感情を抑えずに振り返ることは，患者・家族から期待された感情や自己に投影された感情に気づく手がかりとなる[9]．看護師は，人生経験や臨床経験および卒後継続教育によって，患者や家族の前では泣いてはいけないということなど，常に冷静でいることを教育されている．そのため，看護師の感じる悲嘆や死別後のケアについては，未だ十分になされていない．看護師の感情を抑圧してしまうと患者への共

第Ⅱ章　緩和ケアの基盤となる考え方

感性が規制されケアの質が低下する．一方で，感情移入すればするほど，患者の体験の深い部分に巻き込まれて心理的負担が大きくなり，つらくなる．看護師は生活する患者と24時間かかわるために，ほかの医療者とは異なる距離の取り方やかかわり方が必要である．

B. 看護師のセルフケアの実際

　　援助が必要な人のケアにおいては，苦痛に対して緩和できるよう共感的態度で接するものだが，患者の期待に応えられないと，気づかぬうちに疲労が蓄積される．共感疲労が蓄積すると，日々相手の苦痛や悩みを聞いて共感することにストレスを感じ，陰性感情を抱くことがある．バーンアウトの状態になり，援助が必要な人とのかかわりへの苦痛を感じることで，無関心，無力感を抱くこともある．対処法として，セルフ・コンパッション，マインドフルネスや，レジリエンスを高めることが活用されている．

1 ● セルフ・コンパッション

　　Compassion には，仏教言語では，哀れみ，慈悲，思いやり，ラテン語では，共に苦しむという意味がある．セルフ・コンパッションはほかの人を思いやるように自分のことを思いやるということ，自分に向ける「思いやり」「優しさ」「慈しみ」，自身の強み（長所）・弱み（短所）を認めることなどを指し，米国・テキサス大学の心理学者ネフ（Neff K）などにより，英語圏を中心に発展・研究が進んでいる[10]．

　　セルフ・コンパッションは，どんな状況下でも「あるがままの自分」を肯定的に受容できる心理状態やそれを実現する技法である．セルフ・コンパッションの程度が，身体的・精神的な良好さ（well-being）と関連しており，セルフ・コンパッションを実践している人ほど，不安や抑うつの程度が低い傾向にある[11]．

　　セルフ・コンパッションにおいては自分の弱い部分もそのまま認め，自分が完璧ではないと悩むのではなく，どのような人も共通して経験することだととらえるようにする．自分に対して積極的に心を開き，自分の弱い部分を理解し，自分の苦痛や悩みが和らぐように行動することで，自分が完璧ではないことを個人的な問題として抱え込むのではなく，人として共通の経験として認識することで，広い視野でとらえることができるようになる．実践することで，以下のような効果が得られるとも言われている．

1. 人生への満足度や幸福感が高くなる
2. 逆境から立ち直る力が強くなる
3. 広い視点で物事をとらえる力が高くなる
4. 抑うつ感や不安が低くなる
5. ストレスが軽減される
6. 完璧主義や恥の意識が和らぐ

2 ● マインドフルネス

　　一瞬一瞬生じてくる感覚・思考・感情を，評価や判断せずに，ただ生じてきたものとし

て感じることである．ストレスや心身症状の緩和，集中力・生産性向上に役立つとされており，認知療法，瞑想，ヨガなどの個人に焦点を当てた介入，仕事量の調節またはスケジュールローテーション，ストレス管理トレーニングプログラムなど組織への介入，ストレス管理および回復力トレーニング，ストレス管理ワークショップ，個人トレーニングによる複合介入などがある[12]．

3 ● デスケースカンファレンス

　共感疲労を抱えたままで看護実践をすることは，バーンアウトにつながる[13]．自分の感情を大切にし，かつ看護師という仕事をするうえで，自分の気持ちの対処法や医療者同士が各々に支え合うことが重要である．看護師が，健康的で良質なケア実践をしていくには，自分自身の看護実践に対する他者からの承認が必要である．

　デスケースカンファレンスは，医療従事者や看護師のグリーフケアが目的である．担当医師，担当看護師の感情をお互いにケアすることで，メンタルヘルスの視点からバーンアウトの予防になる．デスケースカンファレンスでは，患者の冥福をお祈りするだけではなく，ケアの振り返り，今後に生かすための課題を話し合うことも重要であるが，その患者に深くかかわったスタッフが参加して傷ついたこと，自責感，怒り，悲しみを吐き出したりして感情を表出し，癒やされていくことも同様に重要である．援助が必要な人とかかわった際の気持ちを言語的に表現できれば，聞き手が共感できる．それによって無力で不完全な自分を受容でき，自身の感情も自己否定から自己受容へと変化する．経験に新しい意味が付与されていく[14]．

学習課題

1．看護師のセルフケアがなぜ必要なのか，理由を挙げてみよう
2．看護師のセルフケアについて，具体的な方法を説明してみよう

▌引用文献▌

1) レイク N, ダビットセン-ニールセン M：癒しとしての痛み―愛着，喪失，悲嘆の作業（平山正実，長田光展 訳），p.122-123，岩崎学術出版，1998
2) 厚生労働省：令和4年（2022）人口動態統計（確定数）の概況 - 人口動態総覧の年次推移，p.1，〔https://www.mhlw.go.jp/toukei/saikin/hw/jinkou/kakutei22/dl/04_h2-1.pdf〕（最終確認：2024年4月17日）
3) Figley CR：Compassion fatigue as secondary trau matic stress disorder: An overview. Compassion fatigue: Coping with secondary traumatic stress disorder in those who treat the traumatized（Figley CR ed.），p. 1-20，Routledge，1995
4) Pfifferling J, Gilley K: Overcoming compassion fatigue. Family Practice Management 7(4): 39-44, 2000
5) Kraft U: The Burned Out. Scientific American Mind 17(3): 28-33, 2006
6) 宮下光令，林ゑり子：バーンアウトについて．看取りケア プラクティス×エビデンス，p.123，南江堂，2018
7) Powazki R, Walsh D, Cothren B et al : The care of the actively dying in an academic medical center: A survey of registered nurses' professional capability and comfort. American Journal of Hospice and Palliative Medicine 31(6): 619-627, 2014
8) 小林珠実：看護師のグリーフ（悲嘆）アセスメントとケア．がん看護20(2)：299-302，2015
9) 広瀬寛子：悲嘆とグリーフケア，p.150，医学書院，2011

10) 岸本早苗：セルフコンパッションとマインドフルネス．看護管理30(11)：970-977，2020
11) Leary MR, Hoyle RH et al：Handbook of individual differences in social behavior, p.561-573, Guilford Press, 2009
12) Zhang X, Song Y et al：Interventions to reduce burnout of physicians and nurses：An overview of systematic reviews and meta-analyses. Medicine（Baltimore）99(26)：1097, 2020
13) 和田浄史：デスカンファレンスを続けていくために必要なこと．エンド・オブ・ライフケア．オンコロジーナース 10(3)：2-7, 2017
14) 前掲4)，p.124

第Ⅲ章

がん患者の
全人的苦痛に対する
緩和ケアの実際

学習目標

1. さまざまな症状が起こるメカニズムを理解し，患者に必要なケアを導くアセスメントができる
2. 症状が患者の生活へもたらす影響に配慮し，症状緩和につながるケア・治療を理解する

1 身体的苦痛へのケア

1-1 痛みのマネジメント

> **この項で学ぶこと**
> 1. 痛みのメカニズム，原因や特徴について理解する
> 2. 痛みは主観的な症状であることについて理解する
> 3. 痛みがある人のアセスメントについて理解する
> 4. 痛みに対する治療やケアについて理解する

A. 痛みの理解

1 ● 痛みとは

　痛みとは，人間の生体防御システムの1つであり，身体に何らかの異常や異変が生じていることに気づくためのサインである．人間は痛みを感じることで身体における危険や異常を察知し，回避行動，対処行動をとっている．もし「痛い」という感覚がなかったら，ケガや病気など身体の異常に気づくことができず生命の危険に曝される．一般的に「痛みは良くないもの」と認識されやすいが，実は痛みは人間に備わっている生命維持に必要不可欠な要素である．しかし，がんや慢性疾患，難病など，時として痛みの原因を取り去ることができない病気や病態においては，痛みは持続するものであり，QOL を著しく低下させる．

　たとえば，持続する痛みにより身体的苦痛が生じ，思うように動くことができなければ，この状態がいつまで続くのかという不安や，痛みが改善しないことへの怒りといった精神的苦痛が生じる．また，痛みのために仕事や役割を遂行できず良好な人間関係を維持できなければ社会的苦痛が生じ，それらの社会的苦痛は，経済的な不安や孤独といった悲しみの感情を生み精神的苦痛を増強させる．そして，なぜこのようなことになったのかと悩み，自分を責めたり，死をイメージしたりとスピリチュアルペインを生じさせることにつながる．このように，痛みは，身体的苦痛，精神的苦痛，社会的苦痛，スピリチュアルペインによる全人的苦痛（トータル・ペイン）として成り立ち QOL に関与している．このことを理解して痛みの治療やケアを提供していくことが求められる．

　また，痛みは主観的なものであり，その痛みを体験している人にしかわからない．患者が訴える痛みをそのまま真摯に受け止め理解していくところから痛みのマネジメントは始

表Ⅲ-1-1　痛みの定義の付記（6つの重要事項）

①痛みは常に個人的な経験であり，生物学的，心理的，社会的要因によってさまざまな程度で影響を受けます．

②痛みと侵害受容は異なる現象である．感覚ニューロンの活動だけから痛みの存在を推測することはできません．

③個人は人生での経験を通じて，痛みの概念を学びます．

④痛みを経験しているという人の訴えは重んじられるべきです．

⑤痛みは，通常，適応的な役割を果たしますが，その一方で，身体機能や社会的および心理的な健康に悪影響を及ぼすこともあります．

⑥言葉による表出は，痛みを表すいくつかの行動の1つにすぎません．コミュニケーションが不可能であることは，ヒトあるいはヒト以外の動物が痛みを経験している可能性を否定するものではありません．

［日本疼痛学会理事会：改定版「痛みの定義：IASP」の意義とその日本語訳について，p.2，〔https://jasp.pain-research-jasp.org/pdf/notice_20200818.pdf〕（最終確認：2024年10月14日）より引用］

まる．そして，患者の全体像をとらえ痛みの病態を把握し対処していくことが重要である．

2● 痛みの定義

　国際疼痛学会は，2020年に痛みの定義を「痛みとは実際の組織損傷もしくは組織損傷が起こりうる状態に付随する，あるいはそれに似た，感覚かつ情動の不快な体験である」[1]と改定した．以前は，痛みは組織損傷，もしくは，組織損傷が起こり得る状態を前提に出現するとされていたが，新たな定義では，組織損傷に似た状態でも出現するとして，組織損傷を伴わない痛みの存在を認めたものとなった．さらに，6つの重要項目（**表Ⅲ-1-1**）が付記されている．6つの重要項目には，痛みは，個人的な感覚と情動体験であること，全人的苦痛として成り立っていること，その人の人生経験によって痛みの概念が構築されること，そして健康に悪影響を及ぼす可能性があることなどが明記されており，痛みは複雑な概念であることが示されている．

3● 痛みのメカニズム

　痛みのメカニズムには，侵害刺激を脳に伝える痛覚伝達路と，侵害刺激の伝達を中枢系で抑制する下行性疼痛抑制系のシステムがある（**図Ⅲ-1-1**）．

　痛みの原因となる侵害刺激には，温度侵害刺激[*1]，機械侵害刺激[*2]，化学侵害刺激[*3]があり[2]，その侵害刺激が末梢神経の自由神経終末で感知されると脊髄に伝わり，さらに視床を経て大脳皮質の体性感覚野に伝わる．そこで「痛い」という感覚が発生し，痛みの部位，程度を認識する．また，脊髄網様体路を介して上行した侵害刺激は，中脳や延髄（脳幹）を経て大脳辺縁系へ伝わり，情動が引き起こされ「不快」と感じる．さらに，侵害刺激は視床下部にも伝わり，発汗や動悸など自律神経系の乱れを生じさせる[3]．

4● 痛みの悪循環

　組織損傷による痛みの侵害刺激が生じると，交感神経が興奮し血管が収縮する．同時に

[*1]温度侵害刺激：43℃以上の熱，冷刺激やメントールなどによる刺激．
[*2]機械侵害刺激：叩く，刺す，切る，挟むなどにより損傷した組織から流出するATP（アデノシン三リン酸）などによる刺激．
[*3]化学侵害刺激：組織損傷によって産生されるブラジキニン，セロトニン，ヒスタミン，プロスタグランジンなどの発痛物質などによる刺激．

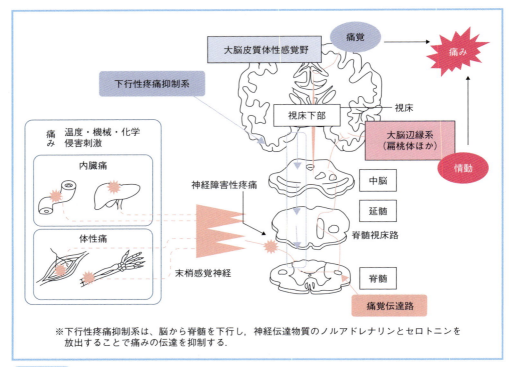

図Ⅲ-1-1　痛みのメカニズム
[日本緩和医療学会ガイドライン総括委員会(編):がん疼痛の薬物療法に関するガイドライン2014年度版,金原出版,2014／田上恵太,中川貴之:がん疼痛.専門家をめざす人のための緩和医療学,改訂第2版,p.66,南江堂,2019を参考に作成]

運動神経も興奮し筋収縮をおこす．血管収縮や筋収縮により局所に循環障害が生じて組織内の酸素や栄養の供給不足がおこり，そこに組織損傷によって産生された発痛物質などの代謝産物が蓄積し，それらがさらなる侵害刺激（痛み刺激）となり痛みの悪循環を生む（図Ⅲ-1-2）．

5 痛みの分類と特徴

　痛みは，原因による分類として，侵害受容性疼痛，神経障害性疼痛に分けられる．また，第3の痛みとして痛覚変調性疼痛（心理社会的疼痛）の存在が国際疼痛学会から提唱されている（表Ⅲ-1-2）．さらに，経過による分類として急性疼痛，慢性疼痛があり，痛みのパターンによって持続痛，突出痛に分けられる．
　侵害受容性疼痛は，組織損傷に伴い生じる痛みで，骨，筋，皮膚の損傷などに由来する体性痛と，管腔臓器の内圧上昇などに由来する内臓痛に分けられる．また，内臓痛は本来の痛みの部位から離れたところに関連痛が出現することがある．
　神経障害性疼痛は，神経線維に炎症が起こったり切断・障害されたりすると刺激伝達に変化が生じ神経が異常に興奮し生じる痛みである．
　痛覚変調性疼痛は，組織や神経の損傷が認められないにもかかわらず，痛みや痛覚過敏を生じるという特徴をもつ痛みである．詳細なメカニズムは不明であるが，不安や恐怖と

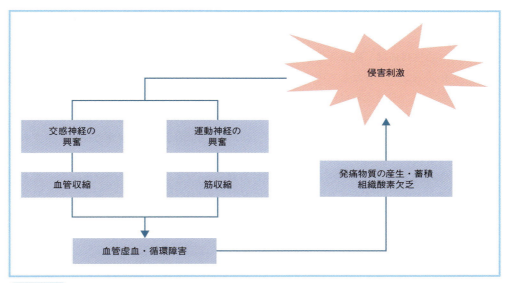

図Ⅲ-1-2　痛みの悪循環

[髙橋美賀子, 梅田恵ほか(編著):痛みの悪循環, 新装版　ナースによるナースのためのがん患者のペインマネジメント, p.22, 日本看護協会出版会, 2014を参考に作成]

表Ⅲ-1-2　原因による痛みの特徴と種類

分類	侵害受容性疼痛 体性痛	侵害受容性疼痛 内臓痛	神経障害性疼痛	痛覚変調性疼痛
性質	・ズキズキする痛み ・うずくような痛み	・重苦しい痛み ・深くしぼられるような痛み	・痺れるような痛み ・灼けるような痛み ・電気が走る痛み	・長時間持続したり再発したりする
原因	・体性組織(皮膚,骨,結合組織など)の損傷	・管腔臓器(食道,小腸,大腸など)の内圧上昇 ・臓器被膜(肝臓,腎臓など)の急激な伸展	・脊髄神経の圧迫,断絶	・痛みの原因となる病態は回復している,または消失している ・痛みの原因となる病態を特定できない
特徴	・持続する局所的な痛み,体動で増強する ・骨病変では関連痛を伴うことがある	・局在が不明瞭 ・関連痛を伴うことがある ・悪心・嘔吐,発汗	・障害された神経支配領域に知覚異常(知覚過敏,アロデニア※など)が生じる ・運動障害を伴うことがある	・痛みの長期化・悪循環 ・不安,抑うつ,破壊的思考が存在する ・睡眠障害,食欲不振,便秘,生活動作の抑制・低下
鎮痛薬の効果	・非オピオイド鎮痛薬,オピオイド鎮痛薬が有効 ・突出痛対策(レスキュー)が必要	・非オピオイド鎮痛薬,オピオイド鎮痛薬が有効	・多くは難治性で鎮痛薬に加えて鎮痛補助薬が必要	・難治性で鎮痛薬の効果が得られにくい ・マインドフルネスや認知行動療法,リハビリテーションを取り入れる

※アロデニア:風があたる,軽く触れるなど,通常痛みを感じないような刺激でもとても強い痛みとして認識される感覚異常のこと

[林ゑり子(編):患者さんと家族を支えるEnd of Lifeケア, p.152, 照林社, 2023より許諾を得て改変し転載]

いった心理社会的なストレスによって，脳神経回路に変化が生じていると考えられている[4]．

急性疼痛は，組織損傷に引き続き出現し組織損傷の治癒に伴い消失する痛みであり，生体防御システムとしての役割を果たす．交感神経活動により生理学的，行動学的反応が出現する．慢性疼痛は，急性疾患の通常の経過あるいは創傷の治癒に要する妥当な時間を越えて持続する痛みとされ，痛みへの身体の適応がみられ交感神経活動による反応が乏しいという特徴をもつ．持続痛は，「一日のうち12時間以上持続する痛み」とされ，突出痛は「定期的に投与されている鎮痛薬で持続痛が良好にコントロールされている場合に生じる，短時間で悪化し自然消失する一過性の痛み」と定義される[5]．突出痛は，動くと痛みが出現するというように予測できる痛みと，いつ出現するかわからず予測できない痛みに分けられる．

B. 痛みのアセスメント

痛みのアセスメントの目的は，①痛みの原因・病態を特定する，②痛みの強度や生活への影響を踏まえて治療目標を設定する，③適切な痛みの治療を計画・調整することにある[6]．

痛みは患者の主観的体験であり，医療者だけでアセスメントすることができない．そのため，痛みのアセスメントを行う際には，患者にその目的，痛みについて話を聞きたいことを伝え協力を求めることから始めていく．そして，患者が話をしやすいような雰囲気・環境を整え，患者の痛みに関心を寄せ理解を示しながらていねいに聴取していく．激痛があったり，痛みにより疲弊していたり，不安が強かったりすると，痛みについて何度も聞かれることが苦痛となることもある．その場合は，患者の状態や状況を判断し，優先度の高いものから聴取する，少し痛みが落ちついてから詳細を聴取するなど，工夫して医療者の一方的な聴取にならないよう注意する．そして，患者からの痛みの聴取と，病歴や病態など客観的データに基づく医学的所見を照らし合わせ包括的にアセスメントしていく．

1 ● 痛みの聴取

a. 痛みの部位・範囲

「どこが痛いですか」と患者に痛みの部位，範囲についてたずねる．痛みの部位は1ヵ所とは限らず，複数の痛みを抱えていることがある．また，精神的ストレスの影響で「あちこち痛い」「全身痛い」などと訴え，うまく痛みの部位を表現できない患者もいる．そのような時は「一番痛いところ，次に痛いところはどこですか」と順番を確認する，「ここは痛くないですか」と体に触れるなど，具体的に引き出すように尋ね，すべての痛みを確認するよう心がける．

その際，ボディチャートやデルマトーム（図Ⅲ-1-3）を使用し，記入しながら聴取すると痛みの部位が明確となり，痛みの原因となる病態の把握もしやすくなる．

b. 痛みの経過

「いつ頃から痛いですか」「どのように痛みが出はじめましたか」「痛みの変化はありま

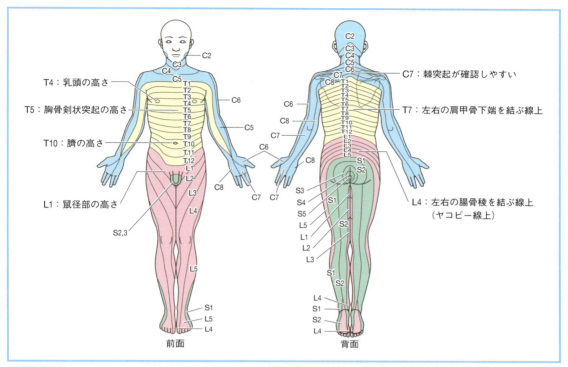

図Ⅲ-1-3　デルマトーム（皮膚分節）
脊髄の感覚神経が支配する特定の皮膚領域を示したもの．支配される領域は，脊髄・脊椎の分節に対応している．
C：頸髄，頸椎，頸神経，T：胸髄，胸椎，胸神経，L：腰髄，腰椎，腰神経，S：仙髄，仙椎，仙骨神経

すか」などと尋ねる．突然の強い痛みや急な痛みの増強は，病的骨折，脊髄圧迫，腸管穿孔，出血など緊急対応を要する病態が疑われるため見逃さないよう注意する．

c. 痛みの強さ

　痛みの強さは患者の主観的評価が基本であり，「どれくらい痛いですか」と**ペインスケール**（図Ⅲ-1-4）を用いながら尋ねる．ペインスケールは患者の主観的な痛みに客観性を与え，患者−家族−医療者間で共有することを助ける．基本的に患者が使用しやすいものを選択し使用の目的や使用方法について指導する．痛みの強さは治療の効果判定や目標設定の指標となるため，治療の開始時は必ず評価しておく．痛みの強さは，時間帯や活動，動作によって変化する．現在の痛みだけではなく，一番強い時の痛み，一番弱い時の痛み，24時間で平均した痛みについて，さらには，安静時の痛み，体動時の痛みなど，日常生活動作と照らし合わせて評価するのがよい．

d. 痛みのパターン

　「一日中，ずっと痛いですか」「一時的に痛みが強くなることはありますか」などと尋ね，痛みのパターン（図Ⅲ-1-5）を把握し，鎮痛薬の選択や量の調整，使用方法について検討する．痛みが出現しやすい時間帯を避けて日常生活動作を行うなど，ケアや介入のタイミングをはかることにも役立つ．

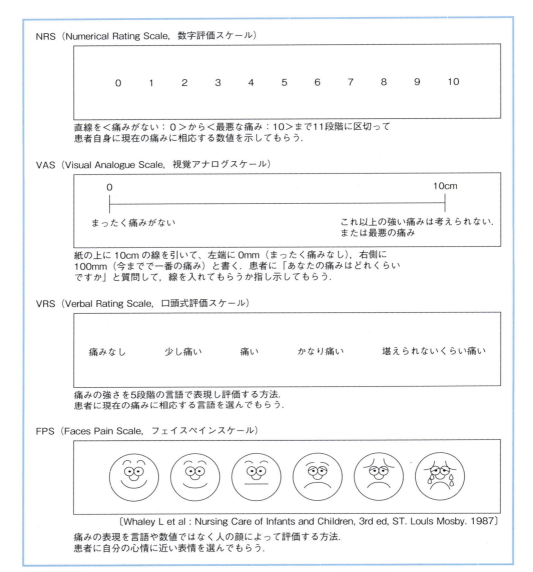

図Ⅲ-1-4　ペインスケール

e. 痛みの性状

「どのような痛みですか」と尋ね，患者が表現に困るようなときは「ズキズキする，重苦しい，鈍い，鋭い，ビリビリする，痺れる，電気が走る，締め付けられるなど，当てはまるものはありますか」と擬音語や比喩表現を示して患者に表現してもらう．痛みの性状から体性痛か，内臓痛か，神経障害性疼痛かといった痛みの種類を推測することができ，適した鎮痛薬の選択，ケアの工夫を判断することに役立つ．

f. 痛みの増悪因子，軽快因子

「痛みが強くなる時はどんな時ですか」「痛みが楽になるのはどんな時ですか」などと尋ねる．痛みが悪化する要因として姿勢，体動・労作，食事，排泄などがあり，痛みが和ら

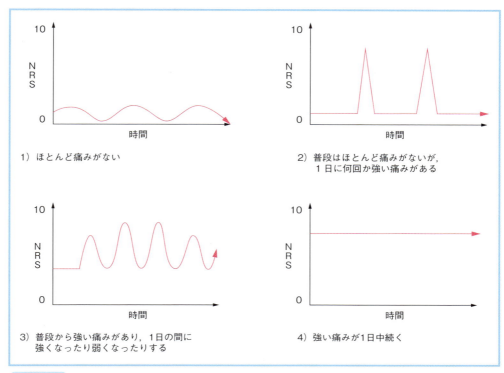

図Ⅲ-1-5 痛みのパターン
［日本緩和医療学会ガイドライン統括委員会（編）：がん疼痛の薬物療法に関するガイドライン2020年度版, p.28, 金原出版, 2020より許諾を得て転載］

ぐ要因として安静，姿勢，マッサージ，入浴，冷やすことなどがある．痛みの増悪因子の把握により悪化を予防し，痛みの軽快因子の把握により緩和できるケアの工夫ができる．

たとえば，便秘で排便時の努責が増悪因子となっている場合は，緩下薬や乳酸菌飲料の摂取などで便性を整え努責しなくても排便できるようにする．入浴が軽快因子の場合は湯たんぽやカイロを使用し冷やさないようにするなどである．こういったケアは，患者自身がセルフケアとしてすでに実施していることもある．うまくできているケアは継続できるよう承認・支持し，患者自らが自分の痛みをケアできるよう指導していくことが大切である．

g. 痛みによる日常生活への影響

「痛みで眠れない，食べられないなど，困っていることはありませんか」などと尋ねる．痛みにより支障を受けるADLとしては，睡眠，食事，排尿・排便，移動，入浴，更衣などがある．睡眠や食事などは基本的欲求の1つとして生命維持に必要不可欠な要素であり，移動や入浴などは生活の自立に係る要素である．また，きたしうる社会生活への支障としては，全般的な活動，仕事，外出，趣味，対人関係などがあり，人格や価値観，コミュニティの形成に必要な要素である．

これらすべてはQOLに関連し日常生活を送るうえで重要な要素である．どのようなことにどの程度の支障があるのか聴取し，QOLの維持・向上を目指した，痛みの治療目標

表Ⅲ-1-3　痛みの閾値（感じ方）に影響する因子

痛みの感じ方を増強する因子	痛みの感じ方を軽減する因子
怒り	受容
不安	不安の減退，緊張感の緩和
倦怠	創造的な活動
抑うつ	気分の高揚
不快感	ほかの症状の緩和
深い悲しみ	感情の発散，同情的な支援（カウンセリング）
不眠→疲労感	睡眠
痛みについての理解不足	説明
孤独感，社会地位の喪失	人とのふれあい

［Twycross RA, Wilcock Aほか：トワイクロス先生のがんの症状マネジメント　改訂第2版（武田 文和監訳），p.13, 医学書院, 2010 より引用］

の設定を行っていく．

h.　痛みや痛みの感じ方に影響を与える因子

　「不安なことや気持ちの落ち込みはありませんか」「家族のこと，仕事のことなど気がかりや心配はありませんか」と尋ね，全人的苦痛の観点から痛みを評価していく．痛みの感じ方に影響を及ぼす要因があり痛みを強く感じたり，軽く感じたりすることがわかっている．**表Ⅲ-1-3**に，痛みの閾値（感じ方）に影響を及ぼす主な因子を示す．

　また，痛みの認知には患者の価値観が反映し，意味をもつことがある．患者にとっての痛みの意味や重要性，価値観を知ることはスピリチュアルペインの理解につながる．

i.　現在行っている治療への反応，副作用

　現在行っている痛みに対する治療の効果を評価する．鎮痛薬による痛みの治療であれば「鎮痛薬の効果はどうですか」「痛い時に使用する**レスキュー薬**（p.127 参照）の効果はどうですか」「鎮痛薬を開始して気がかりなことはありますか」などと尋ね，鎮痛薬の使用を継続できているか，レスキュー薬の使用回数，効果的にレスキュー薬を使用できているか，鎮痛薬の投与経路に問題はないか，副作用はないかを評価し，痛みの治療の継続や変更について多職種で検討する．患者によっては放射線治療や神経ブロックなど，鎮痛薬以外の痛みの治療を受けていることもあるため治療歴についても確認する．鎮痛薬は体に良くないと使用したがらない患者がいるため，鎮痛薬に対する認識を確認しておくことも大切である．

j.　治療目標の共有

　痛みの治療の目標は痛みがゼロになることを目指すことではない．病気，病状によっては痛みをゼロとすることが困難な場合もある．痛みの治療の目標は「患者が許容できるレベルまで痛みを軽減し日常生活が送れるようにしたり，QOLを維持すること」であり，患者自身が自分の痛みと向き合い，積極的に痛みの治療・ケアに参加できるよう具体的，かつ達成可能な目標を立案していくことが重要である．

2● 病歴の聴取，身体観察，検査所見（痛みの原因評価の指標）

　痛みの原因を特定し適切な疼痛治療・ケアにつなげるためにも，患者から聴取した痛みの情報に加え，病歴の聴取，身体診察（観察），画像所見などの検査結果を踏まえ，包括

的に痛みのアセスメントを行う．

C. 薬物療法による痛みの緩和

　痛みは全人的苦痛としてとらえ，緩和のための治療とケアをバランスよく提供していくことが基本である．しかし，身体的な痛みが緩和されなければ，精神的苦痛，社会的苦痛，スピリチュアルペインの緩和をはかることはむずかしいため，薬物療法は痛みに対する治療としてケアに優先して行われる必要がある．薬物療法を行う際は痛みのメカニズムを理解し，アセスメントに基づき患者に適した鎮痛薬を正しく使用するとともに，その過程において成果を上げるためのアプローチやケアについても考えていく必要がある．

1 ● 鎮痛薬投与の基本原則

　WHO は鎮痛薬投与の 4 原則として「経口で」「時刻を決めて規則正しく」「患者ごとに」「その上で細かな配慮を持って」を推奨している[7]．

a.「経口で」

　鎮痛薬の投与には，経口投与，経口頬粘膜（バッカル）投与，直腸内投与，経皮投与，持続皮下投与，持続静脈投与があるが，自己管理しやすくどこにいても簡便に投与できるメリットから経口投与を優先とする．しかし，急な激痛や衰弱，嚥下困難，消化管閉塞など，経口投与がむずかしい場合もあるため，患者の状態に合った投与経路を選択する．

b.「時刻を決めて規則正しく」

　がん疼痛など多くの痛みが持続痛であり，鎮痛薬の血中濃度が低下すると痛みが生じてくるため，24 時間で鎮痛効果が得られるよう時間を決めて鎮痛薬を定期投与する．その場合，患者の生活リズムに合った時間を設定するなど，忘れずに服用できるように工夫することが大切である．

c.「患者ごとに」

　痛みは患者の主観であり客観的に評価することがむずかしく，痛みに影響を与えている要因には個別性を伴う．そのため必要な鎮痛薬やその使用量は患者ごとに異なる．また，痛みを許容できるレベルについても患者によって違うため，一人ひとりに合った疼痛治療の目標を立案し鎮痛薬の調整をしていく．なお，オピオイド鎮痛薬は痛みが緩和されるまで増量できるため，眠気がなく患者が痛みを許容できるレベルまで増量する．

d.「その上で細かな配慮を持って」

　痛みは全人的苦痛であることを理解し，痛みによって影響を受ける精神的苦痛や社会的苦痛，スピリチュアルペインへの対応を行うことにより，痛みの閾値が上昇し薬物療法の効果を高めることにつながる．痛みは状態や状況によって変化したり，新しい痛みが出現したりする．そのため鎮痛薬の効果について継続的にモニタリングし，鎮痛効果が得られなければ，痛みの再アセスメントを行い薬物療法の見直しを行う．鎮痛薬使用時には，副作用対策をしっかりと行い，副作用による苦痛や不安の予防に努める．そして，患者自身が痛みをコントロールするという感覚をもって，安心して治療に臨み継続していけるよう，患者・家族への薬物療法の説明や薬剤指導を忘れてはならない．

126　第Ⅲ章　がん患者の全人的苦痛に対する緩和ケアの実際

表Ⅲ-1-4　主なオピオイド鎮痛薬一覧

	一般名	投与経路	特徴，注意点
強オピオイド	モルヒネ	経口，直腸内，静脈内／皮下	• 商品，剤形，投与経路が豊富 • 呼吸困難にも効果がある • 肝・腎機能に注意 • 非がん疾患による痛みに使用できる商品がある • 副作用のオピオイド誘発性便秘の頻度が多い
	オキシコドン	経口，静脈内／皮下	• 少ない量は弱オピオイドとして使用できる • 肝機能に注意 • かみ砕けないTR錠があり疾患による痛みに使用できる • 副作用のオピオイド誘発性便秘の頻度が多い
	ヒドロモルフォン	経口，静脈内／皮下	• ナルサス，ナルラピド共に錠剤なので内服間違いに注意 • ほかの一般薬との相互作用が少ない • 副作用のオピオイド誘発性便秘の頻度が多い
	フェンタニル	経皮，口腔粘膜(舌下／バッカル，静脈内／皮下)	• 貼付薬，舌下錠，バッカル錠があり内服しなくて済むため在宅でも管理しやすい • 副作用のオピオイド誘発性便秘，悪心・嘔吐が少ない • 腎障害でも使用しやすい • 疾患による痛みに使用できる商品がある
	メサドン	経口	• 血中濃度の安定に7日ほど必要 • 経口モルヒネ60 mg以上から切り替える
弱オピオイド	トラマドール	経口，静脈内／皮下	• トラマドールはアセトアミノフェンとの合剤 • 1日の全使用量が400 mgを超える場合は強オピオイドへ変更 • 腎機能に注意

2● 鎮痛薬の選択

　鎮痛薬は痛みの強さや痛みの分類に応じて適したものを使用する．痛みの治療に使用する主な鎮痛薬として，**非オピオイド鎮痛薬，オピオイド鎮痛薬**[*4]，**鎮痛補助薬**がある．

a. 軽度の痛み

　アセトアミノフェンや非ステロイド性抗炎症薬（NSAIDs）といった非オピオイド鎮痛薬を使用する．NSAIDsと比較し副作用が少ないというメリットからアセトアミノフェンを優先的に選択する．

b. 中等度以上の痛み

　オピオイド鎮痛薬を使用する．オピオイド鎮痛薬とは，主に中枢神経に存在するオピオイド受容体に結合し鎮痛効果を発揮する薬剤である．トラマドールなどの弱オピオイドと

[*4]オピオイド鎮痛薬：「医療用麻薬」とよばれている．麻薬および向精神薬取締法により，その使用者や管理方法が決められている薬剤で，取り扱いや破棄方法について取り決めがある．悪用されるほかの麻薬との混同や歴史的なモルヒネの間違った使用法による最期の薬としてのイメージから，オピオイドに対する誤解のために導入がむずかしくなることがある．適切かつ円滑にオピオイドが使用され痛みの緩和がはかられるよう，このような誤解を確認・訂正できるよう，導入時にていねいに患者教育が行われることが重要である．

モルヒネなどの強オピオイドに分けられる（**表Ⅲ-1-4**）．また，非オピオイド鎮痛薬をオピオイドと併用することで，眠気の出現を抑えて鎮痛効果を上げることが期待できる．

c. 神経障害性疼痛や骨転移による痛み

鎮痛薬と併用し鎮痛補助薬の使用を検討する．鎮痛補助薬とは，薬自体には鎮痛作用がなく，鎮痛薬と併用することで鎮痛効果を示す[8]薬剤とされる．鎮痛補助薬として，抗けいれん薬，抗うつ薬，抗不整脈薬，コルチコステロイドなどがある．

3 ● レスキュー薬

レスキュー薬とは，突出痛など痛みの増強時に使用する即効性のある鎮痛薬のことであり，時間を決めて使用する鎮痛薬と共に準備する．レスキュー薬は痛みの増強時に使用するだけでなく，食事や移動などで痛みが増強するとわかっている時には事前に使用し，痛みの増強を予防するという工夫ができる．効果的な使用のためには，痛みのパターンや痛みが増強する動作を踏まえ，どのような状況やタイミングで使用すると効果があるのか患者に確認し，話し合いながら指導していくことが大切である．レスキュー薬は患者自身が使用のタイミングを自己決定できる唯一の鎮痛薬であり，レスキュー薬使用による成功体験は自己効力感を高めることにつながる．

4 ● オピオイド鎮痛薬の主な副作用とその対策

a. 悪心・嘔吐

オピオイド鎮痛薬の開始時または増量時に出現し，オピオイド鎮痛薬使用患者の約30％が経験する[9]．悪心・嘔吐が確認されたら速やかに制吐薬を使用する．悪心・嘔吐はオピオイド鎮痛薬開始後1週間程度で耐性が形成され消失することが多いため，制吐薬を使用した際は1〜2週間で中止することを念頭に置く．悪心・嘔吐がひどい場合はオピオイド鎮痛薬の変更を検討する．

b. オピオイド誘発性便秘（OIC）

オピオイド鎮痛薬による便秘は，オピオイド誘発性便秘（opiod-induced constipation：OIC）と言われ，オピオイド鎮痛薬開始後出現し，オピオイド鎮痛薬を使用する患者の約60％が経験する[10]．オピオイド誘発性便秘に対する耐性は形成されにくく，便秘治療薬の使用が必要となる．もともとの排便状態を確認し，オピオイド鎮痛薬開始後の排便回数や便性を観察しながら，オピオイド鎮痛薬誘発性便秘の治療薬（ナルデメジンなど）に加え，浸透圧性緩下薬（酸化マグネシウムなど），大腸刺激性緩下薬（センノシドなど）を組み合わせ使用量の調整をしていく（p.154参照）．

c. 眠　気

オピオイド鎮痛薬開始時または増量時に出現する．痛みにより不眠が続きオピオイド鎮痛薬の開始後，痛みが軽減されてようやく眠れるようになるなど，副作用以外の要因で出現していることもあるため，これまでの睡眠状況との比較が重要である．中には，多少眠気がある方がよいという患者もいる．眠気が不快か，生活の支障となるかを確認し，患者の個別性に配慮し対応していく．眠気は数日から1週間程度で耐性が形成され消失することが多いため，趣味・関心があることなど集中できることを見つけ生活のリズムを整えて

自然経過を見ることが多い．しかし，眠気が不快で生活への支障が大きかったり，痛みがなく眠気だけがある場合は，オピオイド鎮痛薬の減量や種類の変更を検討する．

d. 呼吸抑制

　オピオイド鎮痛薬の開始時や増量時の過量投与，または化学療法や放射線治療，神経ブロックなど薬物療法以外の治療の効果により痛みが軽減し，痛みの強さに対してオピオイド鎮痛薬が過量となった場合に生じる．痛みに対して適切にオピオイド鎮痛薬が投与されている場合，呼吸抑制は生じない．呼吸抑制は眠気や傾眠を伴って生じることが多く，呼吸状態と共に眠気や意識レベルの観察を行い，呼吸数が8〜10回／分以下の場合にはオピオイド鎮痛薬の減量を検討する．酸素飽和度の低下があれば酸素投与を行い，意識レベルの低下を伴う重篤な場合にはオピオイド鎮痛薬の中止，オピオイド鎮痛薬拮抗薬（ナロキソン）の投与を検討する[11]．

5 ● 患者・家族への薬物療法の教育・指導

　オピオイド鎮痛薬は医療用麻薬とも言われるが，医療用麻薬の「麻薬」という言葉にだけ焦点を当て，「中毒になる」「効かなくなる」「副作用が強い」などと誤って認識している患者・家族が少なくない．誤った認識は，痛みを我慢する行為や鎮痛薬の拒否につながり痛みの治療の妨げとなる．患者・家族に鎮痛薬の正しい知識を伝えたり，痛みの治療，副作用に関する教育・指導を行うことでセルフマネジメントが向上し，より良い鎮痛効果が得られると言われている[12]．患者の自己管理能力を評価し，患者が主体的に痛みの治療に参加できるよう，家族など患者を支えてくれる人を巻き込みながら教育・指導をしていくことが重要である．

D. 化学療法（がん薬物療法）による痛みの緩和

　化学療法は抗がん薬の投与により腫瘍縮小効果を得る治療法であり，薬物感受性が高い腫瘍では治癒を，進行・再発がんでは延命・症状緩和を目的として行われる．化学療法による痛みの緩和の意義は，痛みの原因となっている腫瘍の縮小により臓器や神経への侵害刺激の減少や消失が期待できることにある．抗がん薬の投与による粘膜障害，末梢神経障害，皮膚障害などの副作用に伴って痛みが生じることがあり，腫瘍縮小による痛みの緩和よりも副作用による痛みやつらさの増強が問題となる場合には，痛みの緩和目的での化学療法は適応せず，慎重な判断が求められる．

E. 手術療法による痛みの緩和

　手術療法は，がんの原発巣や転移巣を切除し除去する局所療法で，治癒を目指す根治手術，治癒は望めないが状態の改善を目指す非根治手術（緩和手術，腫瘍減量手術）に分けられる．化学療法（がん薬物療法）や薬物療法では十分な痛みの緩和が困難で，手術により痛みの改善が期待できる，手術に耐えられる全身状態である，さらにはある程度の予後が見込まれる患者は手術の適応となる．

F. 放射線療法による痛みの緩和

放射線療法は手術療法と同様に局所療法であり，化学療法や手術療法と比較し，身体的侵襲が少なく，臓器や機能を温存しながら治療効果を得ることができる．放射線療法には，治癒を目的とした根治照射と，痛みや苦痛症状の緩和を目的とした緩和照射があり，緩和照射では比較的短期間の治療で痛みや出血など苦痛症状の原因となる病態を治療することができるため，QOL の維持，向上が期待できる．

緩和照射が適応する症状の代表例は骨転移による痛みである．骨転移の痛みへの奏効率は 61～70％と高く，痛み消失の割合は 23～35％と言われる[13]．痛みの緩和以外にも病的骨折の予防としての効果があり，腫瘍により神経圧迫や神経浸潤が生じている場合は，痛みの緩和に加え神経損傷や麻痺の予防，改善が期待できる．しかし，放射線療法の効果はすぐには現れず，治療開始後 3～4 週間後に出現することが多いとされ，治療に際して生命予後の判断やすでに痛みがある場合では薬物療法との併用が必要である．その場合は眠気と痛みを評価し，放射線療法の効果発現に合わせて鎮痛薬の減量調整を行う．ほかにも，脳転移の頭痛や悪心の緩和，腫瘍出血の止血，気道や食道などの狭窄・閉塞により痛みを生じている場合にも緩和照射の適応となる．

G. 神経ブロックによる痛みの緩和

神経ブロックは，局所麻酔薬やアルコール，フェノールグリセリンなどの神経破壊薬の投与または高周波熱凝固により神経線維の興奮を抑え，末梢から中枢への侵害刺激（痛み刺激）の伝達を抑制・遮断して鎮痛効果を得る治療法である．神経ブロックの意義は，知覚神経ブロックによる除痛，交感神経ブロックによる血行改善，そしてこれらの作用に基づき痛みの悪循環を断ち切ることにある．

薬物療法を行っても十分な痛みの緩和が得られない，副作用などの懸念で鎮痛薬の増量がむずかしい，神経ブロックにより患者の QOL の向上が明らかであると医学的に判断できる場合には，薬物療法と併用し実施を検討する．神経ブロックは，便秘，悪心・嘔吐といった薬物療法で生じる副作用がなく，速やかな鎮痛効果が得られ，全体の鎮痛薬の減量が期待できる．しかし，出血傾向などの全身状態や穿刺部周辺の腫瘍の状況，穿刺に関連する感染症など適応や禁忌があるため，実施については医師への相談が必要である．

H. 補完代替療法による痛みの緩和

補完代替療法とは，「現代西洋医学領域において，科学的未検証および臨床未応用の医学・医療体系の総称」と定義され[14]，痛みの緩和として東洋医学の漢方薬の使用や鍼灸療法が行われることがある．また，研究に基づくエビデンスは低いが，マッサージ，アロマセラピー，リラクセーションなどは，不安や緊張を和らげ，痛みの閾値を上昇させる効果が期待できるため，患者の価値観や好みに応じてケアとして取り入れていく．運動療法においては，痛みの増悪予防の観点から骨病変がある患者や筋力・体力が低下している患者

では実施について積極的に検討していく.

a. マッサージ

マッサージは，直接患者に触れ「さする」「もむ」「圧する」ことにより，筋緊張の改善，血液循環やリンパの流れを改善し痛みを緩和する方法である．人の手を介して温もりや思いやりを伝えることで，リラクセーション効果が得られ不安や抑うつの軽減が期待できる[15]．マッサージの仕方や強さは患者の心地良さに応じて調整し，マッサージ部位の炎症，皮膚障害，神経障害によるアロデニアなど禁忌がないことを確認のうえ実施する.

b. アロマセラピー

アロマセラピーとは，植物の花や葉，種子などから抽出した精油の芳香成分を，嗅覚や皮膚を介して体内に吸収しリラクセーション，ストレスの解消をはかる療法である．香りを楽しむ芳香浴，手浴・足浴時の沐浴法，植物油で希釈して肌に塗布する方法がある．精油には薬理作用があり，扱う際には接触性皮膚炎や光毒性などの皮膚反応の確認，禁忌となる疾患について医師やセラピストなどの専門家に確認し，香りの選択は本人の好みを確認して実施する.

c. リラクセーション法

リラクセーションは，侵害刺激による心身のストレスを軽減させ，痛みの悪循環の改善，下行性疼痛抑制系の活性化を目的とする方法である．リラクセーション法としては，呼吸法，漸進的筋弛緩法，自律訓練法，イメージ法，瞑想法などがある[16]．呼吸法は誰でも簡単に実施できる方法だが，ほかの方法についてはリラクセーション法の教育を受けた専門の看護師，心理に携わる医療者など専門家に相談し実施することが望ましい.

d. 運動療法（リハビリテーション）

運動療法は，体動時の痛みや拘縮など活動性低下による廃用症候群に関連する痛みの予防，緩和に有効である[17]．体動時の痛みには，患部に負荷をかけない歩行や移動の方法，姿勢の保持，補助具の使用について，廃用症候群に関連する痛みには関節可動域訓練やストレッチの実施について検討する．また，同一体位による痛みの緩和として除圧用具を用いたポジショニングを行う．運動療法においては，安全性や適性を評価するため，医師との相談や理学療法士・作業療法士との協働が望まれる.

e. 入浴（全身浴）

入浴（全身浴）の温熱作用により血管が拡張し血行改善，新陳代謝が活発になり，組織損傷によって産生された発痛物質の体外への排泄や組織修復が促進され鎮痛効果が得られる．さらに，浮力により自重が軽くなり筋肉が関節などへの負担が減少し，水圧による血行促進，マッサージ効果により全身の緊張がほぐれ，清浄作用による爽快感とともに痛みの閾値を高める．入浴は日本の文化的要素とも言え日常を感じることができるケアでもある．近年，終末期患者において入浴による痛みや不安の軽減が明らかにされている[18].

I. 痛みがある人への日常のケア

1 ● 痛みを緩和するための日常生活援助

痛みのある患者の生活環境，行動パターンを把握し，痛みが最小限の状態で生活できるよう整える．たとえば，ベッドの位置，棚の位置，物の置き場所などのレイアウトを，自宅の寝室やリビングなどの間取り，生活の中心となる場所，生活の安全性や快適さを考慮したうえで工夫する指導を行う．痛みが強い患者においては，照明の明るさや室内の温度などをやや低めに設定し，不快なく休息がとれる静かな環境に整える．

また，食事に関連して痛みが出現する場合は，口腔内の衛生保持に心がけ，消化しやすい食事の内容や摂取の方法を検討する．食事に時間がかかることで痛みが出現する患者であれば，1回の食事量を減らし食事の回数を増やすことが考えられる．午後になると痛みが出現する場合は，必要な活動は午前中に済ませられるようタイムスケジュールを組めるよう援助するとよい．

痛みに意識が集中しない時間をつくることも大切である．天気の良い日は散歩をしたり，音楽を聞いたりテレビを見たり，趣味や好きなことに集中することで痛みを忘れるということが実際にある．ペットに癒されるという患者もいるだろう．ホッとする，癒されるといった心地良さが快の刺激となり，痛みの閾値を上昇させることで痛みの軽減につながる．

2 ● 患者とのかかわりの中での精神的ケアとソーシャルサポート

痛みの持続により，「なぜ自分ばかりが痛い思いをしなければならないのか」と思う患者もいる．その場合にまず必要なのは，痛みが持続してつらいという患者の気持ちを理解し，そばにいて話を聴いてくれる人の存在である．「おつらいですよね」「なぜ自分ばかりが…と思いたくなりますよね」と共感を示し，思いをしっかり受け止めていくことが重要である．そして，患者の全人的苦痛に関心を向けて対話を重ね，痛みに関連した患者のニーズをとらえ，多職種と連携をはかりながら，患者の精神的ケア（p.172，第Ⅲ章2節2項「不安のマネジメント」参照），ソーシャルサポートの提供（p.187，第Ⅲ章3節「社会的苦痛へのケア」参照）を行っていく．

痛みを体験しているのは患者自身である．したがって患者自身が，自分の痛みを理解し鎮痛薬の使用方法やケアの方法を習得して，セルフケアができるようになるための指導や教育が欠かせない．その際には，「痛みは自分で対処することができる」というセルフコントロール感覚や「自分には痛みをケアする力がある」という自己効力感を高められるよう，患者のもつ力を信じ，できていることを認め，どうしたらうまくいくか患者と話し合う姿勢をもち，患者の成長を促すかかわり方が大切である．

第Ⅲ章 がん患者の全人的苦痛に対する緩和ケアの実際

> **学習課題**
>
> 1．痛みのメカニズムや原因を説明してみよう
> 2．痛みがある人に対してアセスメントが必要な項目を挙げてみよう
> 3．治療や薬物療法のみならず，環境調整などの日常生活における痛みのケアについて説明してみよう

■ 引用文献 ■

1) 日本疼痛学会理事会：改定版「痛みの定義：IASP」の意義とその日本語訳について，p.2，〔https://jasp.pain-research-jasp.org/pdf/notice_20200818.pdf〕（最終確認：2024年10月14日）
2) 松本禎久，森雅紀ほか（編）：トータルマネジメントをめざす！ がんの疼痛治療テキスト，p.10-11，南江堂，2023
3) 前掲2)，p.11
4) 前掲2)，p.15
5) 日本緩和医療学会ガイドライン総括委員会（編）：がん疼痛の薬物療法のガイドライン2020年版，p.26，金原出版，2020
6) 前掲5)，p.34
7) World Health Organization：WHO guidelines for pharmaceutical and radiotherapeutic management of cancer pain in adults and adolescents，p.21-24，2018〔https://www.who.int/publications/i/item/9789241550390〕（最終確認：2024年10月14日）
8) 前掲5)，p.87
9) Aparasu R, McCoy RA et al：Opioid-induced emesis among hospitalized nonsurgical patienrs:effect on pain and quality of life. Journal of Pain and Symptom Management 18(4)：280-288, 1999
10) Ishihara M, Ikesue H et al：A multi-institutional study analyzing effect of prophylactic medication for prevention of opioid- induced gastrointestinal dysfunction. The Clinical Journal of Pain 28(5): 373-381, 2012
11) 日本緩和医療学会（編）：専門家をめざす人のための緩和医療学，改訂第2版，p.79，南江堂，2019
12) 日本緩和医療学会緩和医療ガイドライン委員会（編）：がん疼痛の薬物療法に関するガイドライン2014年版，金原出版，p.212-213，2014
13) Rich SE, Chow R et al：Update of the systematic review of palliative radiation therapy fractionation for bone metastases. Radiotherapy and Oncology 126(3): 547-557, 2018
14) 日本補完代替医療学会ホームページ：代替医学・医療とは，〔http://www.jcam-net.jp/info/what.html〕（最終確認：2024年10月14日）
15) Ernst E：Massage therapy for cancer palliation and supportive care：a systematic review of randomized clinical trial. Supportive Care in Cancer 17(4): 333-337, 2009
16) 荒川晶子，小板橋喜久代（編）：看護にいかすリラクセーションホリステックアプローチ，医学書院，2001
17) 前掲2)，p.233
18) Hayashi E, Aoyama M et al：Effects of bathing in a tub on physical and psychological symptoms of end-of-life cancer patients：an observational, controlled study. Journal of Hospice & Palliative Nursing 24(1): 30-39, 2022

1-2 呼吸困難のマネジメント

この項で学ぶこと

1. 呼吸困難のメカニズム，原因や特徴について理解する
2. 呼吸困難は主観的な症状であることについて理解する
3. 呼吸困難がある人のアセスメントについて理解する
4. 呼吸困難に対する治療やケアについて理解する

呼吸困難は呼吸に関する不快な症状であり，患者自身の主観的な症状である．時に，客観的な検査データやX線写真による評価と異なることも多い．呼吸困難は症状の緩和が不良であると，不安や恐怖心が生じ苦痛もさらに増強する．この項では，医学的な点と，日常生活を援助する看護の視点からケア方法について述べていく．

A. メカニズム

1● 呼吸困難とは

呼吸困難は，呼吸に伴う主観的に感じる不快症状のことを示し，呼吸不全の結果と一致しない．呼吸不全は，低酸素血症すなわち「動脈血酸素分圧（PaO_2）≦ 60 Torr」と定義される客観的病態である．つまり，患者が「息苦しい」と感じている状態を呼吸困難といい，一方，血液中の酸素が不足している状態（低酸素血症）を呼吸不全という．

2● 呼吸困難が起こる頻度

呼吸困難の発症は，がん患者では54〜76％，非がん進行性疾患患者ではその頻度はさらに多いと報告されている．とくに呼吸器疾患，心疾患，神経筋疾患などでの合併頻度は90％にまでのぼると報告されている[1]．なお進行がん患者の場合，死亡数日前に増悪する傾向がある．

3● 呼吸困難の原因

呼吸困難の原因は，表Ⅲ-1-5のように大別される．①の呼吸機能の低下は，呼吸困難＝呼吸不全としても考えられることが多いが，②の全身状態の変化や，③の精神的要因は，呼吸不全の病態が認められなくとも呼吸困難の原因となる．④の肺病変や，⑤の抗がん治療の影響は，腫瘍に関連した原因により，呼吸機能の低下を招くことがある．また，⑥の不十分な症状緩和では，痛みが緩和されずに我慢していることや，終末期にみられる全身倦怠感によって，楽な呼吸ができないことで生じることがある．

第Ⅲ章　がん患者の全人的苦痛に対する緩和ケアの実際

表Ⅲ-1-5　呼吸困難の原因

①呼吸機能の低下	換気機能の低下（閉塞性障害, 拘束性障害, 肺の容量低下）, ガス交換能の異常, 肺循環の異常, 呼吸数の低下など
②全身状態の変化	全身衰弱, 呼吸筋麻痺, 腹部病変による横隔膜運動の制限（腹水, 便秘などの横隔膜挙上）, 貧血, 水分出納のアンバランス, 発熱, 痛みなどで, 低酸素血症を伴わなくても, 呼吸運動の負担が増強することによって呼吸困難を感じることが多い
③精神的要因	不安, 恐怖, 環境（部屋の広さ, 密閉感, 空調, 気流, 室温, 湿度）, 過換気症候群など
④肺病変	原発性・転移性肺腫瘍の増大, 胸水, 心囊水, がん性リンパ管症, 気道狭窄・閉塞, 肺炎, 上大静脈閉塞, 喘息, 肺気腫, 左心不全
⑤抗がん治療の影響	放射線照射後の肺線維化（放射線肺炎）, 気胸, 肺切除, がん化学療法後の肺線維化, 抗がん薬の骨髄抑制による貧血や感染, 抗がん薬の心毒性による心不全, 肺線維症
⑥不十分な症状緩和	がんの痛み, 全身倦怠感, 悪心・嘔吐などの進行がんに伴う症状の緩和が不十分

B. アセスメント

　呼吸困難の評価に用いる指標を**図Ⅲ-1-6** に示す[2]. 呼吸困難は, 主観的な症状であるために, 客観的評価が基準値内であっても患者の訴えを信じることが重要である. つまり, 呼吸困難は, 呼吸不全・低酸素血症と必ずしも一致しないため, 患者が症状を評価することが前提となる. また, 評価の際には, 呼吸不全を伴うかどうか, 不安などの精神的ストレスと関係があるかを確認していく必要がある[3]. 肺炎, 慢性閉塞性肺疾患（chronic obstructive pulmonary disease：COPD）の急性増悪, 心不全などがんと関係ない病態の場合や呼吸不全の場合があるため, 呼吸困難の原因である疾患の治療を始めることも重要である.

C. 症状緩和方法

1 ● 原因疾患の治療

　治療可能である場合は, 原因疾患に対して治療を行うことが優先される. しかし, 終末期患者への治療で, 侵襲が伴い, 患者の苦痛が大きい場合は, これらの治療を行うべきかを患者や家族と相談すべきである.

主な原因疾患とその治療
①腫瘍による気道狭窄：状態により放射線治療・レーザー治療・ステント挿入, コルチコステロイド投与
②胸水/心囊水貯留：ドレナージ, 胸膜癒着術
③がん性リンパ管症：コルチコステロイド投与
④上大静脈症候群：感受性があれば化学療法, 放射線療法, コルチコステロイド投与
⑤腹水：ドレナージ, 利尿薬

⑥心不全：利尿薬，強心薬

⑦肺炎：抗菌薬，理学療法

⑧貧血：輸血

⑨発熱：解熱薬

あなたの　息切れ感，息苦しさについておたずねします．
この数日間に感じられた息苦しさの状態にもっともあてはまる番号に
各々1つだけ◯をつけてください．感じたまま第一印象でお答えください．

		いいえ	少し	まあまあ	かなり	とても
1	らくに息を吸い込めますか？	1	2	3	4	5
2	らくに息をはき出せますか？	1	2	3	4	5
3	ゆっくり呼吸ができますか？	1	2	3	4	5
4	息切れを感じますか？	1	2	3	4	5
5	ドキドキして汗が出るような息苦しさを感じますか？	1	2	3	4	5
6	「はあはあ」する感じがしますか？	1	2	3	4	5
7	身の置きどころのないような息苦しさを感じますか？	1	2	3	4	5
8	呼吸が浅い感じがしますか？	1	2	3	4	5
9	息が止まってしまいそうな感じがしますか？	1	2	3	4	5
10	空気の通り道がせまくなったような感じがしますか？	1	2	3	4	5
11	おぼれるような感じがしますか？	1	2	3	4	5
12	空気の通り道に，何かひっかかっているような感じがしますか？	1	2	3	4	5

各下位尺度ごとに，回答された得点を加算

呼吸努力感＝(項目4＋項目6＋項目8＋項目10＋項目12)−5　＝　□点

呼吸不快感＝15−(項目1＋項目2＋項目3)　＝　□点

呼吸不安感＝(項目5＋項目7＋項目9＋項目11)−4　＝　□点

各下位尺度の得点を加算

総合的呼吸困難　＝　□点

[Tanaka K et al：Development and validation of the Cancer Dyspnoea Scale：a multidimensional, brief, self-rating scale. Br J Cancer 82：800-805, 2000 を引用した松田能宜：呼吸困難の評価．ようこそ緩和ケアの森：がん・非がん患者の呼吸器疾患をみる(森田達也監修，柏木秀行編)，p.14，南江堂，2023 より引用]

図Ⅲ-1-6　Cancer Dyspnoea Scale

2● 薬物療法

　原因疾患の治療が不可能な呼吸困難や呼吸不全には，**モルヒネとステロイド，抗不安薬**の組み合わせで薬物療法を行うことがある．

a. モルヒネ

　オピオイド（p.126 参照）の中でもモルヒネは，呼吸中枢の反応を鈍くし，呼吸数や1回換気量を減らすことで，呼吸困難を緩和する．呼吸困難に対するモルヒネは，痛みに対する使用量より少量で効果があるとされ，一般的に，モルヒネをすでに開始している場合は約25%増量し，未使用の患者の場合は少量を呼吸困難時に単回投与，または少量を定時で開始することが推奨されている[3]．また，頻呼吸の患者の場合，呼吸数12〜20回/分程度に減少させることで，呼吸困難を和らげることを目的とし，呼吸数≧10回/分で傾眠を許容できる範囲へと苦痛が緩和されるまで20%ずつ増量する[4]．

　がん患者の呼吸困難に対して，上記のようにモルヒネを使用することで症状を緩和することが多い．オピオイドの種類には，モルヒネ，オキシコドン，フェンタニルなどがあるが，呼吸困難に対して，酸素投与の次に行う薬物療法は，モルヒネ製剤が第一選択とされている[5]．モルヒネの使用により，以下の効果が期待できるためである．

> **モルヒネの使用により期待される効果**
> ①呼吸中枢における呼吸困難の感受性を低下させる
> ②呼吸数を減らし，換気運動による酸素消費量を減少させる
> ③気道のオピオイド受容体を介して気道分泌や咳の誘発を抑制する
> ④中枢性鎮咳効果がある
> ⑤中枢性鎮静効果がある
> ⑥心不全の呼吸困難に適用できる　など

b. ステロイド[6]

　臨床上，ステロイドが処方されることが多いが，それはステロイドが抗炎症作用，腫瘍周囲の浮腫軽減作用により，呼吸状態の改善には有効と言われているためである．ステロイド自体に呼吸困難を抑える作用はないが，呼吸不全に対するステロイドは，気管支喘息やCOPDの気道狭窄，気管支けいれんに対して有用性が高い．がんに対しては，がん性リンパ管症，上大静脈症候群，放射線治療による肺炎，ウイルス性の肺炎，免疫チェックポイント阻害薬を含む化学療法の副作用，がん性胸膜炎などに効果がある．緩和医療の中では，プレドニゾロンまたはデキサメタゾンが開始投与される場合も多い．いろいろなステロイドがある中で，ベタメタゾンが選択される主な理由は，①デキサメタゾンと同じ薬理作用であること，②鉱質コルチコイド作用が少ない，③力価が高い，④半減期が長い，⑤錠剤が小さい，⑥剤形が豊富である，などの長所があるためである．

c. 抗不安薬（トランキライザー）

　患者の中には，呼吸困難の状況に関して，「息が苦しくて，朝起きたら，死んでしまっているのではないか」などの不安を抱えて，夜間の不眠が続いていたり，突然に増強する呼吸困難に対してパニック発作に近い状況を体験する人も多い．そのような患者は，呼吸困難による不安が強く，呼吸困難が生じると死を連想させてしまい，さらにその不安が呼吸困難を招く，という悪循環に陥ってしまう傾向がある．この悪循環を断ち切ることや，不安を落ち着かせる目的で，ベンゾジアゼピン系の抗不安薬が処方される場合がある．処方例としては，ロラゼパム（ワイパックス®），アルプラゾム（ソラナックス®），アルプラゾラム（コンスタン®），ミダゾラム（ドルミカム®）などがある．その他，抗うつ薬のトラゾドン（レスリン®）の処方もある．

d. そのほかの薬物療法

　気管支拡張薬を使用する方法もある．吸入療法・全身投与法共に，気管支喘息やCOPDに伴うスパズム（攣縮）に有効であるが，がん患者の呼吸困難に対してのエビデンスはないため，疾患に合わせて有効な場合に使用を検討する．

コラム

コデインの導入

　コデインは，麻薬の取り扱いとなるが，低濃度のコデインは麻薬指定とならない（エッセンシャルドラッグ）．経口投与されたコデインの1/6〜1/10が，脱メチル化されて体内でモルヒネとなって鎮痛効果を発揮する．臨床上，呼吸困難ではなく咳で困っている患者も多い．その場合，コデインの処方を検討することが一般的である．たとえば，コデインリン酸塩錠20 mg×6，つまりコデイン120 mg/日は，肝臓で代謝されるとモルヒネ12〜20 mg/日と同等量である．

　また，将来的にモルヒネ製剤を使用する可能性がある場合，早めにコデインを導入することは，患者がモルヒネが必要になった際に抵抗感なくスムーズに導入できる1つの工夫といえる．コデインの副作用は，モルヒネ製剤と同様で，悪心・嘔吐，便秘，眠気であるが，程度は軽いことが多い．

コラム

持続的深い鎮静による患者と家族へのケア

鎮静とは，身体的，精神的苦痛などといった，耐えがたい苦痛に対して，どのような治療やケアを積極的に行っても緩和することができない苦痛（治療抵抗性の苦痛）を緩和することを目的として鎮静薬を投与することである[i]．

鎮静薬は中枢神経系に作用し興奮を鎮静する薬物を指し，ベンゾジアゼピン系の麻酔導入薬であるミダゾラム（注射薬），ベンゾジアゼピン系の睡眠導入薬であるフルニトラゼパム（注射薬），ジアゼパム（坐薬）などがある[i]．

鎮静は，鎮静薬の投与方法によっていくつかのパターンに分類される．そのうち間欠的鎮静は，「鎮静薬によって一定期間（通常は数時間）意識低下をもたらしたあとに鎮静薬を中止して，意識の低下しない時間を確保しようとする鎮静」[ii]である．調節型鎮静は「苦痛の強さに応じて苦痛が緩和されるように鎮静薬を少量から調節して持続的に投与すること」[ii]を指し，間欠的鎮静のように意識レベルを調整するのではなく，苦痛の強さによって鎮静薬の量を調節する．そのため，患者の意識レベルが維持された状態で苦痛が緩和される場合もあれば，苦痛の緩和を図っていると同時に意識レベルが低下する場合もある．持続的深い鎮静は，「中止する時期をあらかじめ定めずに，深い鎮静状態になるように鎮静薬を調節して持続的に投与すること」[ii]を指す．

鎮静を実施する場合は，患者の意思を確認しながら行うことが重要となる．しかし，患者に治療抵抗性の苦痛があると判断され，患者自身が鎮静を希望していても，家族が患者との会話ができずに意識低下する状態に不安を感じ鎮静が行われない時や，逆に患者が望んでいないにもかかわらず，ケアにかかわる他者が，苦痛に耐える患者に対してよかれと思って鎮静を行う判断をしたりする場合もある．

鎮静は，患者・家族のみならず医療者からも積極的安楽死と同一視されやすい傾向にあるが[iii]，鎮静の目的は，治療抵抗性の苦痛と判断された場合の苦痛の緩和であることに対して，積極的安楽死は，病気の治癒が困難な終末期において，医療者などの他者が人為的に死に至ることを目的に致命的な薬剤の使用，栄養，生命維持装置の停止などを用いることであり，鎮静の目的とは大きく異なる．

筆者の臨床経験上，持続的深い鎮静は，定期的なカンファレンスによって「患者の苦痛が緩和されているかどうか」「持続的深い鎮静を中止したら，苦痛が増強するか」を評価し，継続するかどうか話し合いながら実施している．その事例を以下に紹介する．

呼吸困難感の増強で持続的深い鎮静を希望した患者が，鎮静を実施したところ意識レベルが低下し，1日程度で呼吸状態が安定したことがあった．呼吸状態が安定したことで，患者の苦痛が緩和されている可能性があると判断し，徐々に鎮静薬を減量したところ，意識レベルが回復し，ウトウトしながらも応答ができるようになった．その際に，「もう長くないけど，奥さん，先生，看護師さん，皆さんありがとうございました．死ぬ直前に，お礼を言ってから旅立つことが私の望みです．それを実現させてくれてありがとう」と述べ，数時間後，旅立った．

遺族になった妻は，「本人とは，何度もお別れの挨拶をしていたので，私はそれで十分でした．しかし生前より，主人は旅立つ直前に先生や看護師の皆さんに感謝の気持ちを伝えたいと希望していました．本当に実現できたことが，良い看取りになって，私の生きる糧になっています」と，涙ながらも笑顔で話してくださった．これは珍しいケースだが，先行研究[iv]でも，持続的深い鎮静を開始する前，あるいは旅立つ前に感謝の気持ちを伝え合うことは，遺族のグリーフにも影響があるとされている．持続的深い鎮静の実施にあたっては，家族へのケアも同時に実践できるようにしていく必要があるといえる．

引用文献

i）日本緩和医療学会ガイドライン統括委員会，：がん患者の治療抵抗性の苦痛と鎮静に関する基本的な考え方の手引き（2023年版），p.18，〔https://www.jspm.ne.jp/files/guideline/sedation_2023/sedation2023.pdf〕（最終確認：2024年9月20日）

ii）前掲，p.20

iii）前掲，p.93

iv）Hayashi E, Onishi H：Good death and bereavement in a lung cancer patient following meaning-centered couples psychotherapy by a cancer nursing specialist. Palliative and Supportive Care 19(6)：767-771, 2021

1-2. 呼吸困難のマネジメント　139

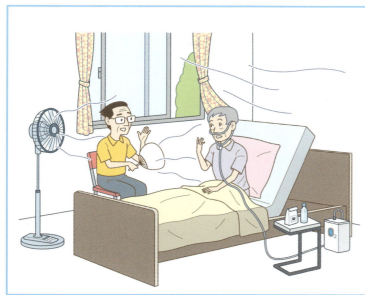

図Ⅲ-1-7　呼吸困難を緩和するケア

3 ● ケ ア

呼吸困難で苦しんでいる患者に対する，日常生活の中でのケアのポイントを挙げる（図Ⅲ-1-7）．

a. 日常生活で優先順位を話し合う

呼吸困難の程度によって，薬物療法で症状が緩和することもあれば，酸素療法の導入で日常生活を送れるようになることもある．しかし中には，ちょっとした日常生活動作でも息切れがしてしまい，これまで自立して行ってきた生活の大部分が，他者の力を借りなければできなくなることがある．その場合，患者と話し合って，生活の中でいちばん行いたいことを優先して行えるように支援していく必要がある．生活の中で食事と排泄を自立して行いたいという人も少なくないが，排便に関してはオピオイドの使用によって便秘であることも多く，努責によって呼吸困難が悪化する場合もあるため，便をより軟らかくするよう調整していく．また，会話によって酸素消費量が増すことで，かえって呼吸数が増え，呼吸困難が悪化してしまうこともあるため，患者の表情やしぐさ，アイコンタクトでコミュニケーションをとることも重要である．

b. 環境調整

高温・多湿の環境では，呼吸困難の悪化を招く場合があるため，室内の温度を低めに設定したり，窓を少し開けて室内の空気の流れをつくるなどの工夫をする[7]．また，送風が呼吸困難を和らげる方法として示されており，うちわで風を送ったり，手持ちの扇風機で顔面に冷風を当てることで緩和されることや，咳嗽が軽減されることもある[8,9]．

呼吸困難時は，体動によって呼吸困難の症状が悪化するため，生活で使用する物を手元に置いておくようにする．また，オピオイドを使用している場合，レスキュー薬を手元に置いておくと，苦しいときにすぐに使用できる．

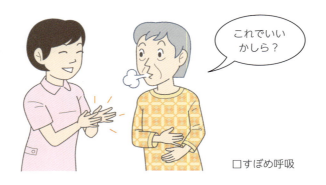
口すぼめ呼吸

c. 姿勢の工夫

呼吸困難の緩和では，臥位に比べて坐位や立位のほうが横隔膜が下降しやすいため，呼吸が楽になることが多い．家族にとっては，臥位のほうが身体が楽に見える場合もあり，長時間の坐位の状況に対して心配する場合もあるが，どちらが患者にとって楽かということを医療者が説明することが重要である．なお，長時間の坐位によって，尾骨や仙骨に褥瘡が生じやすいため，除圧クッションを利用したり体位変換を行って予防する．

d. 酸素の使用

呼吸困難を訴える患者には酸素飽和度を測定することが多いが，がん患者の中には，酸素飽和度の値が基準値内であることも多い．逆に，酸素飽和度が低くても，呼吸困難を訴えない患者もいる．つまり，酸素飽和度の値と患者の訴えが合わないことがある．ただし，酸素飽和度が低くないが，呼吸困難を訴えるがん患者への酸素吸入に関しては，呼吸困難を改善する根拠性は認めていない点も報告されているが，酸素吸入する行為が呼吸困難の強度を改善していることも事実であるため，酸素吸入を試みる場合は，気道の乾燥や刺激，酸素チューブの拘束感などの有害事象も考慮して行う．

在宅であれば，在宅酸素療法（home oxygen therapy：HOT）を手配する．在宅酸素療法を導入する場合，酸素のチューブで拘束されることによりQOLが阻害されてしまうため，患者と相談してHOTを行うかどうか決めていく．また，労作時，入浴や処置によって，酸素の消費が予測される場合は，医師と相談して酸素量の増量ができるように整えていく．

なお，顔にかかる冷たい空気の動きは，呼吸困難に有効とされている．これは，風を感じることで三叉神経第二枝が刺激され，中枢性に呼吸困難を抑制するためか，顔の温度が下がることが有効なのか明確に機序がわかっていない[10]．

e. 不安への対応

前述した抗不安薬などの使用と同時に，患者の思いが表出できるようにかかわり，できる限り孤独にしないように配慮する．時には，患者がリラックスできるようにリラクセーションを行うことも有効である．

f. 呼吸法，注意転換法

呼吸法の1つに「口すぼめ呼吸」がある．「口すぼめ呼吸」は，口をすぼめてゆっくりと息を吐き出す呼吸である．無気肺の予防に有効であることや，呼気をゆっくり行うこと

ができるために，呼吸困難時に併発しやすいパニック発作の予防にもなる．呼吸困難が生じると，不安が強まるために家族や看護師がそばで付き添うことで，不安が軽減することも考えられる．

呼吸が苦しくなり，パニックになる場合，レスキュー薬の使用で対処することもあるが，薬が効いてくる間，そばにいる看護師や家族は，患者の手や背中に手を当て，呼吸のペースに合わせてなでたり，うちわで風を送ることで，注意転換を行う．

学習課題

1. 呼吸困難のメカニズムや原因を説明してみよう
2. 呼吸困難がある人に対してアセスメントが必要な項目を挙げてみよう
3. 原因疾患の治療や薬物療法のみならず，環境調整などの日常生活におけるケアについて説明してみよう
4. 呼吸困難のある人の生活環境づくりについて，ポイントを3つ挙げてみよう

引用文献

1) 日本緩和医療学会ガイドライン統括委員会：進行性疾患患者の呼吸困難の緩和に関する診療ガイドライン2023年版，p.21，金原出版，2023
2) Tanaka K, Akechi T et al：Development and validation of the Cancer Dyspnoea Scale：a multidimensional, brief, self-rating scale. British Journal of Cancer 82(4)：800-805, 2000
3) 日本緩和医療学会（編）：専門家をめざす人のための緩和医療学　改訂第3版，p.153，南江堂，2024
4) 森田達也，木澤義之，梅田恵ほか（編）：3ステップ実践緩和ケア 第2版，p.48，青海社，2018
5) 前掲1），p.78
6) 蓮尾英明，松岡弘道，松田能宜（編）：がん患者の呼吸困難・痛み・精神症状を診るロジック−知っていればこんなに使える非薬物療法アプローチ！　薬物療法が本当に有効な病態を見抜く！，p.35，メヂカルビュー，2023
7) Galbraith S, Fagan P, Perkins P et al：Does the use of a handheld fan improve chronic dyspnea? A randomized, controlled, crossover trial. Journal of Pain and Symptom Management 39：831-838, 2010
8) Sutherland AE, Carey M, Miller M：Fan therapy for cough：case report and literature review. BMJ Supportive & Palliative Care 12(4)：457-459, 2022
9) Von Trott P, Oei SL, Ramsenthaler C：Acupuncture for Breathlessness in Advanced Diseases: A Systematic Review and Meta-analysis. Journal of Pain and Symptom Management 59(2)：327-338, 2020
10) 吉松由貴：その他の非薬物療法と日常の工夫．がん・非がん患者の呼吸器症状を診る．ようこそ緩和ケアの森（森田達也監修，柏木秀行編），p.75，南江堂，2023

1-3 悪心・嘔吐のマネジメント

この項で学ぶこと

1. 悪心・嘔吐のメカニズム，原因や特徴について理解する
2. 悪心・嘔吐は，主観的な症状であることを理解する
3. 悪心・嘔吐がある人のアセスメントについて理解する
4. 悪心・嘔吐に対する治療やケアについて理解する

　がん患者にとって悪心・嘔吐はその原因が多様で複雑に絡み合っていることが多い．また，患者の食欲や食事摂取への影響が大きい症状でもある．食事がとれないことや食欲の低下は患者の生きる意欲や希望，さらに患者や患者を支える家族の QOL にも影響を与えることが多い症状である．

A. メカニズム

1 ● 悪心・嘔吐とは

　悪心とは，喉の後部と上胃部で感じる主観的で観察不可能な不快な現象であり，嘔吐にいたることもあれば，いたらないこともある．また，嘔吐とは，呼吸筋群が，胃，十二指腸，空腸の内容物を強制的に口腔から放出させる身体の過程である[1]．

　悪心・嘔吐は，進行がん患者の 20～70％に出現し，がん治療において最も恐れられる副作用である[2] が，原因に応じた治療を行えば悪心は 56～93％，嘔吐は 84～93％が改善されると報告されている[3]．

2 ● がん患者の悪心・嘔吐の原因

　悪心・嘔吐の原因は多様であるが，大きく 3 つに分類される（**表Ⅲ-1-6**）．この分類を頭に入れながら患者の治療歴や病歴，患者に投薬されている薬などを把握する必要がある．

表Ⅲ-1-6　　がん患者の悪心・嘔吐の原因

疾患に関連した要因

1. 嘔吐中枢を含む中枢神経系の原発性腫瘍または転移性腫瘍，頭蓋内圧の亢進
2. 胃内容物の停滞
3. 消化管の一部閉塞
4. 高血糖，低ナトリウム血症，高カルシウム血症のような代謝異常や腎臓または肝臓の機能障害

治療に関連した要因

1. がん化学療法による副作用：化学療法による毒素が，腸クロム親和細胞の細胞損傷を引き起こしセロトニンが放出され，それが嘔吐中枢を刺激することによって起こる．以下の3つに分類して対処する
   - 予期性嘔吐：以前の嘔吐した体験から大脳皮質を刺激することによって起こり，化学療法施行前に生じる
   - 急性嘔吐：化学療法施行後24時間以内に出現する
   - 遅延性嘔吐：化学療法施行後24時間以降に生じる
2. 放射線治療：消化管への放射線治療によるもの
3. 薬剤（オピオイド，ジギタリス，抗菌薬，鉄剤，抗がん薬など）によるもの

環境に関連した要因

1. 不快なにおい，または視覚刺激
2. 過去のがん治療やそのほかのストレスが高い体験による条件づけの反応（予期反応）
3. ストレス，不安

B. アセスメント

以下のような観点から，患者の悪心・嘔吐の原因をアセスメントする．

①薬物の影響がないか，投与中の薬物を確認し，悪心・嘔吐が発生する時間的関連などを探索

②症状が発生する頻度や関連する出来事，増悪因子と緩和因子，これまでの体験

③がん化学療法の影響や放射線治療の影響などの治療歴

④血液検査結果を確認し，腎機能障害や電解質異常がないか

⑤心理的な要因（過度のストレスや不安など）の影響

C. 症状緩和方法

1 ● 薬物療法 （図Ⅲ-1-8）

病態が明らかな場合は，原因治療と，病態に応じた制吐薬の投与を行う．病態が明らかでない場合には，最も考えられる病態を推測して制吐薬を投与する．

化学的な原因，薬物・生化学的異常の場合はハロペリドール，中枢神経，動作，体位により増悪する前庭系が原因の場合，あるいは内臓刺激が原因の場合はヒスタミンH_1受容体拮抗薬，消化管運動の低下が原因の場合はメトクロプラミドを投与する．

第一選択として投与した制吐薬が無効のときは，投与していない別の作用機序をもつ制吐薬を併用するか，第二選択として複数の受容体に拮抗作用のあるフェノチアジン系抗精神病薬や，非定型抗精神病薬（オランザピン）に変更する．オランザピンは糖尿病の患者，糖尿病の既往歴のある患者には禁忌である．

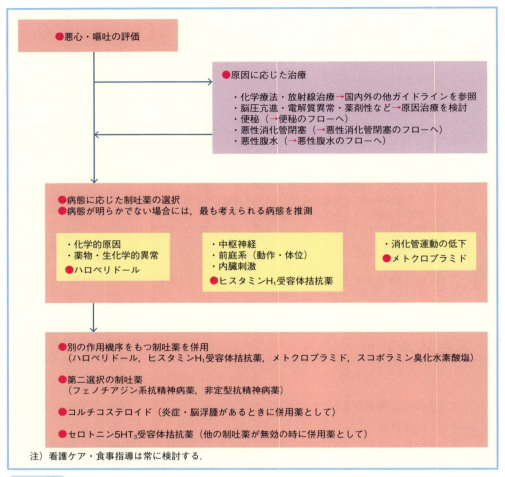

図Ⅲ-1-8 悪心・嘔吐の対応と治療
[日本緩和医療学会 ガイドライン統括委員会(編):がん患者の消化器症状の緩和に関するガイドライン2017年版,p.46,金原出版,2017より許諾を得て転載]

2● ケ ア

a. 環境の工夫

悪心・嘔吐を誘発するようなにおいへの配慮を行う．たとえばドレナージで排液している場合は閉鎖式の密閉容器にする，面会者の香水のにおいや香りの強い花を避ける，食べ物を部屋に置かない，新鮮な空気を入れ替えるなどである．においの感じ方は患者の主観によるものも多く，患者にとって何が快適で何が不快なにおいとなっているのかについて話し合っていく．

b. 衣類の工夫

胸部や腹部の締め付けがない，ゆったりとした衣類を選ぶ．

c. 食事の工夫

温かい食事は悪心を誘発するので冷ましてから食べる．水分がとれないときには，氷，アイスキャンディー，冷凍果物などで補う方法もある．盛り付けは小分けにしたほうが食べやすい．患者の希望に合わせながら，あっさりとした食べ物（酢の物や冷たい麺類）や，喉越しのよい食べ物（ゼリーや豆腐など）を勧める．

d. リラクゼーション

深呼吸，好きな音楽を聴きリラックスすることなどを勧める．

e. 指　圧

悪心の程度を緩和させる可能性があり，「内関」（手関節の掌側中央から肘に向かって指幅3本分のところで，親指側の腱と次の腱との間）に行われることが多い．

f. 便秘対策

食事や水分摂取量が減ると便秘傾向になり，便秘が悪心・嘔吐を誘発するため，排便状態に注意する（詳細は，p.127「オピオイド誘発性便秘（OIC）」とp.152，第Ⅲ章1節5項「便秘のマネジメント」参照）．

g. 嘔吐した際

誤嚥しないように，側臥位をとるよう指導する．

h. 制吐薬の副作用

眠くなる場合があるため，歩行時に転倒しないようにスリッパなどの履き物に注意する．

事例 ③

Cさんは60歳代．胃がんの肝臓転移により腹部全体に痛みがあり，1週間前より経口オピオイド鎮痛薬が処方された．しかし，起き上がったり体を動かすと乗り物酔いのような悪心が出現する．どのようなケアをすればよいだろうか．

オピオイドによる悪心・嘔吐には主に3つの原因がある．①オピオイドが化学受容体引金帯（CTZ：chemoreceptor trigger zone）を直接刺激しその刺激が嘔吐中枢に伝わり引き起こすもの，②オピオイドが前庭器を介してCTZを間接的に刺激することによるもの，③オピオイドにより胃の前庭部が緊張し胃の運動性が低下するために胃内容物が停留し引き起こすものである．Cさんの場合は，体を動かすと悪心・嘔吐が誘発されていることから②の機序により悪心・嘔吐が誘発されていると考えられるため，ヒスタミンH_1受容体拮抗薬であるジフェンヒドラミン・ジプロフィリン配合薬（トラベルミン®）の内服が効果的であると考えられる．また，オピオイドの副作用である悪心・嘔吐はオピオイドを開始してから約2週間ほどで消失または軽減すると言われているので，症状の変化を観察し制吐薬が漫然と処方されないように気をつけることが大切である．また，Cさんにもゆっくりと体を動かす，体を動かす前に予防的に制吐薬を内服するなどの指導をするとよい．

146   第Ⅲ章　がん患者の全人的苦痛に対する緩和ケアの実際

学習課題

1．悪心・嘔吐が起こる原因を3つ挙げて説明してみよう
2．悪心・嘔吐がある人に対してアセスメントが必要な項目を挙げてみよう
3．悪心・嘔吐の予防とケアについて説明してみよう

引用文献

1) Itano JK, Taoka KN：がん看護コアカリキュラム（小島操子，佐藤禮子監訳／日本がん看護学会教育研究活動コアカリキュラムグループ委員訳），p.235-237，医学書院，2007
2) David C, Kimbery C：Nausea and Vomiting. Oxford Textbook of Palliative Nursing, 5th ed p.149-162, Oxford University Press, 2019
3) 新城拓也：嘔気・嘔吐の発生機序と薬物選択．緩和ケア17(6)：486-490，2007

1-4 腹部膨満感のマネジメント

この項で学ぶこと

1. 腹部膨満感のメカニズム，原因や特徴について理解する
2. 腹部膨満感は主観的な症状であることについて理解する
3. 腹部膨満感がある人のアセスメントについて理解する
4. 腹部膨満感に対する治療やケアの方法について理解する

　腹部膨満とは，腹部の大きさが突然，もしくは徐々に増加することであり，腹部膨満感とは，その自覚症状である．腹部膨満感の原因には，主に①消化管閉塞（腫瘍の浸潤，壁外性の圧迫），②便秘や腸内ガスの貯留，③腹水，④腹膜播種・腫瘍がある．ここでは消化管閉塞と腹水について説明する．

1-4-1　消化管閉塞

A. メカニズム

　消化管閉塞を発症すると，消化管内の通過障害が起き，内容物が停滞するため消化管が膨張・伸展し，消化液の分泌が増える．この結果，消化管の血液循環が悪くなり，消化管からの水・電解質の再吸収が低下する．そのため，悪心・嘔吐，腹痛，腹部膨満などの症状が出現する．悪性腫瘍が原因で発症する消化管閉塞のことを悪性腸閉塞とよび[1]，その有病率は卵巣がん患者では5.5～42%，大腸・直腸がんなどの消化器がん患者では4.4～24%である[2]．

　消化管閉塞は，機械的閉塞と機能的閉塞に分けられる．機械的閉塞には，主に腫瘍による腸管の閉塞，がん性腹膜炎による閉塞，手術後の癒着性腸閉塞が挙げられる．機能的閉塞には，主に薬剤性（オピオイド・抗コリン作動薬）のもの，後腹膜神経叢への浸潤によるものが挙げられる．終末期がん患者の場合は機械的閉塞と機能的閉塞が混合している場合もあるため，多面的なアプローチが必要となる．

B. アセスメント

1 ● 消化管閉塞が起きる要因の予測

　以下の観点から情報収集し，アセスメントを行う．

　①腹部の放射線治療の有無，手術による腸管操作の有無，薬剤（オピオイド，抗コリン作動薬）の使用の有無を把握する．

　②がんの浸潤や転移の有無，がん性腹膜炎の状態など患者の病態から，消化管閉塞が起

148 第Ⅲ章 がん患者の全人的苦痛に対する緩和ケアの実際

きる可能性を把握する.

2 ● 現在の症状の把握

　現在の消化管閉塞に伴う症状と程度，日常生活への影響や危険性についてアセスメントする．消化管閉塞が完全閉塞であるか，不完全閉塞かによってその後のアプローチが変わるので，閉塞の部位，閉塞の状態を確認する．

a. 腹　痛

　痛みの部位，程度や性質について把握する．消化管閉塞の場合は腹腔内圧が高まり腸蠕動に伴う痛みが出現する．

b. 悪心・嘔吐

　吐物の量，性状を観察する．吐物が便汁様または便臭があれば消化管閉塞の可能性がある.

c. 腸蠕動

　腸蠕動音を聴取する．高い音または金属音が聴取される場合は消化管閉塞の可能性がある.

d. 腹部の触診

　痛みの部位や腹部膨満感の程度を観察する．消化管閉塞の場合は，腹部は硬く緊満し，打診すると鼓音が聴取される．

e. 画像所見

　腹部 X 線写真では鏡面像（ニボー像）を認める．仰臥位での撮影では所見は得られないので撮影の体位に注意する．

C. 症状緩和方法

　治療は閉塞部位に応じて有効と考えられる方法を選択する．胃・十二指腸など上部消化管閉塞の場合は薬物療法の効果が不良の場合が多く，胃管が必要になることが多い．下部消化管閉塞の場合は手術適応を検討したうえで薬物療法が適応となる．

1 ● 手術療法

　消化管閉塞患者の手術適応は限定されており，予後は悪く手術に伴う死亡率，合併症率も高いため慎重な検討が必要である．患者や家族が手術に伴う侵襲や手術によって得られるメリット・デメリットをイメージし意思決定できるように支援することが必要となる．

2 ● 輸　液

　経口摂取がほとんどできない状況では，1,000〜1,500 mL／日の輸液を目安とする[3].

3 ● 薬物療法

　痛みがある場合は鎮痛薬を使用する（NSAIDs，オピオイド，抗コリン薬）．腸蠕動があり痛みが緩和されないときは，抗コリン薬を追加する．制吐薬としては，不完全閉塞で

疼痛がない場合は消化管運動促進薬であるメトクロプラミド（プリンペラン®）を使用する．また，オクトレオチド酢酸塩（サンドスタチン®）は，消化液の分泌抑制作用，水・電解質の吸収促進により消化管内容物を減少させ，悪心・嘔吐，腹痛，腹部膨満を緩和すると考えられている．ステロイドを使用することにより腸管浮腫や炎症が軽減され消化管の通過が改善することがある．

4 ● 消化管ドレナージ

経鼻胃管の使用はそのメリットとデメリットを説明し，患者の意向を確認する．ドレナージをすることで胃や腸の内容物を排泄して減圧を行い，症状の緩和をはかることができる場合には勧めるが，ドレナージ挿入による苦痛を伴うので十分に話し合う．全身状態が良好の場合は胃瘻［経皮内視鏡的胃瘻造設術（percutaneous endoscopic gastrostomy：PEG）］や経食道的胃瘻［経皮経食道胃管挿入術（percutaneous trans-esophageal gastro-tubing：PTEG）］も検討する．

5 ● ケ ア

a. 腹部膨満感へのケア

腸管内のガスや内容物の貯留によって膨満感が強くなるので，完全閉塞でなければ緩下薬を使用し排便を促す．腹部温罨法やマッサージにより苦痛を緩和する．また，腹部膨満によって体動が困難になり，起き上がりや寝返りなど日常生活にも支障をきたすため身の回りのケアにも配慮する．褥瘡予防のためにマットレスの使用も考慮する．

b. 食事へのケア

消化管閉塞によって食事が摂取できないことは，生きる意欲を失うことにもつながる．患者に食べたいという希望があるときは，食べることで症状の悪化を生じないかを判断したうえで患者の希望を取り入れていく．少しでも口から"味わう"ことで満たされる場合も多いため，咀嚼して味わったあと，嚥下せずに口から出すという方法や，嚥下したあとに胃管から吸引する方法などを提案する．かき氷や炭酸飲料などさっぱりしたもの，ガム・飴などを試してみるのもよい．

c. 口腔ケア

水分・食事摂取量が減少すると口腔の乾燥を生じるため，定期的に口腔ケアを行う．

1-4-2 腹 水

A. メカニズム

腹水とは，さまざまな原因により腹腔内に貯留した液体をいう．

悪性腹水とは，「悪性腫瘍の影響によって生じた腹腔内の異常な液体貯留」と考えられており，全腹水患者の10%程度が悪性腹水と報告されている[2]．悪性腹水の病態生理的機序として，①腫瘍細胞から産生される増殖因子による腹膜血管新生や透過性亢進，②肝転移や合併する肝硬変による門脈圧亢進，③腫瘍によるリンパ管閉塞が挙げられている．

原因病態の頻度は，腹膜播種（53%），多発肝転移（13%），腹膜播種＋多発肝転移

（13%），乳び腹水（6.7%）と報告されている[1]．

B. アセスメント

　がん患者の腹水が常に悪性腹水とは限らない．必要に応じて肝硬変や心不全，結核，膵炎などを鑑別する必要がある．悪性腹水の存在診断は，一般に病歴（腹囲増加，腹部膨満感，早期満腹感など）と身体所見（濁音界の移動・波動など）によって可能である．しかし，100〜150 mL 程度腹水貯留がなければ，身体所見の検出は困難であるため，その場合は腹部超音波や CT による診断が必要となる．また腹水による自覚症状を把握し，患者の日常生活への影響をアセスメントし，患者の病期や予後を判断したうえで，ケアのゴールを設定する．単に腹水を減らすことが目標ではなく腹水によって低下している患者のQOL を高めることが目標となる．

C. 症状緩和方法

1● 食事療法
　腹水の原因や患者の予後によって，塩分制限・水分制限をする場合もある．

2● 輸　液
　経口的に水分摂取ができず，生命予後が 1 ヵ月程度と考えられるがん患者の場合には，腹水による苦痛を軽減することを目的として，輸液量を 1,000 mL 以下に減量する[3]．

3● 薬物療法
　利尿薬は非侵襲的な治療として重要である．しかし，血管内脱水や腎機能悪化に対して十分な注意が必要である．がん性腹水の場合は，利尿薬の有効性は不確実である．また効果出現に 1〜2 週間を要し電解質異常を生じる可能性が高い．オピオイドは腹部の張り感や痛みに有効な場合がある．痛みで使用する量の 30〜50％で開始して，痛みに効果があり眠気がないことを確認（過量投与を避けるため）したうえで，痛みが残っていれば慎重に 30％ずつ増やす．

4● 腹腔穿刺
　腹腔穿刺は侵襲的な処置ではあるが，すみやかに症状が緩和される可能性が高い．腹腔穿刺の処置によって患者の QOL が向上すると考えられる場合は実施を検討する．1 回の腹水除水量を 5 L 以下とすることで比較的安全に腹腔穿刺が可能である．また，頻回に腹腔穿刺が必要となった場合には，穿刺に伴う苦痛を避ける目的で腹腔内カテーテル留置による腹水排液を行う場合がある[2]．

5 ● ケ　ア

a. 安楽な体位の工夫

腹水が貯留していることで自力で体を動かせない状況となるため，小枕などを利用し患者が安楽だと感じる体位を工夫する．

b. 皮膚の保護

腹部膨満によって皮膚が伸展し脆弱になっている場合があるので，皮膚を清潔にし，傷つかないように注意し保湿クリームを塗布するなどして保護する．

c. 下肢浮腫

p161，第Ⅲ章1節7項「浮腫のマネジメント」を参照．

d. 排便コントロール

腹部膨満を緩和するためにも排便・排ガスを促す（詳細は，p.152，第Ⅲ章1節5項「便秘のマネジメント」参照）．

e. 食事の工夫

一度にたくさん食べると満腹になるため，小分けにして少しずつ食べるよう勧める．

f. 口腔ケア

倦怠感や体動困難でセルフケアができなくなったり，腹水貯留により細胞内の水分が減少し口渇感を生じることが多いため，氷片を含むなど，口腔ケアを適時行う．

学習課題

1．腹部膨満感が起こる原因を説明してみよう
2．腹部膨満感がある人に対してアセスメントが必要な項目を挙げてみよう
3．腹部膨満感を緩和するケアについて説明してみよう

▮ 引用文献

1)　日本緩和医療学会（編）：専門家をめざす人のための緩和医療学，p.119，132，145，南江堂，2019
2)　日本緩和医療学会　緩和医療ガイドライン作成委員会（編）：がん患者の消化器症状の緩和に関するガイドライン2011年版，p.11，金原出版，2011
3)　日本緩和医療学会　緩和医療ガイドライン作成委員会（編）：終末期がん患者の輸液療法に関するガイドライン2013年版，p.73-75，97-100，金原出版，2013

1-5 便秘のマネジメント

この項で学ぶこと

1. 便秘のメカニズム，原因や特徴について理解する
2. 便秘がある人のアセスメントについて理解する
3. 便秘に対する治療やケアについて理解する

便秘に関して合意が得られた定義はないが，日本緩和医療学会による『がん患者の消化器症状の緩和に関するガイドライン』では，「腸管内容物の通過が遅延・停滞し，排便に困難を伴う状態」としている[1]．また，オピオイド誘発性便秘（OIC）が，過敏性腸症候群の診断基準である Rome IV 基準の中に新たな定義として加えられた[2]．緩和ケアを受けている人の便秘の頻度は 32〜87%，疾患別では，がん 23〜65%，心疾患 38〜42%，慢性閉塞性肺疾患 27〜44%，腎疾患 29〜70% という報告がある[2]．

患者個々の排便に対する満足感はさまざまであるため，患者の主観に合わせて評価し目標を設定していることが重要である．とくに再発・進行がん患者の場合は，オピオイドなど薬剤による影響，運動量の低下，心理・社会的ストレスによって排便マネジメントが難渋するケースが多いため，看護師のていねいなアセスメントと，日々のきめ細やかな継続したケアが症状緩和の鍵となる．

A. メカニズム

1 ● 器質性便秘

腸管自体の解剖学的異常や器質的異常，もしくは腸管外の病変が腸管壁を圧迫あるいは浸潤することにより生じる便秘である．腫瘍が直接腸管壁を圧迫，浸潤している場合がこれにあたる．

2 ● 機能性便秘

a. 弛緩性便秘

腸管の運動機能が低下し，腸内容の通過遅延により水分の吸収が増加するため，硬便をきたす（加齢，食事量，食物繊維成分の不足，活動性の低下など）．

b. けいれん性便秘

腸管の緊張によって蠕動運動が亢進するが，けいれん性収縮が生じて，便の移送が障害される（精神的ストレスなど）．腹痛や腹部膨満などの腹部症状を伴うのが特徴である．

c. 直腸性便秘

結腸の動きは良いのに直腸から便が出せない状態であり，習慣的に便意を我慢していると，直腸内に便があっても便意を感じなくなる．脊髄損傷などの神経障害によって便意が失われたときも同様であり，放っておくと便塊が大きくなり，周りから液状の便のみが排泄されるために下痢と間違われることがある．

3 ● 薬剤性便秘

オピオイド，抗コリン薬，利尿薬，抗うつ薬，抗がん薬の一部は，副作用として便秘を生じやすい．再発・進行がんの場合はオピオイド，抗コリン薬，抗うつ薬を使用する頻度が高く，同時にそれらの薬剤は症状緩和のためには減量や変更が困難な場合も多い．このように難渋する場合も多いが，ていねいな日々の継続した排便マネジメントが必要である．

a. 抗がん薬

抗がん薬の副作用によって末梢神経障害，自律神経障害をきたし腸蠕動運動を抑制する．便秘を生じやすい抗がん薬としては，ビンクリスチン硫酸塩（オンコビン®），パクリタキセルがある．また，抗がん薬投与によって悪心・嘔吐が生じ，水分・食事摂取量が減り便秘傾向となる．さらに制吐薬として使用される薬剤（セロトニン受容体拮抗薬）も腸蠕動を抑制し便秘を引き起こす原因となる．

b. オピオイド

オピオイド（p.126 参照）は，小腸の運動を抑制し，十二指腸において腸管分泌を抑制し内容物の粘稠度を高くさせる．大腸においては，輪走筋を収縮させ蠕動を低下させて内容物の通過を遅延させ，さらに肛門括約筋の緊張を高め，便の排出を困難にさせる．モルヒネ，オキシコドンは投与された患者のほぼ100％に便秘が生じ，耐性*ができないため開始時から排便マネジメントを開始し，薬剤投与中はマネジメントを継続することが必要である．

B. アセスメント

以下の点についてアセスメントする．

①患者のこれまでの排便習慣と排便に対する患者自身の取り組み（食事や生活の工夫など），排便環境（洋式か和式トイレ，温水洗浄便座使用の有無など）
②現在の排便状態（回数，性状，量，太さ，排ガスの状態，腹部の張り感や排便に対する困難感）
③使用している薬剤と便秘との関連
④食事・水分摂取状況
⑤現在の排泄環境（便座の高さや周囲の環境）が排便に与える影響
⑥聴診による腸蠕動の程度や異常の有無（減弱，亢進，金属音）

---

*薬剤の耐性：時間の経過により，初期の薬物用量で得られていた効果が低下し，同じ効果を得るためにより多くの用量が必要になる現象．身体が薬物に対して生理的に順応することによって起こる．

154　第Ⅲ章　がん患者の全人的苦痛に対する緩和ケアの実際

⑦触診による腹部の異常の有無
⑧排便状態と生活への影響（食事量の低下，悪心・嘔吐の有無，不快感の程度）
⑨画像データから読み取れる情報（腸管ガスの有無，腸閉塞・イレウスの有無の確認，便の残存，腹水，腫瘍の圧迫などの確認）

C. 症状緩和方法

個々の患者の生活習慣や排便に対する希望や習慣を尊重しながら，重篤な便秘にならないように薬物療法とケアを組み合わせて予防的にかかわることが重要である．

1 ● 薬物療法

排便障害の種類に応じて薬剤を選択する．また，便の性状や量に応じて，適切な緩下薬を選択し，患者と相談しながら内服時間や量を決定する（表Ⅲ-1-7）．便秘というと大腸刺激性下剤を常用していることが多い．大腸刺激性下剤は，腸蠕動運動が低下している弛緩性便秘には有効だが，けいれん性便秘や直腸性便秘には適していない．患者の排便障害の種類に応じて薬剤を選択する必要がある．

表Ⅲ-1-7　緩下薬の種類

	分　類	主な薬剤名
刺激性緩下薬	小腸刺激性緩下薬 大腸刺激性緩下薬	ヒマシ油 センナ（アローゼン®） センノシド（プルゼニド®） ピコスルファートナトリウム水和物（ラキソベロン®） ビサコジル（テレミンソフト®）
浸透圧性緩下薬	塩類緩下薬 糖類緩下薬 膨張性緩下薬	酸化マグネシウム 水酸化マグネシウム（ミルマグ®） ラクツロース（モニラック®）
上皮機能変容薬	クロライドチャネルアクチベータ グアニル酸シクラーゼC受容体アゴニスト	ルビプロストン（アミティーザ®） リナクロチド（リンゼス®）
胆汁酸トランスポーター阻害薬		エロビキシバット（グーフィス®）
末梢性μ受容体拮抗薬		ナルデメジン（スインプロイク®）
その他	副交感神経刺激薬 プロスタグランジン製剤 ビタミンB製剤 坐薬 浣腸	ネオスチグミン（ワゴスチグミン®） ジノプロスト（プロスタルモン・F®） パンテチン（パントシン®） 新レシカルボン® グリセリン浣腸 薬用石けん

2 ● ケ ア

a. 食事の工夫　（p.156，コラム「食物繊維の摂取」参照）

果物，食物繊維の多い食品を摂取する（ただし，消化管の閉塞が考えられる場合は控える）．

b. マッサージ・温罨法

指圧やマッサージは効果的に行うことで腸蠕動を促進すること，また腰部の温罨法は患者の腸動を促進することが示唆されている[3]．

c. 運　動

ベッド上で体を左右にねじる，下半身の運動などベッド上でも負担なくできる運動（図Ⅲ-1-9）を勧める．

d. 排便環境を整える

便座の高さを調整する，便座を温める，換気や脱臭など患者の排泄環境や習慣を考慮しながら環境を整える．排泄に伴い寝衣の着脱や移動の介助が必要な場合は，羞恥心を最小限にするよう工夫しながらタイミングを逃さず介助する．

e. ストレスの緩和

ストレスを自覚しない場合であっても，環境の変化や緊張など心理的な要因が便通へ影響することが多い．リラックスした環境を提供し，看護師も環境の一部であることを忘れずに，患者の自尊心を尊重した誠実な態度で排泄ケアにのぞむ．

モルヒネによる便秘は，①十二指腸において腸管分泌を抑制し便が固くなり，②大腸の蠕動を低下させ内容物の通過を遅延させ，さらに③肛門括約筋の緊張を高め便の排出を困難にさせるという3つの作用により起きているので，薬剤は大腸刺激性下剤と浸透圧性下剤を使用し，直腸まで下りてきた便を坐薬や浣腸で刺激して誘導することも時には必要である．しかし，安易に摘便をしたり，十分に便を直腸まで誘導しないまま浣腸をすると苦痛を与えてしまうので注意が必要である．事前に腰部や腹部の温罨法を行う，マッサージをする，リラックスできるような音楽を流すなどして薬剤に頼らないケアを続けていくことが大切である．また普段の生活のうえでもリクライニングの車いすに移乗して散歩をし，運動と気分転換をはかったり，ベッド上で音楽とともに下半身の他動運動をするのもよい．他人に排便をゆだねなくてはならないDさんの深い哀しみを理解し，ていねいなケアを続けていくことが大切である．

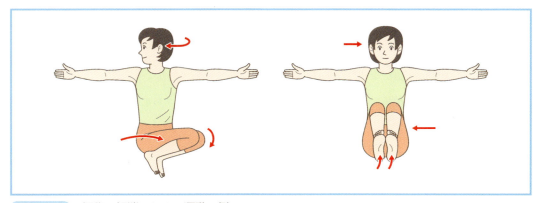

図Ⅲ-1-9　便秘の解消のための運動の例

第Ⅲ章　がん患者の全人的苦痛に対する緩和ケアの実際

事例 ❹

　Ｄさんは60歳代の女性．乳がん，骨転移のため下半身麻痺がある．鎮痛薬としてモルヒネを内服しており，その副作用で便秘を生じている．また下半身麻痺のためベッド上の生活であること，便意を感じられないこと，効果的に腹圧をかけることができないことなどにより難渋した便秘となっている．さらにＤさんは排泄ケアを他人にゆだねなくてはならない苦悩から「食事をとると便が出て迷惑がかかるからあまり食事をとらないようにしている」「こんなふうに寝たきりになって，便のことまですべて他人に世話をされるなんて，生きていてもしょうがない」と，排便の問題はＤさんの自尊心や生きる意味にまで深く影響を及ぼしている．

コラム

食物繊維の摂取

　石井らの報告[i]によると20歳代の女性では，1日30ｇの繊維摂取では排便量と排便回数は増えるが，食事量が多すぎて摂取困難であることや，満腹感や腸内容の増大による腹部膨満感や残便感が伴うことから，自然排便を促すためには1日20ｇの繊維食が適当だと示唆している．平均的日本人の食物繊維の摂取量は1日14ｇ前後[ii]と言われることから，食欲が低下したり食事量が少なくなりがちな患者に，食物繊維の摂取を負荷することは現実的ではない．常用量からみた食物繊維の多いメニューとしては，納豆，干しそば，インゲン豆の煮物，切干し大根，枝豆が挙げられる．これらの食品を紹介しつつ好みにあった野菜メニューを1品でも多くとるよう紹介するとよい．

ⅰ）石井智香子，東　玲子：食物繊維が排便におよぼす影響．日本看護科学学会誌2(1): 16-22，1992
ⅱ）厚生労働省：生活習慣病予防のための健康情報サイト　e-ヘルスネット．食物繊維の必要性と健康，〔https://www.e-healthnet.mhlw.go.jp/information/food/e-05-001.html〕（最終確認：2024年10月14日）

学習課題

1．便秘が起こる原因を説明してみよう
2．便秘がある人に対してアセスメントが必要な項目を挙げてみよう
3．便秘を緩和するケアについて説明してみよう

▌引用文献▌

1）日本緩和医療学会　緩和医療ガイドライン作成委員会（編）：がん患者の消化器症状の緩和に関するガイドライン2017年版，p11，金原出版，2017
2）前掲1），p.31
3）菱沼典子，山崎好美，川島みどり：腰背部温罨法が腸音におよぼす影響．日本看護科学学会誌5(1): 40-41，2006

1-6 倦怠感のマネジメント

この項で学ぶこと

1. 倦怠感のメカニズム，原因や特徴について理解する
2. 倦怠感は主観的な症状であることについて理解する
3. 倦怠感がある人のアセスメントについて理解する
4. 倦怠感に対する治療やケアについて理解する

A. メカニズム

1● 倦怠感とは

がんに関連した倦怠感は，「がんやがん治療に関連した疲労や消耗の主観的な感覚であり，持続的な苦痛である．それは，最近の活動と比例せず，通常の機能を低下させる」[1]と定義されている．進行がん患者では，倦怠感の有病率は32〜90％と言われている[2]．

がん患者の倦怠感は，健康な人のそれとは異なる．たとえば健康な人の場合，倦怠感の多くは過労や睡眠不足などが原因で生じ，十分な休息や睡眠をとることで軽減する．しかし，がん患者が体験する倦怠感は，「目を開けているのもつらい」「沼の中を歩いているように足が重い」「身の置き所がない」などと表現され，休息や睡眠だけでは改善されないことが多く，患者のQOLに大きく影響する．

2● 要　因

倦怠感の要因として，化学療法，放射線療法といったがん治療のほか，痛み，貧血，感染，発熱などが挙げられる（図Ⅲ-1-10）．

3● 倦怠感の回復

がんそのものの進行やがんの治療によって生じるため，倦怠感そのものからの回復はむずかしい．しかし上記に述べたように，患者のQOLに影響するため，倦怠感が少しでも軽減されるようアセスメントを行い，治療，ケアを提供していく必要がある．

B. アセスメント

患者の病期，活動レベル，睡眠状況に合わせてアセスメントを行い，総合的に評価していく必要がある．倦怠感は「抑うつ」と関連した症状であるため，見分けるのがむずかしく，「病気だからしかたがない」と患者の苦痛が理解されないことがある．そのため，患者の状態を慎重にアセスメントし，適切なケアを提供することが必要である．

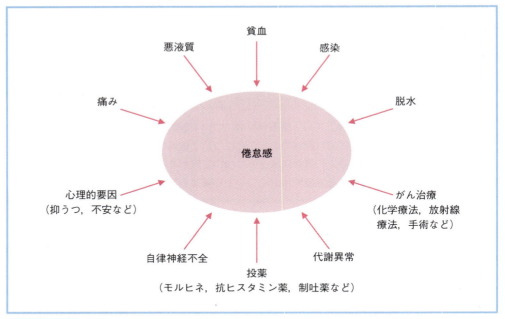

図Ⅲ-1-10　倦怠感の要因

[DelFabro E, Dalal S, Bruera E : Symptom control in palliative care-Part Ⅱ : cachexia/anorexia and fatigue. Journal of Palliative Medicine 9(2) : 413, 2006を参考に作成]

1 ● 質的なアセスメント

　倦怠感は患者の主観的な症状である．そのため，倦怠感の有無や程度，日常生活への影響などを患者に確認していくことが必要である．また，倦怠感は心理的な苦痛として表現されることもあるため，患者の話に耳を傾け，心理面を合わせてアセスメントしていくことも必要である．

2 ● スケールを用いたアセスメント

　倦怠感のアセスメントツールには，いくつかのスケールが開発され，用いられている．簡便なものとしては，患者が倦怠感の程度を0～10までの数値で示すNRS（p.122参照）がある．

　この他，がん患者の倦怠感を評価するための簡便な質問項目である日本語版Brief Fatigue Inventory（簡易倦怠感尺度）[3]や，Cancer Fatigue Scale[4]等が開発されており，これらの尺度は日本語での信頼性・妥当性も確認されている．

C. 症状緩和方法

1 ● 医学的アプローチ

a. ほかの症状の治療

　これまでに述べてきたように，痛み，貧血，感染症なども倦怠感の要因[5]となるため，それぞれの症状をアセスメントし，必要に応じて治療，ケアを提供することが求められる．

b. 薬物療法

がん終末期患者へのコルチコステロイドの有効性が報告されている[1,6]. 予後が1～2ヵ月と予測され, 長期使用による副作用を許容できるときはコルチコステロイドが投与されることがある.

2● ケアのポイント

a. 倦怠感の説明

患者や家族は, 倦怠感が病気の症状であると認識していないことがある. そのため, 原因, 対処方法, 緩和目標について, 説明することが求められる. たとえば, がん治療中にはがん治療に伴う倦怠感が起こりうることを説明し, 倦怠感はがん治療がうまくいっていないことや病期の進行を示すわけではないことを伝える.

b. 気分転換

倦怠感があると, 意識が倦怠感そのものに集中し, さらに症状を増強させることがある. そのため, 音楽を聴く, 本を読む, テレビを見るなど患者が気分転換できることや, 深呼吸やアロマセラピーを用いた足浴やマッサージなど, リラックスにつながることについて, 患者に提案することも必要である.

c. エネルギーを温存する工夫

倦怠感がひどい場合は, エネルギーを温存する日常生活の工夫が勧められる. 患者の活動に優先順位を付け, 現在のエネルギーに応じて活動を組み立てる. また, 患者の必要なものを手の届く範囲に置くなど, 患者のエネルギー消耗を最小限に抑えられるようにする.

d. 運 動

がん治療に伴う倦怠感は, 適度な運動を取り入れた場合, 回復が早いことがある. 有酸素運動, 筋力トレーニング, ストレッチなどが効果的であると報告されている[1,7]. 貧血があったり, がんの骨転移により負荷がかかると骨折を引き起こす場合もあるため, 運動を開始する際には患者の全身状態をアセスメントし, 患者の状態に応じた運動を医師や理学療法士, 作業療法士と相談して進めることが重要である.

e. 休 息

倦怠感が強くなると, 活動と休息のバランスがくずれがちになる. 仕事や家事などの必要な事柄は, 短い休息を少しずつとりながら行うことが望ましい.

昼間の休息（仮眠）のとりすぎは, 夜間就寝時の寝つきの悪さや不眠につながる. そのため, 短い休息を少しずつ取り入れるように提案したり, 夜間, 良質な睡眠を確保できるようかかわっていくことも求められる (p.167, 第Ⅲ章2節1項「睡眠障害のマネジメント」参照).

f. 栄 養

がんに関連した倦怠感と栄養に関する十分な研究エビデンスはない[8]. しかし, 患者にとって栄養は, 生活やQOLの観点からも重要であり, 患者の嗜好に合わせ, アイスクリームや栄養補助ゼリーなど, 食べやすく, 栄養価の高いものを摂取できるよう提案するとよいだろう.

学習課題

1．倦怠感が起こるメカニズム，原因や特徴を説明してみよう
2．倦怠感がある人に対してアセスメントが必要な項目を挙げてみよう
3．倦怠感を緩和するケアについて説明してみよう

引用文献

1) National Comprehensive Cancer Network : Cancer-Related Fatigue, NCCN Clinical Practice Guidelines in Oncology, Version 2.2023.
2) Henson LA, Maddocks M, Evans C et al : Palliative Care and the Management of Common Distressing Symptoms in Advanced Cancer : Pain, Breathlessness, Nausea and Vomiting, and Fatigue. Journal of Clinical Oncology 38(9): 905-914, 2020
3) Okuyama T, Akechi T, Kugaya A et al : Development and validation of the Cancer Fatigue Scale : a brief, three-dimensional, self-rating scale for assessment of fatigue in cancer patients. Journal of Pain and Symptom Management 19(1): 5-14, 2000
4) Okuyama T, Wang XS, Akechi T et al : Validation study of the Japanese version of the brief fatigue inventory. Journal of Painand Symptom Management 25(2): 106-117, 2003
5) Delfabro E, Dalal S, Bruera E : Symptom control in palliative care-Part 2 : cachexia/ anorexia and fatigue. Journal of Palliative Medicine 9(2): 409-421,2006
6) Matuo N, Morita T, Matsuda Y et al : Predictors of Responses to Corticosteroids for Cancer-Related Fatigue in Advanced Cancer Patients : A Multicenter, Prospective, Observational Study. Journal of Pain and Symptom Management 52(1): 64-72, 2016
7) 日本リハビリテーション医学会がんのリハビリテーションガイドライン策定委員会（編）：がんのリハビリテーションガイドライン第2版，金原出版，2019
8) Stone P, Candelmi DE, Kandola K et al : Management of Fatigue in Patients with Advanced Cancer. Current Treatment Options in Oncology 24(2): 93-107, 2023

1–7 浮腫のマネジメント

この項で学ぶこと

1. 浮腫のメカニズム，原因や特徴について理解する
2. 浮腫がある人のアセスメントについて理解する
3. 浮腫に対する治療やケアについて理解する

終末期の患者にみられるさまざまな身体症状のうち，浮腫は呼吸器症状や消化器症状などとともに10～20％の患者で観察され[1]，8割は下肢に生じると報告されている[2]．浮腫は患者に「重だるい」などの身体的苦痛を生じさせるだけでなく，ボディイメージの変容から死が間近に迫っているという精神的，スピリチュアル的な苦悩をもたらす．

浮腫のメカニズムはさまざまな要因からなり，複雑な病態が絡んでいる．また，終末期の低タンパク性浮腫が重症化すると，リンパ漏などのスキントラブルを起こし二次感染につながるおそれもあるため，注意しながらケアにあたる必要がある．

予後因子をはかる身体指標にも浮腫の項目があるように，終末期における浮腫は軽視できない症状である．この項では，浮腫についての基本的な知識と効果的なケアについて説明する．

A. メカニズム

1 ● 浮腫とは

浮腫とは，「細胞外液である血漿と組織間液のうち組織間液が組織間隙に増加した状態」である．体液は細胞内液と細胞外液に分けられ，細胞外液はさらに組織間液と血漿成分に分けられる．細胞外液容量は浸透圧によって厳重に調節されており，その溶質を構成する約90％はナトリウム（Na）であることから，細胞外液容量の調節にはナトリウムバランスが密接に関与している[3]．そのため，浮腫は体液分布の異常によって組織間隙に水分・ナトリウムが蓄積した状態であるといえる．

2 ● 要　因

浮腫はさまざまな要因からなるが，体液バランスに関する因子に影響されることが多く，浮腫の発生には局所因子と全身因子が関連している．

a. 局所因子

局所因子には，毛細血管壁の透過性の亢進，毛細血管内圧の上昇，膠質浸透圧の変化，リンパ管の流通障害などが挙げられる[3]．つまり，組織間液が貯留・増大することで浮腫は引き起こされる．同時に，組織間液を回収するリンパ管の閉塞などにより組織間液が貯

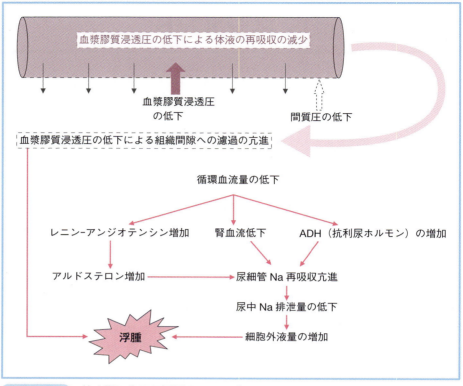

図Ⅲ-1-11　終末期に生じる浮腫のメカニズム

留することによって局所性のリンパ浮腫などが生じる．

b．全身因子

　一方，全身的な体液量調整を司る腎機能に影響する全身因子としては，ホルモン，神経，血行動態に影響する因子などが考えられる[3]．とくに浮腫の原因となるナトリウムバランスの維持にかかわる重要な役割を果たしているのは，レニン−アンジオテンシン−アルドステロン系（RAA系）である．腎の血流量が低下すると傍糸球体細胞がレニンを放出する．レニンは血漿中のアンジオテンシノーゲンからアンジオテンシンⅠを，さらに肺やそのほかの血管に存在する変換酵素によりアンジオテンシンⅡを生成する．この物質は，血圧上昇やナトリウムおよび体液量を保持するなどの生理作用がある．尿細管に対する作用としては，近位尿細管でのナトリウムの再吸収の促進や，アルドステロンを介した集合管でのナトリウム再吸収の促進である．ナトリウムの再吸収が行われれば尿中のナトリウム排泄量が減少するため，結果として細胞外液への貯留が増して浮腫が生じる[3]．

3●終末期に生じる浮腫のメカニズム（図Ⅲ-1-11）

　一般的に，終末期にあるがん患者に生じる浮腫は悪液質によるものが多い．
　悪液質による浮腫発生のメカニズムは，栄養障害による低アルブミン血症のために血漿の膠質浸透圧が減少し，循環血漿中の体液が血管から血管外へと漏出して浮腫を形成す

1-7. 浮腫のマネジメント　163

表Ⅲ-1-8　浮腫の特徴

	全身性浮腫	局所性浮腫（リンパ浮腫）
部　位	・両側性で下肢が上肢に先立つ．体位のいちばん低い位置に出現しやすい．最初に，上眼瞼や前頸骨部，足背部などに認めるが，長期臥床の場合はアキレス腱，仙骨部，背部などにも及ぶ	・片側性で，術側など原因の明らかな上肢や下肢に出現する．例外として両側性のリンパ浮腫などもある．また，骨盤内リンパ節郭清後，先天性リンパ浮腫では両側性に出現する
質と量	・タンパク質の成分が少ない（1％以下） ・血漿膠質浸透圧の低下により組織間隙への濾過量が増加し，血管内への水分の再吸収が減少している ・組織間隙に蓄積するのは水分なので圧迫痕のできるソフトな浮腫	・タンパク質の成分が多い（1％以上） ・慢性化で線維成分が貯留し線維化を起こす ・組織間隙に蓄積するのはタンパク質なので圧迫痕のできない硬い浮腫
時間経過と状況	・出現が比較的急激に起こる ・挙上により著明に改善する ・利尿薬に反応（ただし肝硬変などによる場合，効果は軽度）	・出現まで慢性的で長時間かかる ・挙上による改善は困難な場合が多い ・利尿薬に無反応
増悪・危険因子	・心性（うっ血性心不全など），腎性（腎障害を伴う抗がん薬による腎実質障害・慢性糸球体腎炎・糖尿病性腎症・ネフローゼ症候群など），肝性（肝硬変・肝転移・肝細胞がん），薬物性	・蜂窩織炎やリンパ管炎などにより浮腫が増悪する可能性がある
関連症状	・胸水や腹水を伴う場合がある	・リンパ漏や皮膚潰瘍など

る．一般的に，血清アルブミンが 2.0 g/dL になると浮腫を生じることが多い[4]．

このように，局所因子により浮腫が発生すると，血中の水分が大量に組織間に漏出し，有効循環血液量の減少をきたす．それによって腎血流量も減少するため，レニン-アンジオテンシン系を介してアルドステロン分泌の亢進が起き，遠位尿細管でのナトリウムの再吸収が促進される．腎血流量の低下や ADH（antidiuretic hormone：抗利尿ホルモン）分泌の亢進によってもナトリウム再吸収が行われ，最終的には細胞外液が増加することによって浮腫が生じる[4]．

B. アセスメント

終末期にある患者に生じる浮腫は，さまざまな要因が絡み合ってもたらされることが多いため，どのような要因による浮腫なのかをアセスメントすることが重要である（**表Ⅲ-1-8**）．

1 ● 浮腫の部位

浮腫の部位，分布を把握する．まずは全身性か局所性かを確認する必要がある．心疾患・肝疾患・腎疾患を伴っている場合，低タンパク性浮腫が多いため，全身性である場合が多い．全身性浮腫の場合は尿タンパクの有無や血清アルブミン値，心・肝・腎機能の評価が鑑別のポイントとなる．一方，がんの術後に生じるリンパ浮腫など局所性浮腫が混合したものも認められる．したがって終末期に生じる浮腫は，発生部位や要因などを十分に

アセスメントする.

2 ● 浮腫の質と量

体重の変化，尿量の変化，浮腫が伴う部位の発熱や痛みの有無などを確認する．全身性浮腫の場合，体重が2〜3kg増加することがある．また，浮腫自体が低タンパク性か高タンパク性かを皮膚の触診などからアセスメントする．一般的に低タンパク性は圧迫痕ができソフトな浮腫であるが，高タンパク性の場合は皮膚の硬度が増し，押さえても圧迫痕ができない．

3 ● 時間経過と状況

いつ浮腫に気づいたのか，1日のうちいつ頃に浮腫が著明となるかの日内差や活動性に関連するかなどを確認する．肝疾患による浮腫は横臥と関係して朝方に増悪する傾向がある．また長期臥床に伴い，体液が重力にまかせて臥床側や下肢などに下降し，浮腫が増強する場合もある．

4 ● 増悪・危険因子

浮腫が悪化したきっかけや要因などをアセスメントする．塩分摂取や電解質バランスの変調により，腎不全・心不全による浮腫は容易に増強する．薬物では，NSAIDs やホルモン剤，β 遮断薬，Ca 拮抗薬などの他，ドセタキセルなどのタキサン系抗がん薬でも生じる可能性がある[5] また，局所性のリンパ浮腫の場合は，蜂窩織炎などの皮膚感染から一気に悪化する場合がある．

5 ● 関連症状

全身性浮腫のうち，うっ血性心不全や肝硬変，腎不全などはさまざまな画像や検査所見などから判定する．また腹水なども関連症状として挙げられるため，全身状態の把握が求められる．

C. 症状緩和方法

終末期の患者に生じる全身衰弱，低栄養に起因する浮腫への対処には薬物療法だけでは限界があり，物理的な方法で対処していくことが重要である．実際には，終末期の浮腫を改善させることはむずかしく，悪化を防ぐことや進行を遅らせる対処を考える．

1 ● 薬物療法

a. 水分出納の調節および利尿剤投与

緩和ケア領域における輸液療法に関するガイドラインによると，1,000 mL/ 日以上の輸液は浮腫を増悪させることが示唆されていることから[6]，緩和ケアの時期における輸液量については，医師と十分に話し合うことが重要である．

2●体位の工夫（安静保持，四肢の挙上）

浮腫に対しては基本的に安静保持を行う．とくに終末期にみられる全身性浮腫の場合，心臓・肝臓・腎臓に障害を伴っている場合があるため，安静により臓器の循環血流量を増加させ，心負荷を軽減させる．低栄養による浮腫には，安静により二次的に腎還流を増して水分やナトリウムの排泄を増加させることにより軽減が得られる場合がある．腫脹した上下肢はできるだけクッションなどで挙上しておくと静脈圧の上昇が緩和し，静脈とリンパ系への還流が促進され，浮腫が軽減する．また，四肢を挙上することにより重力で体液が移動することになり，組織間液の静脈やリンパ管への還流を増加させる．

3●スキンケア

浮腫のある四肢はリンパ球も貯留しているが，細菌が侵入した場合でも殺菌するための運搬経路となるリンパ管が十分に機能していないために免疫機能が低下し，感染を起こしやすい状態となっている．皮膚が乾燥していると容易に切り傷などが生じやすく，細菌感染を起こしやすくなるため，日頃からスキンケアに努める必要がある．入浴や足浴後は保湿性のある弱酸性，ノンアルコール，無香料のローションを塗布し，靴下や肌着で皮膚を保護しておく．

終末期の浮腫の場合，皮膚は非常に薄く張り詰めたようになる．時には，皮下直下にリンパ管の拡張によるリンパ小疱とよばれる小さな水疱を形成し，それを傷つけるとリンパ漏となる場合もある．この時期に生じるリンパ漏は非常に難治性で，総タンパクやアルブミンの喪失につながり，全身状態の悪化をもたらす原因となる．リンパ漏ができた場合は，局所感染を起こさないように消毒を行い，ガーゼで覆い十分に圧迫保護する．

4●マッサージ

浮腫のある患者に対してのマッサージは，刺激の加えられた局部の皮膚・皮下・筋膜・筋肉などの組織に影響を及ぼし，血液・リンパ液・組織間液などの流動性を変化させ，細胞膜の浸透性を高める[3]．結果として，血液やリンパ液，組織間液などの流れを促進させるとともに，血漿浸透圧の低下から組織間隙へ漏出する組織間液をリンパ管へ流入させ，静脈へと再吸収させ，循環血流量を増加させることにつながる．

a. マニュアルリンパドレナージ

リンパ浮腫の場合，マニュアルリンパドレナージとよばれるリンパ誘導マッサージが効果的である．この手法は，表在性の毛細リンパ管を使って貯留した組織間液を腋窩や鼠径部などの健康な深部リンパシステムに誘導させる方法である．安全面を考慮し，リンパドレナージ実施の安全性についてのアセスメントや施術は，国内外で一定の技術研修を受けた者が行う．終末期の全身性浮腫の場合でも，この手法を修正させ，より愛護的に皮膚を揺らして浮腫を軽減させることが可能である．しかしこの時期に行うマッサージは，浮腫の軽減を目指すというよりも，あくまでも本人の苦痛を取り除くことに重点を置く．

5●圧　迫

終末期に生じる低タンパク性浮腫に対しては，本人に苦痛の有無を確認しながら軟らか

い弾性包帯で軽く巻き上げることも効果的な場合がある．弾性包帯の圧迫により一時的に浮腫の減少を認める場合があるが，包帯を除去すると再び浮腫が増強するため，浮腫軽減を目標とせずに，あくまでも本人の苦痛緩和を考え根気強くケアを行う．

学習課題

1．浮腫が起きるメカニズムについて説明してみよう
2．浮腫がある人に対してアセスメントが必要な項目を挙げてみよう
3．浮腫を緩和するためのケアについて説明してみよう

引用文献

1) Gradalski T : Edema of advanced cancer : Prevalence, etiology, and conservative management-a single hospice cross sectional study. Journal of Pain Symptom Management 57(2): 311-318, 2019
2) Real S, Cobbes S, Slattery S et al : Palliative care edema: patient population, causal factors, and types of edema referred to a specialist palliative care edema service. Journal of Palliative Medicine 19(7): 771-777, 2016
3) 井沢知子：緩和ケアにおける浮腫，実践　リンパ浮腫のケア．WOC nursing 7(12): 78-83, 2019
4) 小川佳宏：がんの進行に関連した浮腫のマネジメント．リンパ学39(1): 64-68, 2016
5) 井沢知子：タキサン系抗がん剤による浮腫の治療とケア．日本リンパ浮腫治療学会雑誌4(1): 38-41, 2021
6) 日本緩和医療学会　緩和医療ガイドライン作成委員会編：終末期がん患者の輸液療法に関するガイドライン（2013年版），p.94-96，金原出版，東京

2-1. 睡眠障害のマネジメント　167

2 精神的苦痛へのケア

2-1 睡眠障害のマネジメント

この項で学ぶこと

1. 睡眠障害のメカニズム，原因や特徴について理解する
2. 睡眠障害は主観的な症状であることについて理解する
3. 睡眠障害がある人のアセスメントについて理解する
4. 睡眠障害に対する治療やケアについて理解する

A. メカニズム

1 ● 睡眠障害とは

　　DSM-5-TR[*1] では，**睡眠障害**は「睡眠・覚醒障害群」として，大別して不眠障害，過眠障害，ナルコレプシーの診断に分けられている[1]．また，睡眠時の異常行動，睡眠・覚醒リズムの障害なども存在する．このうちがん患者に多いものは**不眠**である．不眠とは，睡眠の開始や維持に関する障害があり，それがその人自身にとって苦痛や生活における障害を引き起こしている状態をいう．

2 ● 不眠のタイプ

　　眠れないという訴えから，どのように眠れないのか具体的に不眠のタイプを把握する．不眠には以下の4つのタイプがある．

入眠障害：なかなか眠りにつけないタイプ

中途覚醒：入眠後，何度も目が覚めるタイプ

早朝覚醒：いつもの起床時間よりも2時間以上前に目が覚めるタイプ

熟眠障害：睡眠時間は十分なのに，深く眠った感覚や満足感が得られないタイプ

[*1] DSM-5-TR：DSM-5は米国精神医学会が作成した精神障害の診断基準を定めた国際的なマニュアルで，精神疾患の診断を統一し正確に行うために利用される．2022年に改訂版であるDSM-5-TRが発表され，より詳細な情報が追加された．

168   第Ⅲ章　がん患者の全人的苦痛に対する緩和ケアの実際

3● がん患者における不眠の要因

a. 不眠の要因

　がん患者の不眠の要因は，5領域からなる各要因の頭文字をとった**5P**（**表Ⅲ-2-1**）に示される．そのうちがん患者によくみられる不眠は，がんの告知などの悪い知らせの後の心理的要因によるものである．また，抗がん薬治療中は，治療薬の副作用や支持療法で用いるステロイド薬による薬理学的要因による不眠が生じやすい．がん患者の不眠の要因は，病状やがん治療による身体の負担（身体的要因），不安やストレスなど（心理的要因）の重なりが特徴である．

b. 不眠の原因となる病態

　がん治療の影響で鉄欠乏性貧血や腎不全がみられる患者では，むずむず脚症候群（レストレスレッグス症候群[*2]）や周期性四肢運動障害[*3]が生じたり，睡眠時無呼吸症候群[*4]を有している場合などは，それらの病態が不眠の要因となることも少なくない．

B. アセスメント

1● がん患者の不眠のアセスメント

　以下のような観点から，不眠のアセスメントを行う．

- どのような不眠のタイプか
- 不眠の経過：不眠が始まった時期，不眠の頻度
- 不眠の要因（5P）
- 不眠の軽快・増悪因子は何か
- 精神疾患の既往がないか（適応障害，うつ病，せん妄など）
- 不眠の治療歴
- 不眠を招く症状があるか（睡眠時無呼吸症候群，むずむず脚症候群，周期性四肢運動障害など）

2● がん患者の不眠のアセスメントのポイント

　がん患者の不眠は複数の要因によって不眠が生じるため，5つの要因（5P，**表Ⅲ-2-1**）についてていねいに評価し，それぞれの要因への対処につなげる．

　精神医学的要因があれば，適切な治療・介入が必要となる．とくにせん妄は30〜40%のがん患者に生じると言われ，不眠がせん妄の要因にもなるため，早期対応が重要である（p.182参照）．また，うつ病などの精神疾患がある場合には，精神症状の安定をはかるう

[*2]むずむず脚症候群：レストレスレッグス症候群ともよばれ，夜間に寝ようとしてウトウトしているとき，リラックスしているときなどに脚に虫が這うようななんとも言えない不快な感覚が生じ，脚を動かすと和らぐことを特徴とする．鉄欠乏性貧血や重度の腎不全，妊娠などが影響し，睡眠不足や飲酒，カフェイン摂取によって症状が強まることがある．
[*3]周期性四肢運動障害：睡眠中に，主に下肢の筋肉の収縮と弛緩が小刻みかつ周期的に繰り返し起こる．軽症では自覚されない場合も多いが，重症になると中途覚醒が増え日中の眠気や倦怠感が主訴となる．むずむず脚症候群を生じる人に併発することが多く，鉄欠乏によってドパミン産生が妨げられることが一因と考えられている．
[*4]睡眠時無呼吸症候群：睡眠中に呼吸が止まったり，少なくなることで低酸素状態が生じる病気である．睡眠の精密検査で呼吸が止まったり，少なくなる回数（無呼吸低呼吸指数：AHI）が1時間に5回以上に増加すると睡眠時無呼吸症候群と診断される．いびき，中途覚醒，起床時の頭痛や倦怠感，日中の眠気が生じる．

表Ⅲ-2-1 がん患者の不眠の要因の例と対処（5P）

不眠の5つのP	例	対処
薬理学的要因 （Pharmacological）	ステロイド薬，アルコール，ニコチン，カフェイン，甲状腺ホルモン製剤，利尿薬（による頻尿），抗精神病薬（によるアカシジア）など	• 要因となる薬剤の中止・減量 • アルコールと睡眠薬の併用をしない
身体的要因 （Physical）	疼痛，悪心・嘔吐，下痢，消化管閉塞，咳・痰，呼吸困難，低酸素血症，頻尿，尿閉，発熱，発汗，瘙痒感，倦怠感，睡眠時無呼吸症候群，むずむず脚症候群，パーキンソン病など	• 身体症状の緩和
精神医学的要因 （Psychiatric）	適応反応症（適応障害），うつ病，せん妄，認知症，アルコール関連障害など	• 精神科受診につなぐ • 要因となる疾患の治療とケア
心理的要因 （Psychological）	ストレス，悩みごと，不安，恐怖など	• 話を聴き，相談にのる • 心理療法（カウンセリング，リラクセーション法など）
生理的要因 （Physiological）	環境変化（入院など），医療処置（ドレーン・点滴の留置など），日中の活動低下，短い日照時間，点滴による夜間頻尿，騒音，テレビ・スマートフォンの照明など	• 環境調整 • 睡眠衛生指導

[蓮尾英明：がん患者の不眠に対するセルフケア．がん患者の呼吸困難・痛み・精神症状を診るロジック－知っていればこんなに使える非薬物療法アプローチ！ 薬物療法が本当に有効な病態を見抜く！ （蓮尾英明，松岡弘道，松田能宣編），p179-180，メディカルビュー，2023を参考に作成]

えで睡眠調整は不可欠であり，早めに精神科受診につなぐことが重要である．

睡眠には個人差があり，年齢によっても変化する．とくに高齢者の場合，睡眠が浅くなり，中途覚醒や早朝覚醒が増加するため，睡眠時間だけにこだわらず，睡眠で得られる休息感や満足感を高めることが目標となる．

C. 症状緩和方法

がん患者の不眠の5つの要因を鑑別し，それぞれの要因に対して以下の治療とケアを行う．入眠時間や睡眠時間を調整するよりも患者自身の満足感を目指してケアをする．

1● 不眠を招く症状の治療

睡眠時無呼吸症候群やむずむず脚症候群，ナルコレプシー，概日リズム睡眠障害，レム睡眠行動障害など，不眠の原因となる病態に対する治療を行う．

2● 認知行動療法的アプローチ

認知行動療法は，ある状況に対する認知（考え方）と行動によって，気分・感情と身体的反応が変化することに着目し，認知を拡げたり修正することで期待する気分・感情と身体的反応に変化をもたらすことを目的とした心理療法である．たとえば不眠の悪循環の例として，「長く眠らないといけない」，「早く寝床に入るべき」といった認知（考え方）から長時間寝床に入る行動をとることがあるが，その結果眠れない場合，不安や焦りから不眠の悪循環が生じる．認知行動療法的アプローチでは，次の刺激コントロール法やリラクセーション法を用いる．

a. 刺激コントロール法

以下の点に留意して，寝床は眠れる場所だと脳に条件づける．

- 眠気を感じてから寝床に入る．
- もし寝床に入って15〜20分過ぎても眠れないときには，寝床から離れる．
- 眠れなかったとしても起床時間は一定にする．
- 昼寝はしない，あるいは15分以内にとどめる．

b. リラクセーション法

　就寝前のリラクセーション法により副交感神経を優位にし睡眠を促す．ストレッチ，手浴・足浴，アロマセラピーなど普段患者が取り入れているリラクセーション法を活用できるようにする．普段用いているリラクセーション法がない場合は，呼吸法，漸進的筋弛緩法，自律訓練法を指導する．

3 ● 環境調整

a. 光

　朝，起床後に朝日を浴びることで夜間のメラトニン[*5]分泌量が増え，体内時計が調節され睡眠・覚醒リズムが整い，入眠が促進される．メラトニンは環境の明暗に同調して分泌量が調節されるため，夜間の照明は暗くすることが好ましい．ただし高齢者の場合，夜間の排泄が増えるため，転倒しないよう，間接照明や足元灯を使って直接眼に入る光の量を減らしつつ，必要な明るさを保つように工夫する．また，体内時計への影響が強いスマートフォンやタブレット端末の就寝前の使用を控えることも良質な睡眠のために重要である．

b. 温　度

　ヒトの深部体温は日中の覚醒時に上昇し，夜間の睡眠時には低下する．就寝前に手足の皮膚血流が増加することで体温が外部に放散され，深部体温が低下し始めると入眠しやすい状態になる．そのため就寝前の入浴，あるいは手・足浴は，リラックスと皮膚血流の増加，手足の血管拡張による熱放散を促す入眠のケアとなる．

　また，中途覚醒を防ぐため，急激な深部体温への影響を最小限にするようエアコンや寝具を用いて室温や体温の調整を行う．

c. 音

　入院環境では，同室患者のいびきやトイレ移動の物音，ナースコールやモニター機器の音をなくすことはむずかしいが，できるだけ騒音を減らすよう耳栓の使用やモニター機器やベッドの配置の調整を行う．

4 ● 日中の活動

　体力低下や疲労感があっても，個々の体力に合わせて，少しでも身体のストレッチや歩行，車いす乗車などの身体活動や患者の関心のある作業や気分転換を行うことは日中の良

[*5]メラトニン：脳の松果体から分泌されるホルモン．睡眠／覚醒のリズムの調節に関与する．

い刺激となり，夜間の入眠をスムーズにする．

5 ● 不安の軽減

がん患者は，身体的側面，心理・社会的側面，スピリチュアルな側面の悩みや不安をそれぞれに抱えている．看護師の夜勤帯ではしばしば体験することであるが，巡回時に眠れない患者に声をかけると「夜になると悪いことばかり考えてしまって」と語られることがある．患者の話をよく聴いてみると，病状の進行や死の不安，恐怖感，遺していく家族を心配する気持ちなどを打ち明けられることは多い．看護師が患者の気持ちを聴くことによって，患者が自分の気持ちに気づき，モヤモヤしていた気持ちが整理される．眠れない時に看護師がそばにいて話を聴いてくれること自体が孤独を軽減し安心感を得ることにつながり，24時間そばにいる看護師だからできる入眠を促すケアとなる．話を聴くことで普段使っていた睡眠薬を服用せずに眠れることもあるため，睡眠薬の服用を検討する前にまず話を聴くことは欠かせない．

6 ● 薬物療法

睡眠障害の薬物療法では，不眠のタイプによって使用する薬剤が異なる．入眠障害には超短時間型・短時間型睡眠薬，中途覚醒には中・長時間型睡眠薬，早朝覚醒には中・長時間型睡眠薬や睡眠と覚醒のリズムの調整としてメラトニン受容体作動薬が選択される．

ベンゾジアゼピン系睡眠薬・抗不安薬は，せん妄の原因となり得るため，せん妄の治療薬を優先あるいは併用する．せん妄を起こしにくい睡眠薬に，メラトニン受容体作動薬（一般名：ラメルテオン），オレキシン受容体拮抗薬（一般名：スボレキサント，レンボレキサント）がある．

学習課題

1．がん患者の不眠につながる要因を整理してみよう
2．睡眠障害がある人に対してアセスメントが必要な項目を挙げてみよう
3．睡眠障害がある人へのケアについて説明してみよう

■ 引用文献 ■

1）高橋三郎，大野裕（監訳）：12　睡眠・覚醒障害群．DSM-5-TR精神疾患の分類と診断の手引，p177-194，医学書院，2023

172 第Ⅲ章　がん患者の全人的苦痛に対する緩和ケアの実際

2-2 不安のマネジメント

この項で学ぶこと

1. 不安のメカニズム，原因や特徴について理解する
2. 不安がある人のアセスメントについて理解する
3. 不安に対する治療やケアについて理解する

A. メカニズム

1 ● 不安とは

　不安とは，脅威に対する心理的な反応であり，がん患者においては病気の経過の重要な時点で変動する[1]．不安は患者にとって苦痛な感情であり，不安を感じていることは悪いことのように思われる．一方で，不安は自分を脅かすリスクを予想することにも役立ち，人間にとって重要な感情の1つでもある．

2 ● がんと不安

　がん専門病院の成人外来患者を対象とした大規模研究では，24％が臨床的に重大な不安症状があったと報告しており[2]，不安が十分コントロールできなければ，がん治療に影響を与える可能性がでてくる．よって，不安のコントロールは重要である．

　不安が生じる要因（図Ⅲ-2-1）には，元々患者がどのような性格であったのか，過去の患者の経験などの素因，がんへの恐怖や病気の進行状況，疾患と治療に関連した要因，合併症などの負担がある．患者が自分自身に不安が生じていることに気づき，その不安に対処することができれば不安は改善する．また，不安が生じる要因が改善したり，なくなったりすれば不安は改善する．一方で，不安への対処がむずかしかったり，不安の要因が改善しなかったりする場合には不安が維持されていく．

B. アセスメント

1 ● 包括的アセスメント

　不安をはじめとした精神的苦痛をアセスメントする際には，包括的アセスメントが重要である．包括的アセスメントとは，解決できる問題を見落とさないため，以下の順番で評価することである（図Ⅲ-2-2）．①身体症状の評価（痛み，だるさなど），②精神症状（精神医学的問題）の評価（せん妄，認知症，うつ病など），③社会・経済的問題の評価（経済的問題，介護による負担など），④心理的問題の評価（病気との付き合い方，家族・医療者との関係，コミュニケーションなど），⑤実存的問題（スピリチュアルペイン）である．

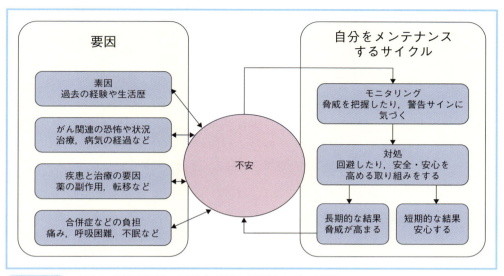

図Ⅲ-2-1　がんにおける不安の発生と維持に影響を与える要因
[Traeger L, Greer JA, Robles CF et al : Evidence-based treatment of anxiety in patients with cancer. Journal of Clininal Oncology 30(11) : 1197-1205, 2012 を参考に作成]

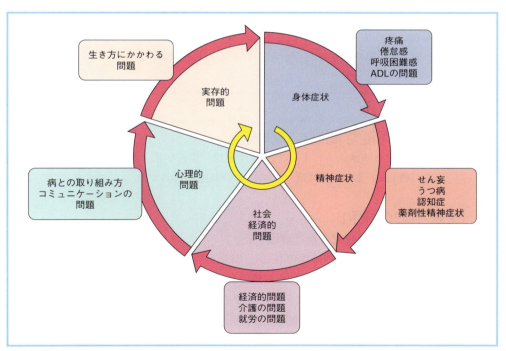

図-2-2　包括的アセスメント
[内富庸介, 小川朝生(編)：精神腫瘍学, p.61, 医学書院, 2011より引用]

2 ● 不安の症状

不安の症状は，行動面，思考面，身体面に現れるため，普段から患者の以下の点を観察することが必要である．

- 行動面：落ち着かずに保証を求めてくることが多くなる，焦る，怒りっぽくなる，飲酒の機会が増える，人との接触を避けるなど
- 思考面：心配事が多くなる，集中できなくなる，マイナス思考，考えがまとまらなくなるなど
- 身体面：筋肉の緊張と倦怠感が生じる，不眠，動悸などの自律神経症状が出現するなど

身体症状に関しては，とくに抗がん薬の治療では一度激しい嘔吐を経験すると，次の治療時から点滴ボトルを見ただけでも，あるいは点滴の針を刺しただけでも嘔吐したり，治療の日が近づくと悪心が強まったりすることがある．これを予期（予測性）嘔吐とよぶ．予期嘔吐は不安を身体で表している状態であり，制吐薬よりも抗不安薬が効果を示すことがあるため，医師に相談する．

3 ● 病的な不安との区別

がん患者ががんの経過に伴って不安を抱くことは一般的である．一方で，病的な不安にならないよう注意しておくとともに，病的な不安との区別をしておくことも重要であるため，**表Ⅲ-2-2** のような観点からアセスメントをする．

C. 症状緩和方法

1 ● 解決可能な問題への対処

包括的アセスメントによって，身体症状，精神症状，社会的・経済的問題で解決できる問題（**表Ⅲ-2-3**）があれば，まずはその問題に対処する．

2 ● 不安の緩和

a. 介入が必要かどうかを評価する

重症度（苦痛，機能障害の程度），時期（時間とともに自然回復する余地があるか）を評価し，それに応じて支持的な対応で経過をみるか（すべての医療者が広く提供する初期対応），より進んだ介入（より専門性が高い医療者が提供する対応）を行うかを判断する．

b. すべての医療者（精神医療従事者に限らない）が広く提供すべき初期対応

(1) 安心と保証を与える

支持・傾聴を基本としながら，患者に次のような情報[3]を提供する．

- 不安は「多くの人が感じる正常な反応」であり，時間の経過とともに和らぐこと
- 不安にはさまざまな症状があること
- さまざまな支援や薬物療法を利用できること

表Ⅲ-2-2	通常の不安と病的な不安を区別するポイント

① 脅威の程度に対して，通常予測されるよりも著しく強い不安症状が出現している
② 時間がたっても不安が軽減しない
③ パニック発作など，特有な表現の症状が出現する
④ 誤った信念をもっている場合（すぐに死んでしまうなど）
⑤ 日常機能に支障をきたす場合

※病的な不安は，患者のQOL低下と関連し，身体症状に対する懸念が増すことが示されており，
不安障害などに該当する状態に至る.
[内富庸介, 小川朝生（編）：精神腫瘍学, p.117, 医学書院, 2011 より引用]

表Ⅲ-2-3	不安に併存・類似する病態

- 軽症の意識障害（せん妄），認知障害（脳転移，認知症など）
- 薬剤の副作用や離脱症状
  例）ステロイド，制吐薬・抗精神病薬によるアカシジア，ベンゾジアゼピン系睡眠薬や抗不安薬・オピオ
     イド・ニコチンの離脱症状
  - 代謝性疾患（高カルシウム血症，低血糖など）
  - 低酸素血症，肺塞栓，胸水，肺水腫など
  - 呼吸困難感を伴う焦燥を起こす可能性がある
  - てんかん部分発作（パニック発作と誤診されることがある）
  - 大うつ病性障害（高率に不安症状を併存する）

[藤澤大介：緩和ケア領域における不安へのアプローチ. 不安障害研究 5（2）：94, 2014 より引用]

（2）不安の背景にある心配を特定する

不安の背景にある心配事を尋ねる．ただし，答えを急がないことが重要である．心理的動揺が強い場合には「そっとしておいてほしい」こともある．具体的な心配がわかれば，その解決案を示したり，関連する職種を紹介したりできる．疾患や医療サービスに対する十分な情報提供（オリエンテーション）は，それだけで不安の軽減に有効である[3]．

（3）家族に対するアプローチ

患者本人の了承を得て，家族や重要他者に患者の状況を説明し，患者のケアに協力を求める．入院している場合には，家族に面会に来てもらう，電話をしてもらうなどして患者の気分転換を支援する．

c. より専門性が高い医療者が提供する対応

（1）非薬物療法

リラクセーション法，心理教育，支持的精神療法，認知行動療法，などさまざまな精神療法の有効性が実証されている[4]．ここでは，リラクセーション法と心理教育について取り上げる．

①リラクセーション法

リラクセーション法には，呼吸法や漸進的筋弛緩法などがある．呼吸法とは，呼吸を整えることによってリラックスする方法である．楽な姿勢で，ゆっくり鼻から息を吸い，十分に吸い切って一息入れた後，ゆっくりと口から息を吐く．苦しくない程度に自分のペースで繰り返してもらう．最低でも2〜3分間続ける．漸進的筋弛緩法とは，体の緊張や筋肉のこわばりを和らげる方法である．まずはあえて体の力を入れた後で，ストンと力を抜く動作を繰り返す．楽な姿勢で，体の一部分（手，足，肩など）に思いっきり力を込め（5

秒程度），その後，ストンと力を抜く（5〜15秒程度）．この動作を繰り返し，また，体の部位を変えて行う．

②心理教育

心理教育とは，精神障害やAIDSなど受容しにくい問題をもつ患者に，正しい知識や情報を心理面への十分な配慮をしながら伝え，病気や障害の結果もたらされる諸問題・諸困難に対する対処方法を習得してもらうことによって，主体的に療養生活を営めるよう援助する方法とされる．心理教育では対象者が自ら抱えた困難を十分に受け止めることができるよう援助するとともに，困難を乗り越える技術を習得すること，現実に立ち向かうことができる力量を身に付けること（エンパワーメント，empowerment），困難を解決できるという自信（自己効力感，self-efficacy）を身に付けること，自己決定・自己選択の力を身に付けること，援助資源，社会資源を主体的に利用できるようになること，などが目指されている[5]．

(2) 薬物療法

非薬物療法では効果が得られない場合，あるいは，日常生活に支障をきたすほどに患者の苦痛が強い場合などは，薬物療法を併せて行う場合がある．薬物療法は，抗不安薬や抗うつ薬などが使用される．抗不安薬ではベンゾジアゼピン系薬剤が使用されることが多く，ロラゼパム，エチゾラムなどが一般的である．ただし，これらの薬剤は筋弛緩作用による転倒に注意が必要であり，依存性の問題などがあるため，長期の使用は避ける必要がある．抗うつ薬では選択的セロトニン再取り込み阻害薬（SSRI）であるフルボキサミン，パロキセチン，エスシタロプラムなどを用いることがある．ただし，抗うつ薬は，効果が発現するには1〜2週間かかることが多いため，患者に事前に説明しておくことが必要である．

学習課題

1．不安のメカニズムや原因について説明してみよう
2．不安がある人に対してアセスメントが必要な項目を挙げてみよう
3．不安に対する治療やケアについて説明してみよう

▌引用文献▌

1) Traeger L, Greer JA et al : Evidence-based treatment of anxiety in patients with cancer. Journal of Clininal Oncology 30(11): 1197-1205, 2012
2) Brintzenhofe-Szoc KM, Levin TT et al : Mixed anxiety/depression symptoms in a large cancer cohort: Prevalence by cancer type. Psychosomatics 50(4): 383-391, 2009
3) 藤澤大介：緩和ケア領域における不安へのアプローチ．不安障害研究 5(2); 93-101, 2014
4) Akechi T, Okuyama T et al : Psychotherapy for depression among incurable cancer patients. Cochrane Database of Systematic Reviews 2008 (2), 2008
5) 統合失調症の治療およびリハビリテーションのガイドライン作成とその実証的研究班：心理教育を中心とした心理社会的援助プログラムガイドライン，p.7，2004，〔https://www.ncnp.go.jp/nimh/chiiki/documents/psycho_education_guide_line.pdf〕（最終確認：2024年10月14日）

2–3 抑うつのマネジメント

この項で学ぶこと

1. 抑うつのメカニズム，原因や特徴について理解する
2. 抑うつがある人のアセスメントについて理解する
3. 抑うつに対する治療やケアについて理解する

A. メカニズム

1 ● 抑うつとは

　抑うつとは，気分が落ち込み，憂うつな気分になるなどの心の状態をいうが，患者によって表現は異なり，場合によっては今までやっていたことに興味が持てなくなった，感情がわかなくなったなどと訴えることもある．この抑うつが続いた状態を「うつ状態」もしくは「抑うつ状態」とよぶ．実際には，「抑うつ」「抑うつ状態」「うつ状態」はいずれもほぼ同じ意味で用いられることが多い．ただし，うつ病（表Ⅲ-2-4）とは，明確に区別しておく必要がある．

2 ● がんに伴う悪い知らせに対する心理反応

　生命を脅かす疾患をもつがん患者は，身体症状や治療への苦痛，仕事・学業と治療の両立，経済的な問題，死への恐怖など強いストレスにさらされており，抑うつ状態となる可能性は高い．図Ⅲ-2-3 のように，がんの告知，再発の告知などの衝撃的な悪い知らせがもたらされた場合，誰でもその直後には強い抑うつ状態が生じ，日常生活に支障が出るくらいの状態に陥る可能性があるが，通常はおよそ 2 週間程度で回復し，日常生活を取り戻せるようになる．しかし，患者によっては，2 週間を過ぎても抑うつ気分や不安が続き，回復が認められない場合もあり，強い抑うつ状態が継続する場合はうつ病と診断されることがある．また，うつ病の診断基準までは満たさなくても，日常生活に支障を生じているような場合には，適応反応症（適応障害）と診断されることがある．

3 ● がんとうつ病，自殺の現状

　がん患者におけるうつ病の有病率は 14.9％であり，軽度のうつ病は 19.2％と報告されている[1]．また，自殺に関しては，がんに罹患していない人よりもがん患者で 1.85 倍高いことが報告されており[2]，さらに，日本における病院内で発生する自殺の事例のうち，罹患していた身体疾患で最も多いのは，がんであったことが報告されている[3]．

178 第Ⅲ章 がん患者の全人的苦痛に対する緩和ケアの実際

表Ⅲ-2-4 うつ病の診断基準（DSM-5-TR）

A. 以下の症状のうち5つ（またはそれ以上）が同じ2週間の間に存在し，病前の機能からの変化を起こしている．これらの症状のうち少なくとも1つは（1）抑うつ気分，または（2）興味または喜びの喪失である．
　注：明らかに他の医学的状態に起因する症状は含まない．
　（1）その人自身の言葉（例：悲しみ，空虚感，または絶望を感じる）か，他者の観察（例：涙を流しているように見える）によって示される．ほとんど1日中，ほとんど毎日の抑うつ気分
　　　注：児童や青年では易怒的な気分もありうる．
　（2）ほとんど1日中，ほとんど毎日の，すべて，またはほとんどすべての活動における興味または喜びの著しい減退（その人の説明，または他者の観察によって示される）
　（3）食事療法をしていないのに，有意の体重減少，または体重増加（例：1ヵ月で体重の5%以上の変化），またはほとんど毎日の食欲の減退または増加
　　　注：児童の場合，期待される体重増加がみられないことも考慮せよ．
　（4）ほとんど毎日の不眠または過眠
　（5）ほとんど毎日の精神運動興奮または制止（他者によって観察可能で，ただ単に落ち着きがないとか，のろくなったという主観的感覚ではないもの）
　（6）ほとんど毎日の疲労感，または気力の減退
　（7）ほとんど毎日の無価値観，または過剰であるか不適切な罪責感（妄想的であることもある．単に自分をとがめること，または病気になったことに対する罪悪感ではない）
　（8）思考力や集中力の減退，または決断困難がほとんど毎日認められる（その人自身の説明による，または他者によって観察される）．
　（9）死についての反復思考（死の恐怖だけではない），特別な計画はないが反復的な自殺念慮，はっきりとした自殺計画，または自殺企図
B. その症状は，臨床的に意味のある苦痛，または社会的，職業的，または他の重要な領域における機能の障害を引き起こしている．
C. そのエピソードは物質の生理学的作用，または他の医学的状態によるものではない．
注：基準A～Cにより抑うつエピソードが構成される．
注：重大な喪失（例：親しい者との死別，経済的破綻，災害による損失，重篤な医学的疾患・障害）への反応は，
基準Aに記載したような強い悲しみ，喪失の反芻，不眠，食欲不振，体重減少を含むことがあり，抑うつエピソードに類似している場合がある．これらの症状は，喪失に際し生じることは理解可能で，適切なものであるかもしれないが，重大な喪失に対する正常な反応に加えて，抑うつエピソードの存在も入念に検討すべきである．その決定には，喪失についてどのように苦痛を表現するかという点に関して，各個人の生活史や文化的規範に基づいて，臨床的な判断を実行することが不可欠である．
D. 少なくとも1つの抑うつエピソードは統合失調感情症でうまく説明できず，総合失調症，統合失調症様症，妄想症，または「総合失調スペクトラム症及び他の精神症，他の特定される」および「統合失調スペクトラム症及び他の精神症，特定不能」に重複するものではない．
E. 躁エピソード，または軽躁エピソードが存在したことがない．
　注：躁様または軽躁様のエピソードのすべてが物質誘発性のものである場合，または他の医学的状態の生理学的作用に起因するものである場合は，この除外は適応されない．

［日本精神神経学会日本語版用語監修，髙橋三郎，大野　裕監訳：DSM-5-TR™精神疾患の診断・統計マニュアル，p.176-177，医学書院，2023より許諾を得て転載］

B. アセスメント

1● 包括的アセスメント

　　抑うつのアセスメントでは包括的アセスメントが重要である．とくにコントロールされていない痛みの存在は，がん患者の抑うつの最大の原因の1つであり，早期に対応する必要がある．

2● がん患者の抑うつが見落とされる可能性

　　がん患者における適応反応症や抑うつに関する問題として，医師や看護師がこれらの精神症状を見逃しやすいことがわかっている[4,5]．

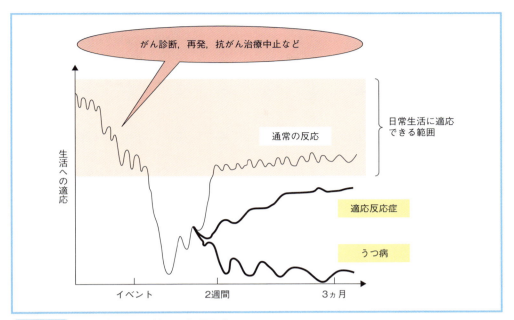

図Ⅲ-2-3 悪い知らせに対する心理反応
[内富庸介, 小川朝生(編):精神腫瘍学, p.98, 医学書院, 2011より引用]

抑うつ症状が見落とされやすい理由としては，以下が考えられる[6].

①医療者が，患者はがんに罹患しているのだから精神的に落ち込んでいても当然だと誤解し，患者の反応を通常の反応と混同してしまう
②患者自身もがんに罹患したのだから精神的に落ち込んでも当然だと誤解し，援助が必要な状況であるとは考えない
③精神的な苦痛に関して医療者に助けを求めることに患者が抵抗感を抱いていることが多く，助けを求められない

したがって，医療者は患者の精神状態に注意し早期発見に努める必要がある．

3 ● 抑うつを早期発見すること

　抑うつ状態の有無や程度，うつ病や適応反応症の判断は，精神科領域の専門家でないとむずかしいことが多い．したがって，専門家につなげる必要があるかを判断するスクリーニングが重要である．うつ病や適応反応症に対するスクリーニング法としては，つらさと支障の寒暖計（**図Ⅲ-2-4**）がある．つらさの点数が4点以上，かつ支障の点数が3点以上の場合，適応反応症やうつ病など，治療が必要な精神症状を有していることが疑われるため，該当する場合は専門家に紹介することが望ましい．

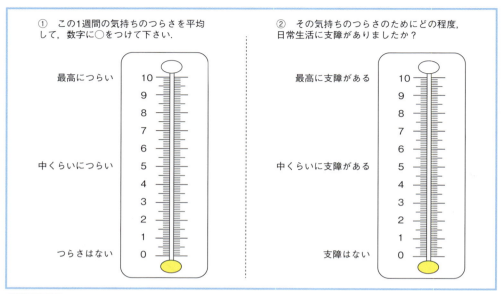

図Ⅲ-2-4　つらさと支障の寒暖計
[国立がん研究センター先端医療開発センター精神腫瘍学開発分野：抑うつ・不安のスクリーニング, p.2,〔https://www.ncc.go.jp/jp/epoc/division/psycho_oncology/kashiwa/020/030/DIT_manual.pdf〕（最終確認：2024年10月14日）より引用]

C. 症状緩和方法

1 ● 解決可能な問題への対処

抑うつのアセスメントにおいては，包括的アセスメントに基づき，身体症状，精神症状，社会・経済的問題で解決できる問題があれば，まずはその問題に対処する．

2 ● コミュニケーション

a. 基本的な姿勢

多くのがん患者はもともと心理的健康度が高く，特別なコミュニケーション技術を必要としないことが多い．ただしがん患者は，がんの罹患に伴って生じた役割の変化，喪失感や不安感，抑うつ感をはじめとした精神的苦痛を伴っている．よって，医療者に，患者の精神的苦痛を理解し，コミュニケーションを通して緩和されるよう支援することが求められる．具体的には，医療者はまず患者に関心を寄せ，患者が抱いている感情の表出を促し，傾聴，支持，共感しながらありのままの気持ちを受け止めるようにする．

b. 死にたいという訴えに対する対応

患者が「死にたい」と訴えた際に重要な点は，まずは話し合う姿勢を示し，患者の声を聴くことである．死にたいということばは，誰にでも言えることばではないため，患者が発したタイミングを大切にする．患者の話に耳を傾けながら患者の苦痛を理解し，共感的にかかわりながら，医療者が理解したことを患者に伝える．自殺念慮のある人へは，TALKの原則（表Ⅲ-2-5）で対応することが推奨されている．

表Ⅲ-2-5	「TALK」の原則
T（Tell）；誠実な態度で話しかける	
A（Ask）；自殺についてはっきりと尋ねる	
L（Listen）；相手の訴えに傾聴する	
K（Keep safe）；安全を確保する	

[日本臨床救急医学会（総監修）：救急現場における精神科的問題の初期対応　PEECガイドブック　改訂第2版，p.76，へるす出版，2018より許諾を得て転載]

c. 抑うつ状態の患者への意思決定支援

　がんの治療は，治療の段階に応じてさまざまな治療方法がある．治療のリスクとベネフィットを踏まえて患者は治療を選択する必要がある．しかし，患者が抑うつ状態になると，適切な意思決定がむずかしくなる場合がある．意思決定に関連して抑うつの影響が考えられる場合には，多職種で話し合いの場をもち，患者の意思決定能力についてのアセスメントや対応について検討する．

3 ● 薬物療法

　中等度以上の抑うつが認められる場合や患者の苦痛が強い場合には，薬物療法がおこなわれることもある．その際は，抗不安薬（例：ロラゼパム）や抗うつ薬（例：ミルタザピン）などが用いられる．抗不安薬は使用した当日から効果が認められるが，抗うつ薬は効果発現までに1〜2週間程度かかることがあるため，患者に事前に説明しておくことが望ましい．

学習課題

1．抑うつのメカニズムや原因について説明してみよう
2．抑うつがある人に対してアセスメントが必要な項目を挙げてみよう
3．抑うつがある人へのケアについて説明してみよう

▌引用文献▌

1) Mitchell AJ, Chan M et al : Prevalence of depression, anxiety, and adjustment disorder in oncological, haematological, and palliative-care settings : a meta-analysis of 94 interview-based studies. The Lancet oncology 12(2): 160-174, 2011
2) Heinrich M, Hofmann L et al : Suicide risk and mortality among patients with cancer. Nature Medicine 28(4): 852-859, 2022
3) 河西千秋, 杉山直也ほか：わが国の医療施設における自殺事故の大規模調査（2）一般病院における自殺事故の実態と自殺予防のための提言. 精神神経学雑誌110(11): 1045-1049, 2008
4) Passik SD, Dugan W et al : Oncologists' recognition of depression in their patients with cancer. Journal of Clinical Oncology 16(4): 1594-1600, 1998
5) McDonald MV, Passik SD : Nurses' recognition of depression in their patients with cancer. Oncology Nurse Forum 26(3): 593-599, 1999
6) 小川朝生, 内富庸介：緩和ケアチームのための精神腫瘍学入門, p.222-223, 医薬ジャーナル社, 2009

182　第Ⅲ章　がん患者の全人的苦痛に対する緩和ケアの実際

2-4 せん妄のマネジメント

この項で学ぶこと

1. せん妄のメカニズム，原因や特徴について理解する
2. せん妄がある人のアセスメントについて理解する
3. せん妄に対する治療やケアについて理解する

A. メカニズム

1 ● せん妄とは

　せん妄とは，身体疾患や薬剤などを原因として脳が機能不全を起こした状態であり，睡眠障害，注意障害，興奮，幻覚，妄想など，多彩な精神症状を伴う．せん妄は，入院中の高齢者の 25～40％と高率に発生し[1]，せん妄の期間が長期化すると死亡率が上昇することがわかっている[2]．また，進行がん患者の大多数はせん妄の経験を覚えており，患者と介護者の両方に苦痛を引き起こしているために[3]，せん妄は，早期発見・早期対応が重要である．

2 ● せん妄の症状別の分類

　せん妄の症状には，過活動型，低活動型，混合型がある．いずれも見当識障害を認めることが特徴である．
　① 過活動型：幻覚妄想状態となり，行動も活発で患者が自分の安全確保がむずかしい状態となる．点滴の自己抜去，転倒などの危険行動を伴うことが多い．
　② 低活動型：活動性が低下し，ぼんやりしているように見えたり，活気がない．
　③ 混合型：過活動型と低活動型が混在する状態である．

B. アセスメント

1 ● せん妄の要因

　せん妄の原因は，3つに分けて考えることができる．準備因子，直接因子，促進因子である．

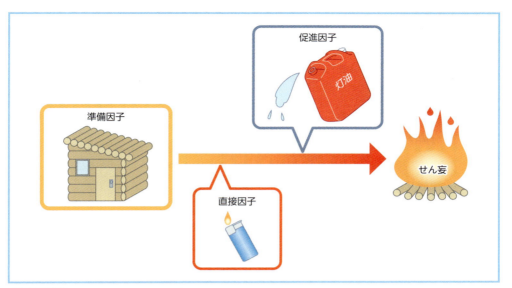

図Ⅲ-2-5　せん妄発生メカニズム
[井上真一郎:せん妄診療実践マニュアル, p.13, 羊土社, 2019を参考に作成]

① 準備因子：せん妄を起こしやすい脳の機能低下を起こしやすい状態
  - 高齢，認知機能障害（認知症など），脳梗塞・脳出血・せん妄の既往など
② 直接因子：せん妄を発症させる直接的な因子
  - 身体的問題：感染症，臓器不全，水・電解質異常，貧血，栄養障害など
  - 薬剤：一部の睡眠薬や抗不安薬，麻薬，ステロイド，抗パーキンソン病薬など
③ 促進因子：せん妄を悪化させたり，長期化させたりする因子
  - 身体拘束，痛み，睡眠障害，感覚遮断または過剰，環境の変化など

　せん妄の発生メカニズムを図Ⅲ-2-5に示す．せん妄を「燃えさかる炎」とすると，燃えやすい木の家（準備因子）を下地とし，そこにライター（直接因子）により着火されるとせん妄が発症する．油（促進因子）は，着火しやすくしたり炎を強めたりするものである．

　患者を看る際には，その患者がせん妄を起こしやすい患者なのか（準備因子の評価）を行う．せん妄を起こしやすい患者である場合には，次に患者に何かしらのせん妄の着火剤になるような要因（直接因子）はないかを確認し，同時に火を強めたり燃え続けさせたりする因子（促進因子）がないかどうかを確認する．

2 ● せん妄の評価

　患者がせん妄を発症しているかどうかを判断するのはむずかしい．そこで，いくつかのツールが開発されている．せん妄を発症しているかどうかを判断するものとしては，CAM（The Confusion Assessment Method）[4]がある．これは，以下4つの項目で確認する．①急性発症または症状の変動の有無，②注意障害の有無，③支離滅裂な思考の有無，

184 第Ⅲ章　がん患者の全人的苦痛に対する緩和ケアの実際

表Ⅲ-2-6　せん妄・うつ病・認知症の違い

	せん妄	うつ病	認知症
基本症状	注意・意識・認知障害 しばしば幻視・不穏	抑うつ気分 興味・喜びの喪失 希死念慮 認知障害は基本的に認めない	記憶・認知障害 （幻視を認める認知症もある）
発症の仕方	急激	比較的急なときもある	緩徐（年単位）
動揺性	多い 夜間や夕方に悪化	少ない 午前中に調子が悪いことが多い	少ない 夕方に調子が悪いことが多い
症状の持続	数日間から数週間	数ヵ月など比較的長期	永続的
睡眠リズムの障害	あり	あり	まれ
身体疾患	多い	時にあり	時にあり
薬物の関与	しばしばあり	時にあり	なし
環境の関与	多い	あり	時にあり

うつ病に見えても，まずは必ず見当識障害がないかどうかを必ず確認する．意識障害が急激に発達しているなら，せん妄の可能性が高くなる．

④意識レベルの変動である．ほかにもせん妄の重症度を判断するツールなどもある．

3● せん妄と間違えられやすい疾患

　前述のように，低活動性のせん妄は患者の活気がなくなり，意欲もみられなくなることから，うつ病と間違えられやすい．また，せん妄は認知機能障害を伴うことから，認知症と間違えられやすい．表Ⅲ-2-6 のような観点から正確にせん妄を見分けることが必要である．

C. 症状緩和方法

1● 因子へのアプローチ

　せん妄は，身体疾患や薬剤による意識の障害であるため，身体疾患の治療や薬剤調整を行うこと，すなわち直接因子を極力減らせるような治療やケアが最も重要である．せん妄の中でもとくに終末期に発症するせん妄を**終末期せん妄**という．終末期せん妄は，がんの進行によって頻度が高くなり，終末期で予後1ヵ月程度の場合は30〜50％，予後数日〜数時間では80％以上に生じるとされる[5]．終末期となると，患者の身体は栄養状態が悪化したり，がん以外の重篤な合併症も存在するようになるなど前述の直接因子が増え，せん妄の改善が困難な場合がある．しかし，それでも改善できる直接因子がないか（たとえば，脱水の補正や高カルシウム血症の改善ができないか，炎症をコントロールすることができないかなど）を十分検討し，改善可能な直接因子があるならばそれを改善するよう努める．同時に患者の身体的苦痛をアセスメントし，身体的苦痛を少しでも緩和できるよう努める．また，使用している薬剤がせん妄の原因となっている可能性があれば（例：オピオイドなど）医師や薬剤師等と検討し，投与量の調整や薬剤の種類を変更するなどして適切な

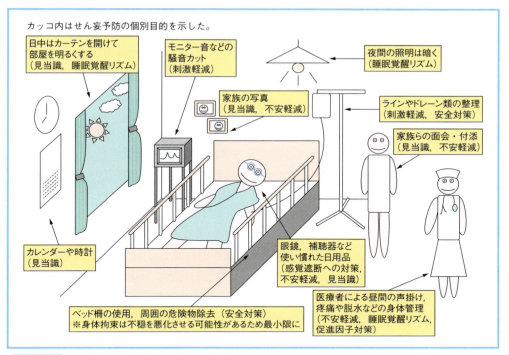

図Ⅲ-2-6　せん妄予防・改善のためのケア
[矢野智宣, 内富庸介:周術期のせん妄の診断と治療―術前からリスク因子に対応し, 必要に応じて薬物治療を(徹底分析シリーズ 最近の癌治療). LiSA 19(2):144-148, 2012より引用]

治療を行うことが重要である.

さらに, 促進因子に対する介入（環境整備）は, **図Ⅲ-2-6**に示した. 促進因子に対するアプローチは看護が最も力を発揮しやすい部分であり, せん妄予防にも改善にもつながるため, 日常的に意識して行いたい.

2 ● 薬物療法

せん妄に対しては, 上記因子へのアプローチを行うと同時に, 薬物療法がおこなわれることが多い. ハロペリドール, クエチアピンなどの抗精神病薬（主に統合失調症の治療薬）や睡眠作用を利用して一部の抗うつ薬（例:トラゾドンやミアンセリン）を使用することがある. 抗精神病薬には, 点滴薬や内服薬だけでなく, 舌下錠や貼付剤もあるため, 患者の状況に応じてチームで検討し, 使用を検討する. ただし, 抗精神病薬は錐体外路症状を生じることがあるため注意が必要である. 錐体外路症状とは, 脳の運動をコントロールする部分に異常が出たことによって生じる症状である. 錐体外路症状の代表的な症状として, 筋緊張の問題によって嚥下困難が生じたり, スムーズに歩くことがむずかしくなったり, アカシジア（主に足を中心にむずむずする）という症状が出現したりする.

3 ● 安全の確保

せん妄は意識の障害であり, 患者が自分の安全を確保できなくなることが多い. した

186 第Ⅲ章 がん患者の全人的苦痛に対する緩和ケアの実際

がって，患者が安全に療養生活が送れるよう患者周囲の環境を整備し，転倒転落のリスク，点滴などのルート類をまとめたり最小限にするなどの配慮が必要である．さらに，はさみなど危険なものが周囲にないか確認し，患者が誤って使用しないよう整理をする．

4 ● 患者・家族へのケア

せん妄は，患者本人にとって苦痛であるだけでなく，家族にとっても苦痛を伴う症状である．せん妄状態の患者の様子は，家族がこれまで見たことのない状態になっていることが多い．したがって，せん妄が発症する前からあらかじめ説明しておくことが重要である．せん妄が発症した後には改めてせん妄のメカニズムや，現在どのように治療しているのかなど具体的に説明する．また，戸惑っている家族に対し，患者とどのようにコミュニケーションをとるのが良いのかを一緒に考え，時に実践して見せるなどの対応をしながら家族の不安に対応する．

せん妄を有するがん患者に対して家族が望むケアとして，患者の主観的世界を尊重し，患者にせん妄となる以前と同様に接すること，家族の身体的・心理的負担を和らげることなどが求められている．また，せん妄の原因や今後起こりうることなどの情報提供なども重要である[6]．

学習課題

1．せん妄のメカニズムや原因について説明してみよう
2．せん妄がある人に対してアセスメントが必要な項目を挙げてみよう
3．せん妄がある人へのケアについて説明してみよう

引用文献

1) Inouye SK : The dilemma of delirium: clinical and research controversies regarding diagnosis and evaluation of delirium in hospitalized elderly medical patients. The American Journal of Medicine 97(3) : 278-288, 1994
2) Ely EW, Shintani A et al : Delirium as a predictor of mortality in mechanically ventilated patients in the intensive care unit. The Journal of the American Medical Association 291(14) : 1753-1762, 2004
3) Bruera E, Bush SH et al : The impact of delirium and recall on the level of distress in patients with advanced cancer and their family caregivers. Cancer 115(9) : 2004-2012, 2009
4) 渡邉明：The Confusion Assessment Method（CAM）日本語版の妥当性．The Japanese Society of General Hospital Psychiatry 25(2) : 165-170, 2013
5) 小川朝生：せん妄，緩和ケアレジデントマニュアル（森田達也，木澤義之監），p.261-268．医学書院．2016
6) Namba M, Morita T : Terminal delirium : families' experience. Journal of Palliative Medicine 21(7) : 587-594, 2007

3 社会的苦痛へのケア

この節で学ぶこと

1. 社会的苦痛について理解する
2. 緩和ケアを必要とする人が生活上直面する困難について理解する
3. 社会的苦痛のアセスメントについて理解する
4. 社会的苦痛に対するケアを実践するうえで，看護師に求められる姿勢について考える

A. 社会的苦痛とは

　人は，生まれ育つ中で多くの人とのかかわりを生きており，出会いと別れを経験しながら，それらの積み重ねを糧に生活を送る．しかし，とくに緩和ケアを必要とする人は，その生活上ですでに具体的かつ複雑な困難に直面していることが多い．罹患によって職や住まいを失うこともあれば，痛みにより日常生活や社会生活が思うように送れないこともある．すなわち，患者自身が家族や，知人・友人，集団，地域，職場・学校などとのかかわりがこれまで通りにいかなくなったことをつらく感じているときに，**社会的苦痛**が生じるのである．社会的苦痛は，人と他者，人と組織，人と地域文化，人と制度などといったいわゆる社会システムの中に生きる際に個人が経験する苦痛である，と言い換えることもできる．

　看護師は，患者の社会的苦痛を認知したときに，その苦痛の全体像を把握するよう努め，

コラム
人の社会性とは？

　人は，社会的な動物である．この世に生を受けてから誰からもケアされずに成長し，誰とも交流もなく，他者によって生産されたものを一度も使わずに，社会を構成する一人として生活を営むことは不可能と言っても過言ではない．

　人は他者と自己との違いを認識することで社会性を育む．また高度に進展した消費社会の中に生きる私たちは，相当の努力や覚悟がないと自給自足の生活を続けていくことはむずかしい．社会性をもつ，ということには，人との交流，さまざまな資材の消費とともに自らもまた他者と他者の暮らしのために何らかの働きかけをもつという双方向性が内包されている．

　この双方向性が機能不全状態を起こすことは，人の一生の中で度々訪れるものだが，とくに病によって治療や療養に専念しなくてはならなくなったときには，適切なケアとサポートでその社会性をつなぎ補強していくことが重要となろう．

188　第Ⅲ章　がん患者の全人的苦痛に対する緩和ケアの実際

医療ソーシャルワーカー（社会福祉士）と連携し，患者が抱える苦痛を具体的な緩和へとつなげる重要な役割をもつ．とくに，その時点において，患者のどのニーズが満たされていないのかを確認することにより，それらが患者の身体，精神，スピリチュアルの苦痛とどう影響し合っているのかをも見出すことができなければならない．

B. 社会的苦痛のアセスメント

　人びとの健康を規定するものとしては，WHO（世界保健機関）が提起した概念である健康の社会的決定要因（SDH：Social Determinants of Health）がある．また，SDHを診療や教育の場に落とし込み[1]，社会的苦痛を評価するツールとして，社会的バイタルサイン（SVS：Social Vital Signs）がある．SVSは人が社会的存在であることを念頭に，患者が具体的にどのような社会的問題を抱えているのかを把握するための情報や徴候を認知し，それらが生命の危機もしくは生活の危機を招くことのないよう，担当医や医療ソーシャルワーカーと連携・支援するうえで，看護師にとっても有用なアセスメント方法であるといえる．以下に，その項目を示し確認していきたい．

　SVSでは，患者の社会的背景を把握する項目として「HEALTHの6項目」が活用されている．Human relations（人との交流），Employment（仕事や収入），Advanced ADL（趣味・活動・生きがい），Literacy/Learning（ヘルスリテラシー・健康観，受けてきた教育，情報の入手），Taking food, clothing, shelter（衣食住），Health care system（医療・介護・福祉サービス）について，Patient preference/values（患者の選好，価値観，性格）を基盤として，①What：何が起きているか＝現在の問題点，②Why：なぜ起きているか＝問題点を生じさせる要因，③How：どのようにするか＝問題点に対する方策を多職種で検討していく．

　看護師もまた，患者の社会的苦痛をアセスメントする際に，ここに挙げた6項目の視点からそれらが患者の健康にどのように影響しているのかも念頭に問題点を整理していくことができる．下記の事例を通して具体的に考えてみよう．

> **事例❶**
>
> 　Aさん，36歳，男性．自動車関連工場勤務．妻（34歳），長男（8歳），長女（5歳）との4人暮らしで，妻は第3子を妊娠中．会社では地道な姿勢が評価され，主任を任されている．週末は妻と共にサーフィンを楽しんでいた．
>
> 　健康診断で異常を指摘され近くのがん診療連携拠点病院である総合病院を受診すると，大腸がん，肝転移が判明した．同期より早く係長昇進が内示された矢先であり，治療費や昨年購入したマイホームのローンのことを考えると，幸せな暮らしが足元からくずれていく感覚になった．
>
> 　診察室を出てから病気について調べようとするも，恐怖が先に立ちインターネット記事を読み進められず途方に暮れていると，診察に同席していた看護師に声を掛けられ，院内の相談支援センターに医療ソーシャルワーカーがいること，がん治療のための心理・社会的な支援が受けられることを知らされた．看護師から医療ソーシャルワーカーに連絡を入

れてもらうことができ，相談支援センターのドアをノックした．相談支援センターでがん専門相談員である医療ソーシャルワーカーが面接を行った．

　対話を通じて把握した A さんの置かれた状況を，SVS の視点で確認してみよう．

a. Human relations（人との交流）

　A さんは 3 人目の子の誕生を待ちわびている．仕事も順調で，実直な性格もあって同期の中でも最も早い昇進を内示されていた．そのような状況の中，A さんは妻に大腸がんと診断されたことをどう伝えればよいのか戸惑っていた．

b. Employment（仕事や収入）

　A さんは生産管理を任されており，月収は 40 万．日勤のみ．自宅から車で 20 分ほどの郊外の職場に通勤している．A さんのチームには 10 名の課員がおり，昇進内示もあった大事な時期であった．これまでのキャリアを思い，悔しさがこみあげる．治療が長引けば収入はどうなるのか，もう元の仕事には戻れないのではないか，すべてが終わったと感じていた．

c. Advanced ADL（趣味・活動・生きがい）

　サーフィンを通じて知り合った妻と，子どもを連れて海に出かけることが A さんの週末の楽しみであった．A さんは，手術によりストーマを造設することになると，家族と過ごす大切な時間であったサーフィンはもう心から楽しめないと感じていた．

d. Literacy/Learning（ヘルスリテラシー・健康観，受けてきた教育，情報の入手）

　大好きな自動車にかかわることを夢見て進学した専門学校で工学の楽しさを知ったという．もともと便通が不安定であったが，最近とくに疲れやすくなったこととあわせて，仕事のストレスや多忙さからくるものと思っていた．こんなことになるなら，もう少し健康に気を遣っておけばよかったとやるせない気持ちになった．

e. Taking food，clothing，shelter（衣食住）

　A さんが購入したマイホームのローンは 35 年残っている．健康を害したために支払いが滞らないか，細部にこだわって建てた自宅を手放すことは絶対にしたくないと話した．

f. Health care system（医療・介護・福祉サービス）

　A さんの通院先はがん診療連携拠点病院であり，A さんは手術・抗がん剤治療などあらゆる集学的がん治療の提供を受けることができる．相談時点で A さんは担当医から化学療法と外科的療法についての説明は受けていたが，詳細な副作用や手術適応の可能性については今後の説明とされており知識がなかった．また，治療期間中の休業補償や住宅ローンの返済変更，ストーマ造設に対する保障・助成制度や福祉サービスの存在は知らずにいた．

g. Patient preference/values（患者の選好，価値観，性格）

　A さんは，真面目に物事を考えすぎる傾向があると自認しており，現在の自分の状態について情報を多く得てしまうと迷ってしまうと思っていた．今は家族との時間を 1 日でも長く過ごすために何から始めればいいかということだけを考えていると話した．

表Ⅲ-3-1　がん患者が利用する主な制度

	医療保障	収入保障	生活・介護支援	就労支援
内容	• 高額療養費（限度額適用認定） • 医療扶助 • 障害者医療 • 先進医療助成 • 療養費貸付 • アスベスト救済	• 傷病手当 • 障害年金 • 老齢年金 • 入院給付金 • 生活扶助等 • 医療費控除 • 児童扶養手当	• 相談支援 • 介護サービス • 訓練等サービス • 補装具 • 地域生活支援事業 • 施設 • すまい • 住宅扶助	• 相談支援 • ジョブコーチ[*1] • 職業紹介 • 生業扶助[*2] • ワークシェア • ソーシャルファーム[*3]
フォーマル	• 健康保険 • 後期高齢者医療制度 • 生活保護 • 自治体医療費助成 • 被害者救済医療	• 健康保険 • 雇用保険 • 厚生年金 • 国民年金 • 生活保護 • 所得税控除 • 児童扶養手当	• 介護保険 • 障害者総合支援法 • 生活保護 • 成年後見制度 • 地域生活支援事業	• 雇用保険（ハローワーク） • 障害者職業センター • 生活保護
インフォーマル	• がん保険 • 生命保険 • 生活福祉資金（社会福祉協議会）	• がん保険 • 生命保険	• 社会福祉協議会 • ボランティア • 訪問ケア業者	• がん患者支援団体 • NPO • 企業

　Aさんのように働き盛りのAYA世代（p.19参照）であり，仕事や育児に全力投球している場合には，がんの治療と就労など社会生活との両立がとくに必要となる．適切な情報支援とともに，患者自身がどのような生活を描こうとしているのかを医療ソーシャルワーカーと連携しながらていねいに対応していくことが重要となる．

C. 社会資源の活用

　がん患者だけが利用できる特別な制度やサービスが充実しているわけではないため，既存の制度・サービスが適確に活用される専門的な援助が必要となる．この点については，患者の社会的苦痛の緩和とも強く関連しているため，医療ソーシャルワーカーと十分に連携し，患者家族に不利益とならないよう留意する．

　ここでは，がん患者が利用できる制度について表のようにまとめておく（**表Ⅲ-3-1**）．さらに，以下の項目ごとに特記したい．

1 ● 在宅療養支援

　在宅療養においては，40歳以上の患者でがんにより介護が必要な状態となった場合には介護保険を利用して介護サービスや福祉用具の準備を行う．また，医療保険による訪問診療，訪問看護なども有効であるが，訪問看護は介護保険で利用できるため，病状などによっては，介護保険が優先されることもあり得る．

[*1]ジョブコーチ：職場でのスキル向上や問題解決を支援し，障害者の就労をサポートする専門家．
[*2]生業扶助：経済的に困難な状況にある人々に対して，生活に必要な支援や助成を行う制度．
[*3]ソーシャルファーム：社会的課題解決を目的に，就労機会を提供し，障害者や失業者が働く場を提供する企業．

2 ● 経済的支援

　傷病手当金，障害年金，生活保護などの制度を活用し，療養や生活の維持継続を目指す．傷病手当金は，被用者保険を主とする制度のため，自営業者などで国保加入の場合には支給されない．事業経営が厳しい場合や，就労状況によっては患者が経済的に困窮していることも多く，所得補償としては多様な制度の活用可能性を探りながら，安定した療養生活の基礎には収入の安定性があることを理解しておく必要がある．ストーマ造設のように，がん治療によって身体障害者手帳取得によるストーマ装具への助成や障害年金給付を受けることもできる．

3 ● 就労・就学支援

　がんの治療が長期化し，また多くのがんで5年生存率が高まっている現代では，治療と生活の両立はすでに前提となっている面も多い．とくにがん治療後の体力や精神力を患者と共に適切に判断し，実現可能な就労形態を雇用主と共に相談していくことが重要となる．この際にも，両立支援コーディネーター[*4]や医療ソーシャルワーカーなどと十分に連携していく必要がある．

　就学中のがん患者の場合には，治療中の教育機会の保障，治療後から復学までの学校側との十分な連携と情報共有について，患者や保護者などとも十分に理解と了承を得ておくことが重要となる．また，復学後の学校生活の継続については，スクールソーシャルワーカーやスクールカウンセラーなどの介入も得ていくことが有効である．

4 ● 相談支援

　患者は，がんが疑われたその瞬間からさまざまな苦悩を抱えている．とくに社会的孤立状態にある患者は，ソーシャルサポートの量と質が十分でないことも多い．すべてのがん患者・家族はがんサバイバーであるが，がんサバイバーが誰からのサポートも得ずに自らの心身の状態を常に安定させ治療や病と向き合うことはむずかしい．

　孤立によって自らの存在意義を低めることがないよう，患者のこれまでの社会とのかかわり方を踏まえて，地域のがん診療連携拠点病院に設置されているがん相談支援センター（p.28参照）などと連携し，患者の療養生活を支援していく必要がある．

[*4]両立支援コーディネーター：働き方改革「仕事と両立」に関する三大テーマとして子育て・介護・治療が挙げられている中，治療を受ける患者が治療と仕事を両立できるよう，医療機関と患者が勤務する企業との間で治療や業務の情報を共有し，必要な支援のために仲介・調整の役割を担う者のこと．独立行政法人労働者健康安全機構が主催する基礎研修を受けることで取得できる資格であり，医療機関に勤務する医療・福祉・心理専門職のほか企業の人事労務担当者や産業保健スタッフなども研修受講対象となっている．

192　第Ⅲ章　がん患者の全人的苦痛に対する緩和ケアの実際

学習課題

1. 社会的苦痛とは何か，説明してみよう
2. 社会的苦痛に対するアセスメント方法を説明してみよう
3. 社会的苦痛に対するケアを実践するうえで看護師の姿勢として重要なことは何か，説明してみよう
4. 緩和ケアを必要とする人が活用できる社会資源にはどのようなものがあるか，具体的に調べてみよう

引用文献

1) 大矢亮：健康と社会を考える／社会的バイタルサインを使って患者さんの現在，過去，未来をみよう①．プライマリ・ケア実践誌，日本プライマリ・ケア連合学会，〔https://www.primarycare-japan.com/news-detail.php?nid＝319〕（最終確認：2024年4月10日）

4 スピリチュアルペインへのケア

この節で学ぶこと

1. スピリチュアル，スピリチュアリティについて理解する
2. スピリチュアルペインについて理解する
3. スピリチュアルペインのアセスメントについて理解する
4. スピリチュアルケアについて理解する
5. スピリチュアルケアを実践するうえで看護師に求められる姿勢について考える

A. スピリチュアル，スピリチュアリティとは

　がん患者の痛みからの解放を目指して作成された世界保健機関（WHO）専門委員会報告書[1] では，「スピリチュアルとは，人間として生きることに関連した経験的一側面であり，身体感覚的な現象を超越して得た体験を表す言葉である」と定義し，「『生きていること』がもつスピリチュアルな側面には宗教的な因子が含まれているが，『スピリチュアル』は『宗教的』とは同じ意味ではない」としている．なぜならスピリット（spirit）とは神学用語ではあるが，身体（body），知性（mind）とともに人間を形づくる要素であり，それは私たちの存在を根底で支え続けているいのちの源であるとされているからである．こういった考えに基づいて，QOL の向上を目指す緩和ケアでは，がん患者が体験する痛みや苦しみを身体的，心理的，社会的，そしてスピリチュアル（spiritual）な視座からとらえてケアが実践されてきた．

　一方，キリスト教文化圏でない日本においては，スピリチュアルの意味が十分に理解されないままに経過した．ところが，1998 年に，WHO 執行理事会が，健康の定義に「スピリチュアルな健康（spiritual well-being）」を加えることを提案したことを契機に，日本においてもこのテーマに対する関心が高まり，その重要性が認識され始めた．宗教学や哲学をはじめとして多くの学問領域でスピリチュアリティに関する課題についての議論や研究が盛んに行われるようになったが，現在までに一致した概念や定義の作成にはいたっていない．

　日本におけるスピリチュアリティの代表的な研究には，田崎らによる WHO の健康の概念の改定に伴う国際比較調査の一環として行われたフォーカスグループインタビューと，WHO の共通調査票をもとに日本向けに再調整された日本版（22 項目）を用いた研究がある[2]．その結果，日本人のスピリチュアリティ概念において重要とされる上位 5 項目は，「心の平静さを保つこと」「内的な強さ」「他者に愛着をもつこと」「人生の意味」「生

きていていくうえでの規範」であった．最下位の項目は，同点で，「何かが自分の人生をコントロールすること」「宗教儀礼をすること」であり，この背景には，特定の宗教をもたないという日本文化の特殊性が影響している可能性が指摘されつつも，上述した「スピリチュアルは宗教的と同じ意味ではない」とされていることがよりいっそう浮き彫りにされる結果となった．

　チャプレンとして多くの患者にかかわった経験をもつ窪寺は，神学を基盤として，「スピリチュアリティとは，人生の危機に直面して『人間らしく』『自分らしく』生きるための『存在の枠組み』『自己同一性』が失われたときに，それらのものを自分の外の超越的なものに求めたり，あるいは自分の内面の究極的なものに求める機能である」[3]と定義している．すなわち，スピリチュアリティとは人が人生の危機（たとえば，不治の病い）に直面したときに発動し，その人にとっての生きる意味や目的を付与する働きを担っているといえる．

B. スピリチュアルペインとアセスメント

1 ● スピリチュアルペインとは

　近代ホスピスの創始者であるシシリー・ソンダースは，死との対峙を余儀なくされたとき，「多くの患者が自責の念あるいは罪の意識をもち，自分自身の存在に価値がなくなったと感じ，ときには深い苦悶の中に陥っている．このことが，真に『スピリチュアルな痛み』とよぶべきものであり，それに対処する援助を必要としている」[4]と述べている．

　前述の窪寺は，スピリチュアルペインを「人生を支えていた生きる意味や目的が，死や病いの接近によって脅かされて経験する，全存在的苦痛である．とくに，死の接近によって『わたし』意識がもっとも意識され，感情的，哲学的，宗教的問題が顕著になる」[5]と定義している．このように終末期の患者のスピリチュアルペインの根底には，患者自身が「わたしの死」をどう見つめるかという主題が常に存在している．このため，スピリチュアルペインとは主観的な痛みであり，その現れ方も患者により異なる．スピリチュアルペ

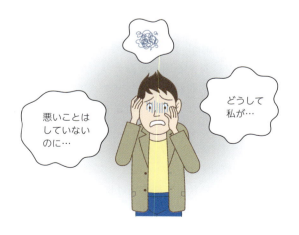

表Ⅲ-4-1	スピリチュアルペイン（患者の言葉）

「人の世話になって迷惑をかけて生きていてもなんの値打ちもない．申し訳ない」
「死んだら何も残らない」
「こんなことになったのは，罰があたったからだ」
「何でこんなことになってしまったのか」
「私の人生はなんだったのか」
「孤独だ．自分一人取り残された感じだ」
「誰もわかってくれない」

[Tamura K, Ichihara K, Maetaki E et al : Development of a spiritual pain assessment sheet for terminal cancer patients: targeting terminal cancer patients admitted to palliative care units in Japan. Palliative and Supportive Care 4(2) : 179-188, 2006 より引用]

インの構造解明によりケアの手がかりが得られるとの考えに立つ村田は，現象学に基づき終末期患者の「スピリチュアルペインとは，自己の存在と意味の消滅から生じる苦痛」であると定義し，「生の無意味，無価値，虚無，孤独と不安，疎外，コントロール感の喪失，周囲への依存や負担など，多様な苦痛として表現される」とその内容を記している[6]．

　患者はいのちの危機に直面して，「なぜ，私が」「悪いことはしていないのに」「自業自得」「私の人生は何だったのか」「生きていることの意味は」など，その患者のそれまでの生き様から生じる痛みや苦しみ，疼きを覚える（**表Ⅲ-4-1**）．これらの苦悩がスピリチュルペインであり，これに応えていくことが緩和ケアの中心的なテーマの1つである．

2● スピリチュアルペインのアセスメント

　スピリチュアルケアの実践には，患者がどのようなスピリチュアルペインを感じているのかをアセスメントする必要がある．

　村田は，人間の存在は，時間，関係，自律の3つの次元に集約されると考察し，前述の村田のスピリチュアルペインの定義を基盤として，スピリチュアルペインをアセスメントするための概念枠組みを呈示している．すなわち，終末期患者のスピリチュアルペインは，時間存在，関係存在，自律[*1]存在である患者が自己の死の接近により将来，他者との関係，自立[*2]と生産性を失うことから生じており，看護師は患者が表現するスピリチュアルペインがどの次元で現れているかを検討しアセスメントする．具体的なアセスメント方法として，スピリチュアルペインアセスメントシート（Spiritual Pain Assessment Sheet：SpiPas）が開発されている．SpiPas は，スピリチュアルペインの有無を判断するためのスクリーニング4項目と，表出されたスピリチュアルペインがどのような内容の苦悩であるかをアセスメントする14項目から構成されている（**図Ⅲ-4-1**）．

　まずはじめに，看護師は患者に「A．気持ちの穏やかさ」「B．大切な／支えになっていること」について質問し，現在のスピリチュアルな状態についてアセスメントする．続いて，「C．気になること／心配なこと」「D．現状の捉え方」について質問することにより，

[*1]自律（autonomy）：個人は自ら選択した計画に沿って自分自身の行動を決定する個人的な自由を許されるべきであり（Beauchamp & Childress 2001），人を自律した個人として尊重すること（respect for autonomy）は倫理の4原則の1つとして認められている．
[*2]自立（independence）：ほかへの従属から離れて独り立ちすること．他からの支配や助力を受けずに，存在すること（大辞泉）．このことから，他の助けや支配なしに自分一人の力で物事を行うことを意味している．

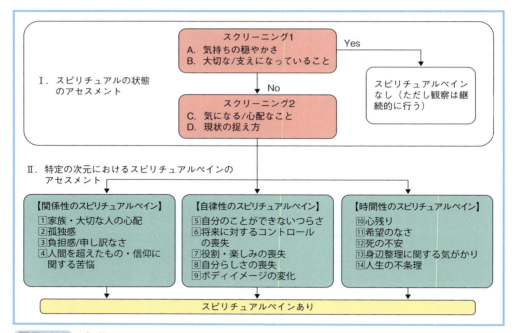

図Ⅲ-4-1 SpiPas
[田村恵子,河正子,森田達也(編):看護に活かすスピリチュアルケアの手引き〔第2版〕,p.30,青海社,2017より引用]

関係性・自律性・時間性のどの次元でのスピリチュアルペインを感じているかについておおよそ見当をつける．そのうえで，特定の次元におけるスピリチュアルペインの質問例を参考にして，患者はどんなスピリチュアルペインを体験しているかを診断する（表Ⅲ-4-2）．

また，日本においても広く活用されているNANDA-I看護診断では「スピリチュアルペイン」についての診断指標が提示されている．いずれの考えに基づくとしても，スピリチュアルペインは患者それぞれに現れ方も内容も異なるため，看護師は患者の言葉，表情，行動などを細やかに観察し，患者のまなざしに立ちアセスメントを行う[7]．アセスメントに際しては数値などの客観的な指標がないため，そこにかかわる看護師の価値や信念が強く影響することを認識しておく必要がある．

C. スピリチュアルケア

1 ● スピリチュアルケアの指針

村田は，スピリチュアルケアとは，スピリチュアルペインをケアすることであると述べている[8]．スピリチュアルペインは人間存在の3つの次元に起因していることから，ケアは死を超えた将来の回復，他者との関係の回復，および自立と生産性によらない次元での自律の回復を目標としている．

4. スピリチュアルペインへのケア　197

表Ⅲ-4-2　特定の次元におけるスピリチュアルペインアセスメント

次元	スピリチュアルペイン項目	定義	質問例	患者の表現例
関係性	1 家族・大切な人の心配	家族や大切な人に対する心配や気がかり，わだかまり	「大切な人（家族・友人など）のことで心配なことややつらいことはありますか」	・残していく○○のことが心配 ・○○を残していくのがつらい ・自分が死んだ後，○○はやっていけるだろうか ・つらいことを話すことで家族が悲しむから話せない
	2 孤独感	さびしさ，他者にわかってもらえないという思い	「ひとりぼっちだと思うことはありますか」	・誰もわかってくれない ・○○と一緒にいたい
	3 負担感 申し訳なさ	家族や他者に負担や迷惑をかけて申し訳ないという思い	「誰かの負担になってつらい 迷惑をかけて申し訳ないという気持ちになることはありますか」	・みんな（家族やケア提供者など）に迷惑をかけている ・人の世話にならないと何もできない，申し訳ない ・迷惑をかけたくない ・つらい気持ちを家族に知らせたくない ・落ち込んだ顔を見せたくない ・お金のことで負担をかけて申し訳ない
	4 人間を超えたもの・信仰に関する苦悩	人間を超えた存在（自然や神・仏など）との関係における苦しみ	「人間を超えた力が働いていると感じることがありますか」	・神も仏もない（救ってはくれない） ・自然の力はどうすることもできない
自律性	5 自分のことができないつらさ	自分で自分のことが思うようにできない，または，しっかり考えることができないつらさ	「自分で自分のことができなくてつらいと思っているのはどんなことですか」	・自分の思う通りにできないことがつらい ・自分で自分のことができなくて情けない ・何もできなくなってしまった ・トイレも一人でできず情けない ・ぼうっとして何が何だかわからない ・自分のことが考えられない ・もっとしっかりしていたい
	6 将来に対するコントロールの喪失	自分の将来がどうなっていくのかわからないために，見通しや計画が立たないことに関連した苦悩	「病気はこれからどうなるのだろう/先々どうなってしまうのだろうと思うことがありますか」	・この先どうなるのかがわからない ・ひどく苦しむのではないか ・先々のことを知って，自分で決めておきたい
	7 役割・楽しみの喪失	仕事や自分の役割，楽しみなどができないために，生きる意味が見出せないこと	「仕事や自分の役割，楽しみなどができず意味がないなと思うことがありますか」	・私の人生は何だったのか（意味がなかった） ・生きていても何の意味もない ・○○（仕事・役割・趣味など）を続けたい
	8 自分らしさの喪失	自分らしさを感じることができないこと	「あなたの生き方や人生で大切にしていることが尊重されていると思いますか」	・私の大切にしていることをわかってほしい ・人として扱ってほしい ・生きがいになることが何もできない
	9 ボディイメージの変化	容貌の変化に伴い，弱った姿を見せたくないこと	「今の姿をほかの人に見せたくないと思うことはありますか」	・落ち込んだ顔を見せたくない ・元気だった時の姿が変わってしまってつらい
時間制	10 心残り	やり残したこと，将来を見届けられないことに関するつらさ	「心残りだと思うことは何ですか」	・子どもや孫の成長が見られなくて残念だ ・生まれてくる孫に会えない ・これから家族とゆっくりしようと思っていたのに ・これからのんびり過ごそうと思っていたのに
	11 希望のなさ	希望が見出せないこと	「あなたにとって希望と感じることはどのようなことですか」	・今までしていた仕事に戻りたい ・何をしたらいいのかわからない ・何もすることがない ・楽しいことが何もない ・こんなことをやってもしょうがない ・病気が良くならないのなら早く終わりにしたい
	12 死の不安	死に対する怖れや，死んだらどうなるのかという不安	「死や死後について考えることはありますか」	・死が怖い ・死にたくない ・死んだら何も残らない ・死んだらどうなるのだろう
	13 身辺整理に関する気がかり	遺言や葬儀など伝えておきたい，残しておきたい事柄があること	「何かしておかなければいけないことはありますか」	・○○に感謝・お礼を言っておきたい ・仕事の引き継ぎをしておきたい ・自分の葬儀の段取りや相続の手はずをつけておきたい ・やらなければならない仕事があり，無念だ
	14 人生の不条理	「なぜ自分がこんなことになったのか」という不公平感や納得のいかなさ	「病気になって一番がっかりしたことは何ですか」	・こんなに治療をがんばってきたのに ・治ると思っていたのに ・こんなことになったのは，罰があたったからだ ・自業自得だ

［田村恵子, 河正子, 森田達也（編）：看護に活かすスピリチュアルケアの手引き 第2版, p.35, 青海社, 2017より引用］

2 ● スピリチュアルケアにおける看護師の姿勢

　スピリチュアルケアは患者の人生やそれを支える価値・信念に深く関与することである．このため看護師が苦悩する患者に対してペインを和らげようとしてケアを行うことはたやすいことではないが，まずは患者とかかわることである．看護師は自らの感受性を働かせて，患者との関係性を構築し，ケアリングのプロセスを通して，スピリチュアルペインを表出できるように見守る．次に，表出されたスピリチュアルペインが生じた理由について患者が自ら思索を深められるように，看護師は患者の語りに耳を傾けてその場に居合わせることが重要である．患者は看護師に対して語ることにより，何に自分が苦しんでいるのか，その意味は何か，などを自身に問うことが可能となる．なお，表出されるスピリチュアルペインは患者それぞれで画一的ではないため，多様なアプローチが必要である．具体的なケアの方法については成書を参考[8]とされたい．

　スピリチュアルケアにおいて，看護師は何もできず，無力感を抱き患者と共に悩み苦しむ存在であることを自覚せざるを得ない．このため，ケアに際して，看護師はまず自らのスピリチュアリティについて向き合い，自分が生や死に関してどのように考え感じているのかについて問うことが求められている．

学習課題

1．スピリチュアリティ，スピリチュアルペインとは何か，説明してみよう
2．スピリチュアルペインに対するアセスメントについて説明してみよう
3．スピリチュアルペインに対するケアを実践するうえで，看護師の姿勢として重要なことは何か説明してみよう
4．あなたにとって大切なことやあなたの存在を価値づけていることについて考えてみよう

■引用文献

1）　世界保健機関（編）：がんの痛みからの解放とパリアティブ・ケア―がん患者の生命へのよき支援のために（武田文和訳），p.5，金原出版，1993
2）　田崎美弥子，松田正巳，中根允文：スピリチュアリティに関する質的調査の試み―健康およびQOL概念のからみのなかで．日本医事新報4036：24-32，2001
3）　窪寺俊之：スピリチュアルケア学序説．p.8，三輪書店，2004
4）　Saunders CM：死に向かって生きる（武田文和訳），p.59，医学書院，1990
5）　前掲3），p.43
6）　村田久行：終末期がん患者のスピリチュアルペインとそのケア―アセスメントとケアのための概念的枠組みの構築．緩和医療学5(3)：157-165，2003
7）　田村恵子：スピリチュアルな叫びへの援助．ターミナルケア12（10月増刊）：82-92，2002
8）　田村恵子，河　正子，森田達也（編）：看護に活かすスピリチュアルケアの手引き，第2版，p.3青海社，2017

第Ⅳ章

さまざまな対象への
緩和ケア

学習目標

1. がん以外の疾患でも緩和ケアが必要とされていることを理解する
2. 多様な対象が求める緩和ケアの特徴を理解する

第Ⅳ章　さまざまな対象への緩和ケア

1 認知症を有する人への緩和ケア

この節で学ぶこと

1. 認知症を有する人への緩和ケアの考え方を理解する
2. 認知症の緩和ケアの視点に基づく症状マネジメントを理解する
3. 認知症の病期のプロセスとアドバンス・ケア・プランニング（ACP）の必要性について理解する

A. 認知症における緩和ケアの考え方

1 ● 認知症とその原因，および経過

　　認知症とは，一度正常に達した認知機能が後天的な脳の障害によって持続性に低下し，日常生活や社会生活に支障をきたすようになった状態で，それが意識障害のないときにみられる[1]．すなわち認知症は疾患ではなく症状の総称であり，さまざまな症状により自律した生活が営めなくなった状態を指す．そもそも私たちは，記憶，見当識，言語機能，実行機能，注意機能などの認知機能を働かせ，周囲からの情報を理解し判断し，それを行動にうつしながら生活を営んでいる．自律した生活を営むために欠かせない認知機能が不確かで曖昧なものになることは，生活を根底から揺るがし，意欲や自信の喪失，自己肯定感や自尊感情の低下，絶望，恐怖をもたらすであろう．

　　認知症を引き起こす疾患で一番多いのが，変性疾患とよばれるものである．変性疾患は，脳の神経細胞の変性や脱落を引き起こす疾患群で，アルツハイマー（Alzheimer）病やレビー（Lewy）小体病などが含まれる．ほかにも脳梗塞や脳出血といった脳血管疾患，クロイツフェルト・ヤコブ（Creutzfeldt-Jakob）病や AIDS といった感染症，頭部外傷，アルコール中毒，薬物中毒などが認知症を引き起こす．また認知症の有病率は，高齢になればなるほど高い．

　　ここでは，認知症の中で最も多いアルツハイマー型認知症を中心に述べる．アルツハイマー型認知症は，約 10 年をかけ海馬領域を中心とした障害から始まり，側頭葉，頭頂葉，後頭葉，前頭葉領域へと障害が拡大し，大脳全体が高度に萎縮して認知機能が障害され，日常生活動作が困難になり，身体のさまざまな機能に影響を及ぼしてやがて死に至る．だいたい発症後 7 年を経過したあたりから，意思疎通困難，失禁，歩行障害，嚥下困難といった症状がみられ始め，認知症としては重度となり[2]，亡くなる前 6 ヵ月〜2 年は寝たきりで過ごすといった経過が多くなる（図Ⅳ-1-1）．このように病気が進行し認知機能が低下していくプロセスを考えると，将来を見据えて ACP を進めていくことは必須であ

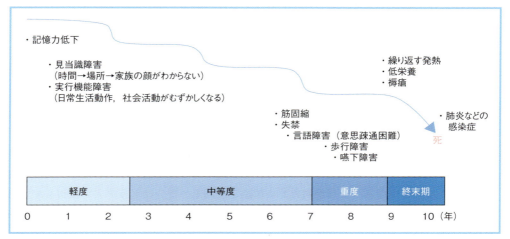

図Ⅳ-1-1　アルツハイマー型認知症の軌跡
[桑田美代子：豊かないのちの看取り－生活の中のケア－．緩和ケア17(2)：97-101, 2007／平原佐斗司：医療と看護の質を向上させる認知症ステージアプローチ入門：早期診断, BPSDの対応から緩和ケアまで, 中央法規出版, p.14, 2013を参考に作成]

る．認知症を有する人にとって，どのように生きたいか（逝きたいか）について考えておくことは，最期までできる限り自分の意思を尊重し望み通りに生活することにつながるとともに，家族にとっても彼らの最善を考えていくうえで多くのヒントを得る機会になる．

2● 認知症を有する人への緩和ケア

　先に述べたように，アルツハイマー型認知症の場合，約10年をかけて大脳全体が高度に萎縮し死に至る．しかしながら脳内で病的変化が進んでも，人的・物理的環境の変化を最小限にし，過度なストレスを軽減し，残存機能を活かす工夫をすることで，認知機能をできるだけ長く良い状態に保つことができる．言い換えれば，医療者が認知症を有する人の擁護者として，いかに彼らの苦痛を察し，推し量り，一人の人格をもった人として尊重しケアを提供できるかということが重要であり，それがまさに緩和ケアの核となる．

3● 認知症を有する人が抱える全人的苦痛

a. 身体的苦痛

　では，認知症を有する人が抱える全人的苦痛について考えてみる．まず身体的苦痛を招く要因を3つ挙げる．1つ目は，認知機能低下がさまざまな症状を招くということである．たとえば排泄動作を考えてみると，便意をもよおした後，自分でトイレまで歩き着衣を下ろし，便座に座り用を足し，用便の後始末をして着衣を整え，手を洗って自室まで戻らなければならない．この過程でトイレがみつけられない，着衣が下ろせない，どう便座に座ってよいかわからない，後始末ができないなど，どこか1つの動作が困難になると，スムーズな排泄行動ができず，便秘や便失禁などのトラブルにつながる．このように認知機能低下そのものが，容易に身体的症状を招くのである．2つ目は，服薬や受診といった行動がとれず病状が悪化することである．定期的な服薬や受診行動をとるためには，記憶や実行

機能などが必要である．これらの認知機能が障害されると，今までできていた身体の自己管理が困難となり，病状の悪化につながる．3つ目は，痛みなどを言語的に訴えられず症状が見逃されることである．私たちは日頃，症状を言語的訴えからキャッチしていることが多い．しかしながら認知症を有する人は，疾患の進行に伴い言語機能の障害が大きくなる．すなわち痛みや呼吸困難といった体調不良を自覚しても，それを言語的に訴えることが困難であり，症状緩和をはかってもらえない恐れがあるということである．

b. 精神的苦痛，社会的苦痛

次に，認知症を有する人が感じる精神的苦痛と社会的苦痛を考える．認知症を有する人は疾患の進行に伴い，生活の中で失敗が増える，人の輪の中にいても一人取り残されたような思いになる，毎日が初めての体験で疲れる，自分はもう一人では何もできないと感じるなど，さまざまな苦しい体験をしている．このような状況から，不安や情けなさ，焦燥感，恐怖といった精神的苦痛を，役割を取り上げられる，自由に外出させてもらえない，家族以外の人と会うことを制限されるといった社会的苦痛を生じている．

c. スピリチュアルペイン

最後にスピリチュアルペインである．スピリチュアルペインは誰もがもっているものであるが，日常生活では潜在化している．それが表出されるのは大きな困難や喪失に出会い，これまでの価値観がくずれていくときである[3]．認知症を有する人は，自律した生活を営むために欠かせない認知機能を喪失し大きな困難に直面している．まさにスピリチュアルペインが顕在化している状態である．たとえば認知症を患い，生きる意味を失う，自分には価値がないと感じる，誰も真摯に向き合ってくれない，自分のことを他人が次々と決めてしまうなど，自分の存在そのものを揺るがすスピリチュアルペインを抱えている．

B. 症状マネジメント

認知症の症状は，疾患からくる**認知機能障害**（中核症状）*と，認知機能障害を基盤とし，引き金となる要因（体調不良や環境要因など）が加わることで引き起こされる**行動・心理症状**（behavioral and psychological symptoms of dementia：**BPSD**）から成る．

1 ● 主な認知機能障害

a. 記憶障害

新しいことほどすぐに忘れてしまう，覚えていられない，覚えていたことを思い出せないなど，いわゆる「物忘れ」という記憶に関する障害を指す．加齢でも物忘れはみられるが，その場合はたとえば朝食に食べた果物が何であったか思い出せなくても，朝食を食べたという事実は覚えている．認知症の場合，朝食を食べたという事実自体も抜け落ちる．

b. 見当識障害

時間，場所，人や物の名前が曖昧になる障害を指す．認知症の進行とともに，時間，場所，人や物の名前の順で障害されていく．

---

*認知機能障害（中核症状）：認知機能障害は記憶や言語など認知機能全般の障害を指す．「中核症状」とよばれることもあるが，『認知症疾患診療ガイドライン』（2017年）では主に「認知機能障害」が用いられている．

c. 言語機能障害

言語能力が低下し，言葉をうまく使うことが困難になる障害を指す．伝えたいことに適した言葉が出てこない，その言葉がどういう意味をもつのかわからなくなるなど，人とコミュニケーションをとるうえで支障をきたす．

d. 実行機能障害

自分の目的に向かって，段取り良く行動することが困難になる障害を指す．これまで問題なくできていたことがむずかしくなり失敗する，失敗しても，その後どうしてよいのかわからなくなるなど，日常生活動作に支障をきたす．

e. 注意障害

多くの情報の中から自分にとって大事なものを選択すること，一度に多くの情報を処理すること，賑やかな環境の中でも集中して情報を処理することなどが困難になる障害を指す．気が散ると慣れたことでもできなくなる，同時に2つのことができなくなるなど，日常生活動作に支障をきたす．

2 ● 主な行動・心理症状（BPSD）

a. 帰宅要求

単純に「家に帰りたい」というだけではなく，「ここに居たくない」ということを現わしている場合も多い．仕事からの帰宅，夕飯の支度のための帰宅など生活習慣の継続や，不安や孤独といった情動が引き金となる．

b. 妄想

根拠は希薄であるが確信が強い状態であり，周囲からの訂正が入りにくい．物を盗られた，家族に見捨てられた，夫（妻）が浮気をしているなど，身近な人を巻き込む場合が多い．

c. 幻覚

現実にはない感覚を知覚しており，幻視，幻聴，幻触などがある．レビー小体型認知症の幻視は出現頻度がかなり高く，混乱や不安を招く場合が多い．

d. 攻撃的行動

叩くなどの身体的攻撃性と，相手をののしるなどの言語的攻撃性がある．訴えを否定・禁止する，指示や命令をする，急かすなどが引き金となりやすい．

3 ● メカニズム

大脳は感覚処理，運動制御，記憶，言語処理，感情制御を司っている．変性疾患の場合，ある特定の脳神経細胞の変性や脱落が起こり，先に述べたような認知機能障害を生じさせる．それに対しBPSDは，疾患そのものから生じるものでなく，認知機能障害があるが故に身体的苦痛を訴えることができない，落ち着かない環境で混乱する，不適切な対応をされ腹が立つなど，引き金となる要因により生じる．

4 ● アセスメント

認知機能障害をアセスメントするために，MMSE（Mini-Mental State Examination,

簡易精神機能検査）や**改訂長谷川式簡易知能評価スケール**（Hasegawa dementia rating scale-revised：**HDS-R**）といったいくつかのスケールがある．ただし認知症を有する人にとって，このような検査を受けることは心身の負担と成り得る．これを踏まえ，安易に検査を実施したり，数値化された結果のみで判断したりしないようにする．認知機能は体調や環境の影響により変動するものであり，あくまでスケールを用いた結果は，一時的な状態を現わしたものである．それよりむしろ，自覚する体調変化，ADLやIADL，生活上の困難さなどを，本人と家族に確認していくことが重要である．加えて言葉機能に障害はないのか，集中力はあるのかなど，ていねいに様子を観察していくことも重要である．

5 ● 薬物療法

抗認知症薬は，認知症を治癒させるものではなく，進行を緩やかにすること，脳を活性化させ意欲をあげることなどが期待できる．認知症を有する人が服用しやすいよう，剤形も錠剤，口腔内崩壊錠，細粒，内用液，ゼリー剤，口腔内崩壊フィルム，シロップ剤，貼付剤と多様である．処方時には，確実に服薬ができる工夫とともに，新たな症状の出現などモニタリングが必須である．またBPSDに対しやむを得ず向精神薬を用いる場合があるが，これには専門的知識をもつ医師のもと，適切使用であるかを検討する必要がある．なぜなら認知症を引き起こす疾患において，そもそも向精神薬の使用が適応外使用であるからである．加えてBPSDは，認知症を有する人からの体調不良や生活のしづらさといったSOSである場合が多いため，まずは非薬物療法から始めなければならない．

6 ● 非薬物療法・ケア

a. 認知症を有する人の思いを汲む

認知症を有する人は，全人的苦痛を抱えている．しかし認知機能の低下に伴い，こうした苦痛をうまく表出できないことが多い．看護師は認知症を有する人と対峙する際，想像上の立場交換をし，彼らが抱える苦痛を汲み，察することから始めなければならない．

b. むずかしくなった日常生活動作を補う

認知症が進行すると，これまでできていたことがむずかしくなる場合がある．しかしそれは，目的を達成するための一連の動作すべてが，急に不可能になるわけではない．たとえば入浴動作では，脱衣や洗体など，いくつかの過程がある．浴室に来てどうしてよいかわからない場合でも，「次はこうしましょう」という声かけがあれば動作ができたり，石鹸のついたタオルを持てば洗体できたりという場面はよくみられる．認知症を有していると聞いただけでADLやIADLのすべてを補うのではなく，もっている力を活かしつつ困難さを補っていく．

c. BPSDの引き金を考える

たとえば易怒性が高まり興奮しているような場面では，とにかく静かになってもらうための対応ばかりが先行する．しかしBPSDには，引き金となる要因がある．そのためまずは，体調不良や不眠の有無，職員の言動や対応など，そこまでの過程を振り返り，何が引き金になったのかていねいにアセスメントしなければならない．

d. 常に意思確認を試みる

かなり認知症が進行しても，こだわりや選好は表出できる場合が多い．意思疎通がはかれないと決めつけず，意思確認を試みる．ここで大事なことは，もてる言語機能や理解力に応じた声かけを行い，返答を急かない，非言語のサインを見逃さないなど，認知症を有する人のコミュニケーション能力に応じたかかわりをすることである．

e. 患者の家族を支える

生活を共にしてきた家族の一人が認知症を患うことは，家族にとっても大きな試練である．家族は，認知症を有した人の苦悩を思うと，長年そばにいたからこその同情や哀れみを抱く．と同時に，いずれ自分の身に訪れる介護に対する不安も抱く．認知症の多くの疾患が緩やかな進行であり，かかわり方次第で認知機能を良好に維持できる．家族には正しい知識をもってもらうとともに心身に配慮し，看護師が最期まで伴走することを伝える．

C. 認知症を有する人への緩和ケアに関する課題

2000 年以降，認知症を有する人の増加を見通し，認知症政策が強化されている．中でも，できるだけ長く認知症を有する人が自分の生き方（逝き方）を自身で考え選択できるよう，意思決定支援のあり方を考える機会が増えている．このように国をあげて，より認知症に関する理解を深めようとする動向はあるが，認知症を有する人に対する誤解や偏見が減っているわけではない．いまだに認知症を有する人に対しては，「何もわからない人」というレッテルが貼られ，痛みすら緩和してもらえず，本人不在のまま意思決定支援という言葉だけが悪目立ちしている場合もある．加えて BPSD に対するとらえ方にも，かなりの認識違いがある．たとえば認知症を有する人が，何度もトイレ通いをしているとする．看護師は，トイレに行ったことを忘れているととらえ，歩き回らないようにすることばかり考えていた．しかしこの方は膀胱炎を起こし，その不快から何度もトイレに通っていた，ということがある．このように認知症を有していると聞くだけで，どんな症状も認知症のせいになり，そもそもの苦痛が見逃される事態となっている．

少なくとも看護師はまず，認知機能に障害をもつということの不自由，不便，不安を想像しなければならない．そして認知症を有する人を，最期まで一人の人格をもった人として尊重するために正しい知識をもつこと，これが緩和ケアを提供するうえでの大前提となる．

学習課題

1. 認知症における緩和ケアの特徴・課題を挙げてみよう
2. 認知症を有する人の苦痛について考えてみよう
3. 看護師として認知症を有する人へのアドバンス・ケア・プランニング（ACP）のかかわり方を考えてみよう

206　第Ⅳ章　さまざまな対象への緩和ケア

▌引用文献▌

1) 日本神経学会（監修）：認知症疾患診療ガイドライン2017，p.2-3，医学書院，〔https://www.neurology-jp.org/guidelinem/degl/degl_2017_01.pdf〕（最終確認：2024年2月6日）
2) 平原佐斗司：チャレンジ！　非がん疾患の緩和ケア，p60-61，南山堂，2011
3) 小楠範子：語りにみる入院高齢者のスピリチュアルニーズ．日本看護科学会誌24(2): 71-79，日本看護科学学会，2004

2 心不全を有する人への緩和ケア

この節で学ぶこと

1. 心不全を有する人への緩和ケアの考え方について理解する
2. 心不全の緩和ケアの視点に基づく症状マネジメントについて理解する
3. 心不全の病期のプロセスとアドバンス・ケア・プランニング（ACP）の必要性について理解する

A. 心不全における緩和ケアの考え方

心不全はすべての心疾患における終末的な病態であり緩和ケアの対象となる病態と想定される．全人的苦痛への対応という視点からも，図Ⅳ-2-1 で示されているステージ C の段階から心不全の治療と並行して緩和ケアが提供されるべきであると日本循環器学会は提言している[1]．

図Ⅳ-2-2 で示されるように心不全はがんや老衰とは異なり，増悪，寛解を繰り返す経過をたどり，増悪時には改善可能かの判断が困難であるため，終末期の判断が困難である[2]．一方で回復する可能性が残されているため，早期から死を意識するような「心不全は心臓の機能が徐々に低下していく進行性の疾患である」ということについて説明することも困難である．加えて，病状が進行し，退院困難な状態に陥った時点で，本人，家族に予後不良であるとの説明は精神的負担が大きく，緩和ケアの選択肢を提示する機会が困難である現状がある．しかし，緩和ケアは死の受容ではなく，死に至る病いと共に生きる人生の肯定にあり，その過程における意思決定が必要である．このため，患者やその家族に心不全の病いの軌跡を十分に説明し，理解を得たうえで，心不全の経過とともに心不全の急性増悪に備えるため，意思決定のプロセスを共有するアドバンス・ケア・プランニング（ACP）を行うことが重要である[3]．

緩和ケアのための症状マネジメントはエビデンスに基づいた心不全治療が土台となる．つまり，看護師は心不全治療と緩和ケアを切り離して考えるのではなく，病期に応じた最適な心不全治療が行われているかを判断し，維持できるように支援することが必要である．

以上のことから，心不全における緩和ケアモデル（図Ⅵ-2-3）は，心不全症状が出現した時期から心不全治療と並行して行われるべきであり，病期の進行とともに緩和ケアの比重が増加していくが，心不全治療は最期まで中止しない．心不全症状は生活行動の縮小につながり，患者の QOL を著しく低下させる．心不全症状が出現してから終末期までの経過が長いからこそ，緩和ケアの早期導入が必要だと言われている[4]．

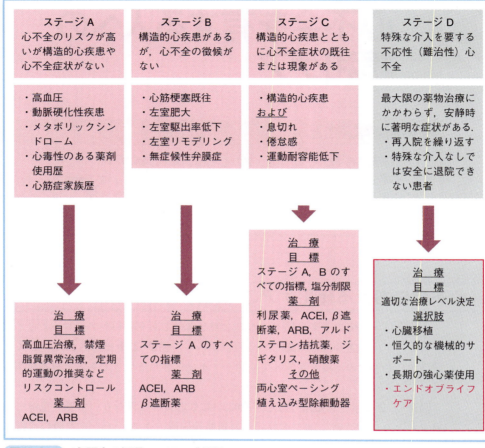

図Ⅳ-2-1　心不全の経過・ステージ分類
［大石醒悟, 高田弥寿子, 竹原　歩ほか(編)：心不全の緩和ケア, 第2版, p.102, 南山堂, 2020 より許諾を得て転載］

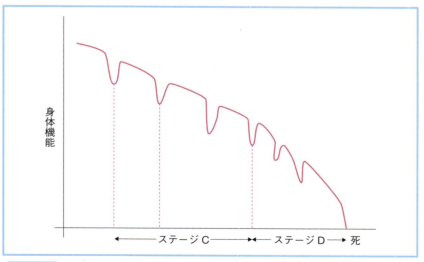

図Ⅳ-2-2　繰り返す増悪と寛解（症状としての回復）
［Murray SA, Kendall M, Boyd K et al：Illness trajectories and palliative care. British Medical Journal 330(7498)：1008, 2005 を参考に作成］

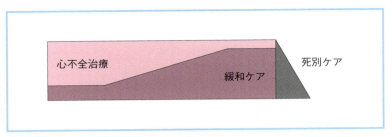

図Ⅳ-2-3 心不全の緩和ケアモデル
［高田弥寿子, 菅野康夫：慢性心不全の緩和ケア. 薬事57(12)：1953-1958, 2015より引用］

B. 症状マネジメント

1 ● 心不全に伴う症状

　心不全症状は，呼吸困難，痛み，倦怠感，抑うつ，不安，睡眠障害，認知障害，食欲不振や体重減少と多様な症状を呈し，終末期には一人あたり平均で6, 7種類と多くの症状を有していると報告されている[5-9]．また7割の患者が症状緩和の不足を認識しており，がん患者に比較して症状緩和が不十分である現状が明らかである[10]．症状評価前に注意することとして，慢性心不全のステージ分類に基づいた適切な心不全治療が行われているかを評価し，介入すべき点を考慮することが重要である．心不全における身体症状は，多種の併存疾患からなる多様な症状を呈するだけでなく，心理的側面，社会的側面，スピリチュアルな側面に影響をもたらし，心不全関連QOLの増悪へとつながっている[11]．図Ⅵ-2-4のように心不全症状は単独で存在するのではなく，多様な症状が密接に関係し，影響し合う状況である．

　心不全患者の症状評価ツールとしてはNYHA心機能分類が用いられるが，質問紙表を用いた健康関連QOL評価ツールが多面的症状評価に利用される．循環器内科領域での指標としてMedical Outcome Study Short Form 36-Item Health Survey (SF-36)[12]があり，さらに心不全患者ではMinnesota Living with Heart Failure questionnaire (MLHF)[13]がある．

　全体像を把握するうえでは，上記のような多面的評価が望ましいが，より簡便に患者の主観に着目した評価ツールとして，VAS，NRS，VRS，フェイススケール（p.122参照），ボルグ（Borg）スケール[*1]などがある．

2 ● 主な症状の特徴と評価項目，マネジメント

a. 呼吸困難

(1) 特徴と評価

　終末期心不全患者の呼吸困難は高頻度に認められる症状であり，患者および家族に対して死の恐怖をもたらす症状であると言われている[14]．患者の日常生活に影響を与えQOLの低下をもたらす．

[*1]ボルグスケール：運動やリハビリ中の主観的な疲労度を評価する尺度．6から20の数値で表し，6は「まったく疲れていない」，20は「非常にきつい」を意味し，運動負荷の調整に使用される．

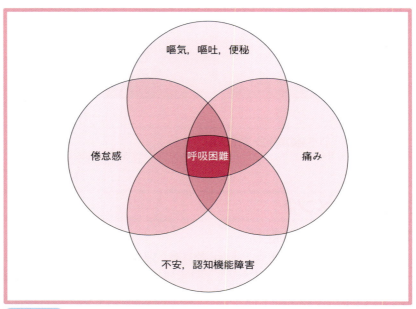

図Ⅳ-2-4　心不全の症状の相互関係
[大石醒悟, 高田弥寿子, 竹原　歩ほか(編)：心不全の緩和ケア, 第2版, p.103, 南山堂, 2020 より許諾を得て転載]

呼吸困難のメカニズムはまだ十分に解明されておらず，併存疾患や増悪因子が多岐にわたり，ほかの身体症状や心理・社会・スピリチュアルな側面にも影響を及ぼしているため，包括的な評価が必要である．貧血，胸水の有無，心不全，腎機能障害悪化のリスクの高いNSAIDs の使用の有無など，評価項目は多岐にわたる．デイビッドソン（Davidson PM）は呼吸困難を包括的にとらえるため，全人的苦痛（p.2，第Ⅰ章1節「緩和ケアとは―尊厳ある生と死，大切な生活をつなぐケア」参照）の概念をもとにした呼吸困難の包括的評価を示している（**図Ⅳ-2-5**）[15]．

(2) 薬物療法
①オピオイド（p.126 参照）
オピオイドは，急性肺水腫や急性心筋梗塞の急性期に呼吸困難や痛みの緩和に使用されるが，心不全末期の呼吸困難への使用は，呼吸抑制のおそれのために使用頻度は高くない．オピオイド使用時の副作用と対処は別項を参照．

②ベンゾジアゼピン系薬剤
呼吸困難の症状緩和におけるベンゾジアゼピン系薬剤の使用は，がんの緩和療法において広く使用されているが，この使用に関するエビデンスは確立していない．

(3) 非薬物療法
①非侵襲的換気
持続気道陽圧（continuous positive airway pressure：CPAP）は呼吸ドライブと呼吸筋における吸気負荷を低減することにより呼吸困難を和らげ，血行動態的には心室のリモデリングに役立つ[16, 17]．

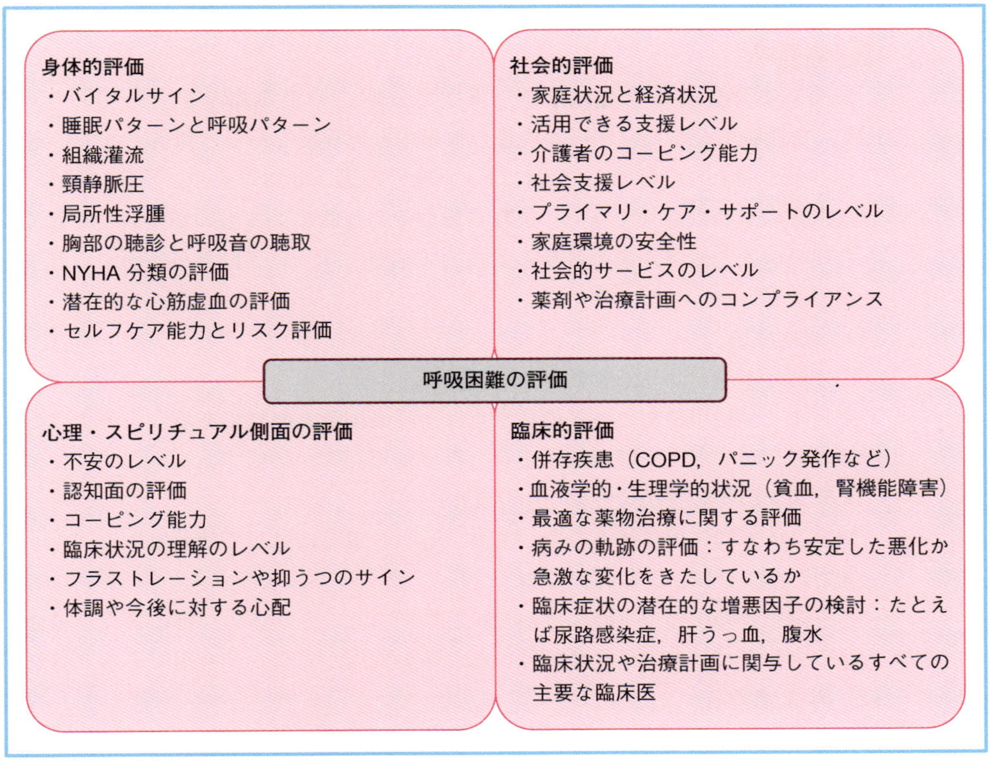

身体的評価	社会的評価
・バイタルサイン ・睡眠パターンと呼吸パターン ・組織灌流 ・頸静脈圧 ・局所性浮腫 ・胸部の聴診と呼吸音の聴取 ・NYHA 分類の評価 ・潜在的な心筋虚血の評価 ・セルフケア能力とリスク評価	・家庭状況と経済状況 ・活用できる支援レベル ・介護者のコーピング能力 ・社会支援レベル ・プライマリ・ケア・サポートのレベル ・家庭環境の安全性 ・社会的サービスのレベル ・薬剤や治療計画へのコンプライアンス

呼吸困難の評価

心理・スピリチュアル側面の評価	臨床的評価
・不安のレベル ・認知面の評価 ・コーピング能力 ・臨床状況の理解のレベル ・フラストレーションや抑うつのサイン ・体調や今後に対する心配	・併存疾患（COPD，パニック発作など） ・血液学的・生理学的状況（貧血，腎機能障害） ・最適な薬物治療に関する評価 ・病みの軌跡の評価：すなわち安定した悪化か急激な変化をきたしているか ・臨床症状の潜在的な増悪因子の検討：たとえば尿路感染症，肝うっ血，腹水 ・臨床状況や治療計画に関与しているすべての主要な臨床医

図Ⅳ-2-5　呼吸困難の包括的評価

［大石醒悟，高田弥寿子，竹原　歩ほか（編）：心不全の緩和ケア，第2版，p.106，南山堂，2020 より許諾を得て転載］

②ポジショニング

ファウラー位（p.77 参照）や坐位は肺活量を増加させ横隔膜の圧迫を減少させることで呼吸困難を和らげることができる.

③環境調整

呼吸困難の自覚症状は，暑い，寒いなどの温感によっても影響を受ける. また症状の悪化とともに日常生活が困難になるため，生活しやすい工夫が必要である.

④呼吸訓練と運動

口すぼめ呼吸や腹式呼吸などの呼吸法を患者自身が実施することで，セルフケア能力が高まる. 安静によるデコンディショニング[*2]は，運動耐用能を低下させ，労作時の呼吸困難を増悪させる要因となるため，安静度の中で行うことができるレジスタンストレーニング[*3]を考慮する.

⑤体重管理

体液過剰を防ぎ，一定量を保持することは呼吸困難の緩和につながるため体重のモニタ

[*2] デコンディショニング：「調節がうまくできない状態」を指し，長期間の安静による筋肉萎縮，筋力低下，呼吸機能（肺活量）低下，起立性低血圧（立ちくらみ，ふらつき）など全身の働きを調節するしくみの異常.
[*3] レジスタンストレーニング：局所あるいは全身の筋群に負荷（抵抗）を与え，筋力，筋パワー，筋持久力といった骨格筋機能の向上に主眼をおくトレーニング. 心不全の場合，臥床のまま看護師や理学療法士が足底に抵抗力を加えたうえで，足を蹴るようなトレーニング方法.

リングを推奨する

b. 痛 み

末期心不全患者の半数以上が，重度で長期にわたる痛みを有しており，進行がん，HIV，末期腎不全または呼吸器疾患の罹患率と同程度であると報告されている[18]．

心不全の痛みの一般的な原因には，心血管疾患，非血管疾患，治療に伴うものがあり，心臓由来のものばかりでなく，併存疾患やその症状によるものが多いとされている[18]．痛みも呼吸困難と同様に患者自身の主観的体験であり，患者自身が評価する方法を用いることが望ましい．

(1) 薬物療法

①オピオイド（p.126参照）

オピオイド使用にあたっての注意点は，呼吸困難と同様である．心不全における多数使用例の報告が少なく，呼吸状態を含めた慎重な評価が必要である．

②非ステロイド性抗炎症薬（NSAIDs）

NSAIDs の副作用に体液貯留があり，心不全患者に対して禁忌である．

③ガバペンチン・プレガバリン

心不全患者の圧痛や下肢痛は治療抵抗性であることが多い．そのような場合，ガバペンチンやプレガバリンのような抗けいれん薬の使用が安全かつ有用であるとされている．

(2) 非薬物療法

痛みの原因には，吸引による痛み，体位変換の痛み，ラインの挿入，気管内チューブの留置など，医原性や処置によるものがある．これらを緩和するには，愛護的な吸引，良肢位の保持，褥瘡予防，不要なラインの抜去などがある．

c. 倦怠感

倦怠感は，心疾患患者の69〜82％の高頻度でみられる症状[19]で，身体的・精神的状態の両方に関連していることが報告されている．倦怠感は活動制限につながり自尊心の低下からスピリチュアルペインに影響を与えるため評価が必要であるが，日本における心不全患者の倦怠感を測定するツールはない．利尿薬による低カリウム血症，過剰利尿，β遮断薬使用，睡眠障害，貧血，うつ，デコンディショニングが起因していることもある．

(1) 薬物療法

①鉄剤・エリスロポエチン製剤

心不全では貧血，慢性腎機能障害の合併が多く，それぞれが増悪因子となることが明らかになっている[20]．

②強心薬

進行した心不全では倦怠感の原因が心拍出量の低下であることがあり，そのような場合には強心薬の投与によって症状が改善することもある．

d. 抑うつ，不安

心不全にはうつ病，不安症，心的外傷後ストレス障害（PTSD），せん妄などの精神症状が合併することが多い[21,22]．近年，心不全患者の抑うつの合併は心不全の再発や死亡リスクにも影響を及ぼすことが示されている[22-24]．心不全患者の抑うつは活動性の低下などと間違えられ，診断されることが少ない．PHQ-9（Patient Health Questionnaire-9）は

抑うつ，不安に焦点を絞ったスクリーニングツールであり，日本循環器心身医学会でも推奨されたツールである．

(1) 薬物療法

心不全患者に抗うつ薬を選択する場合，心血管系へのリスクを考慮することが重要である．選択的セロトニン再取り込み阻害薬（SSRI）は心血管系の副作用は少ないものの，使用されている循環器系治療薬との薬物相互作用を確認する必要がある．副作用としての血圧低下，頻脈，不整脈に注意を要する．

(2) 非薬物療法・ケア

心臓リハビリテーションの導入によって，抑うつ症状の改善が期待できるという報告がされている[25]．

C. 心不全を有する人への緩和ケアに関する課題

猪口ら[26]の研究では，循環器看護に従事する看護師の多くが心不全患者の緩和ケアの必要性は認識しているものの，実践できていない状況であったと報告している．また多くの看護師は緩和ケアの知識や経験が少ないと考え，実践にジレンマを感じていた．

今後は心不全のどの段階においても緩和ケアの必要性があるため，スタッフ教育，緩和ケア技術の習得，患者・家族への予後や選択肢の情報提供，医療チームでの情報と目標の共有が重要である．

学習課題

1. 心不全における緩和ケアの特徴や課題を挙げてみよう
2. 心不全を有する人の苦痛について考えてみよう
3. 看護師として心不全を有する人へのアドバンス・ケア・プランニング（ACP）のかかわり方を考えてみよう

▌引用文献▐

1) 日本循環器学会・日本心不全学会合同ガイドライン：循環器疾患における緩和ケアについての提言，2021年改訂版，p.52，〔https://www.j-circ.or.jp/cms/wp-content/uploads/2021/03/JCS2021_Anzai.pdf〕（最終確認：2024年10月14日）
2) Murray SA, Kendall M, Boyd K et al：Illness trajectories and palliative care. British Medical Journal 330(7498)：1007-1011, 2005
3) 循環器疾患の患者に対する緩和ケア提供体制のあり方に関するワーキンググループ：循環器疾患の患者に対する緩和ケア提供体制のあり方について，〔https://www.mhlw.go.jp/file/05-Shingikai-10901000-Kenkoukyoku-Soumuka/0000204784.pdf〕（最終確認：2023年10月16日）
4) 高田弥寿子，菅野康夫：慢性心不全の緩和ケア．薬事57(12)：1953-1958, 2015
5) Dracup K, Walden JA, Stevenson LW et al：Quality of life in patients with advanced heart failure. The Journal of Heart and Lung Transplantation 11(2 pt 1)：273-279, 1992
6) Krum H, Gilbert RE：Demographics and concomitant disorders in heart failure. Lancet 362(9378)：147-158, 2003
7) Goodin SJ, Wingate S, Pressler SJ et al：Investigating pain in heart failure patients：rationale and design of the

Pain Assessment, Incidence & Nature in Heart Failure（PAIN-HF）study. Journal of Cardiac Failure 14(4): 276-282, 2008

8) Walke LM, Gallo WT, Tinetti ME et al : The burden of symptoms among community-dwelling older persons with advanced chronic disease. Archives of internal medicine 164(21): 2321-2324, 2004

9) Nordgren L, Sörensen S : Symptoms experienced in the last six months of life in patients with end-stage heart failure. European journal of cardiovascular nursing 2(3): 213-217, 2003

10) McCarthy M, Lay M, Addington-Hall J : Dying from heart disease. Journal of the Royal College of Phisicians of London 30(4): 325-328, 1996

11) Zambroski CH, Moser DK, Bhat G et al : Impact of symptom prevalence and symptom burden on quality of life in patients with heart failure. European Journal of Cardiovascular Nursing 4(3): 198-206, 2005

12) McHorney CA, Ware JE Jr, Raczek AE : The MOS36-Item Short-Form Health Survey（SF-36）: Ⅱ. Psychometric and clinical tests of validity in measuring physical and mental health constructs. Medical Care 31(3): 247-263, 1993

13) Rector TS, Kubo S, Cohn JN : Patient's self-assessment of their congestive heart failure. Part 2 : content. reliability and validity of a new measure, the Minnesota Living with Heart Failure Questionnaire. Heart Failure 3 : 198-209, 1987

14) 大石醒悟，高田弥寿子：末期心不全の症状緩和．心不全の緩和ケア―心不全患者の人生に寄り添う医療（大石醒悟，高田弥寿子，竹原　歩ほか編），p.67，南山堂，2014

15) 前掲14），p.68

16) Friedman MM : Older adults' symptoms and their duration before hospitalization for heart failure. Heart & Lung : The Journal of Acute and Critical Care 26(3): 169-179, 1997

17) Yan AT, Bradley, Liu PP : The role of continuous positive airway pressure in treatment of congestive heart failure. Chest **120**(5): 1675-1685, 2001

18) Johnson M, Hogg K, Beattie J et al : Management of pain. Heart Failure : From Advanced Disease to Bereavement, p.114, Oxford, 2012

19) 前掲18），p.143

20) Silverberg D, Wexler D, Blum M et al : The cardio-renal anemia syndrome : does it exist?. Nephrol Dial Transplant 18（Suppl 8）: ⅷ7-12, 2003

21) Solano JP, Gomes B, Higginson IJ : A comparison of symptom prevalence in far advanced cancer, AIDS, heart disease, chronic obstructive pulmonary disease and renal disease. Journal of Pain and Symptom Management 31(1): 58-69, 2006

22) Rutledge T, Reis VA, Linke SE et al : Depression in heart failure a meta-analytic review of prevalence, intervention effects, and associations with clinical outcomes. Journal of the American College of Cardiology 48(8): 1527-1537, 2006

23) Gathright EC, Goldstein CM, Josephson RA et al : Depression increases the risk of mortality in patients with heart failure: A meta-analysis. Journal of Psychosomatic Research 94 : 82-89, 2017

24) Sokoreli 1, de Vries, J, Pauws SC et al : Depression and anxiety as predictors of mortality among heart failure patients: systematic review and meta-analysis. Heart Failure Reviews 21(1): 49-63, 2016

25) Milani RV, Lavie CJ : Impact of cardiac rehabilitation on depression and its associated mortality. The American Journal of Medicine 120(9): 799-806, 2007

26) 猪口沙織，甲あかね，北川利香：循環器病棟看護師の心不全患者への緩和ケアの現状．第43回日本看護学会論文集 : 103-106, 2013

3 慢性呼吸不全を有する人への緩和ケア

この節で学ぶこと

1. 慢性呼吸不全を有する人への緩和ケアの考え方について理解できる
2. 慢性呼吸不全の緩和ケアの視点に基づく症状マネジメントについて理解する
3. 慢性呼吸不全の病気のプロセスとアドバンス・ケア・プランニング（ACP）の必要性について理解する

A. 慢性呼吸不全における緩和ケアの考え方

呼吸不全とは，呼吸器障害により動脈血の酸素分圧が60 Torr以下の低酸素状態にあることをいい，1ヵ月以上続く場合に慢性呼吸不全としている．慢性呼吸不全を引き起こす疾患として，慢性閉塞性肺疾患（chronic obstructive pulmonary disease：COPD），特発性肺線維症，肺結核後遺症などの非がん性呼吸器疾患が挙げられる．慢性呼吸不全は，初期は坂道や階段での息切れや慢性の咳嗽（がいそう）が主な症状であり，徐々に呼吸機能が低下し，最重症では長期酸素療法が必要となる．

1 ● 慢性呼吸不全を有する人への緩和ケアの必要性

慢性呼吸不全の経過としては，増悪と回復を繰り返しながら徐々に疾患が進行し，不可逆的に身体機能が低下する．COPDなどの非がん性呼吸器疾患における終末期とは，「①日常生活で介助が必要で頻回の増悪があり，症状が持続し，著明なQOL低下を認める．②身体的特徴として，サルコペニアやフレイルの状態を伴うことが多い」と定義され，予後はおおよそ半年から数年と推察されている[1]．しかし，増悪を契機に致命的な状態に陥ることも多く，終末期と増悪との判断が容易ではない．慢性呼吸器疾患の終末期に関する多施設調査において，終末期の診療に苦慮する疾患としてCOPDが81％と最も多く，中でも呼吸困難が84％と苦慮する症状で最も多いことが報告されている[2]．さらに，呼吸不全の主症状である呼吸困難は死を意識することもあり，身体的苦痛だけでなく，精神的苦痛や社会的苦痛，スピリチュアルな苦痛としてとらえることができ，緩和ケアの必要性が極めて高い．2021年に『非がん性呼吸器疾患緩和ケア指針』が作成されたほか，『COPD診断と治療のためのガイドライン（第6版）』では，終末期COPDへの対応として，呼吸リハビリテーションとともに緩和ケアが挙げられ[1]，慢性呼吸不全における緩和ケアの必要性の認識が高まっている．

慢性呼吸不全を有する人においては，呼吸困難や低酸素状態に伴って日常生活の中でで

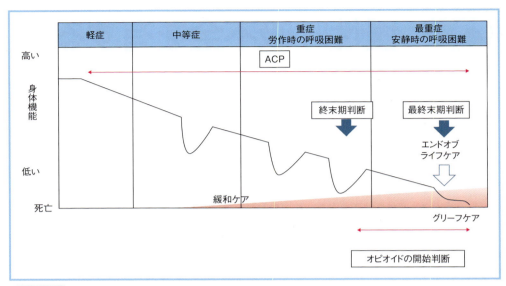

図Ⅳ-3-1 COPDの疾患軌道とACP，緩和ケア
[日本呼吸器学会COPDガイドライン第6版作成委員会（編）：COPD（慢性閉塞性肺疾患）診断と治療のためのガイドライン2022, 第6版, p.130, 日本呼吸器学会, 2022より許諾を得て転載]

きることが減少し，これまでの自己概念や自尊感情が揺らぎ，その再構築が求められる．そのため，慢性呼吸不全においては標準的な治療そのものが緩和ケアになり，終末期だけでなく早期の段階から緩和ケアが必要である．『非がん性呼吸器疾患緩和ケア指針』においても，緩和ケアは終末期になって導入されるべきものではなく，症状や苦痛が出現したらなるべく早期から適切に導入されるべきものであると示されている[3]（**図Ⅳ-3-1**）．

2● 慢性呼吸不全を有する人への意思決定支援

　慢性呼吸不全は，増悪時には回復が可能かどうかの予後の予測も困難なことが多く[4]，患者・家族にとっても病気が死に向かうことを認識できないこともあり，患者や家族の考える疾患の経過と医療者の考える疾患の経過が一致できていないこともある．さらに，呼吸状態が悪化すれば患者や家族は人工呼吸器の装着の意思決定を迫られることになり，意思決定への支援が重要となる．とくに，慢性呼吸不全患者は比較的高齢者に多く，人工呼吸器の装着や気管切開などの積極的な治療を実施したとしても，回復がむずかしい，介護者がいない，経済的な負担などの問題が生じるため，治療の選択に関しては倫理的な課題として支援が必要である．そのため，診断時から疾患の経過を見据えたACPを繰り返し実施することが望ましい．ACPのプロセスの中で，身体的状況だけでなく，患者のこれまでの人生や価値観，患者自身がどのような心づもりでいるのかをとらえ，患者や家族，医療チームで一緒に考えることが重要であり，最期までその人らしく生きて行けるように支援することが求められる．慢性呼吸不全では突然の増悪によって致命的な状態に陥ることもあり，安定期から増悪時の救命救急処置や人工呼吸器の装着に関しても患者を主体にして家族，医療チームで話し合っておくことが必要となる．しかし，安定期から致命的な状態を認識できない場合もあるため，早期の段階から患者・家族に疾患のたどる経過を踏

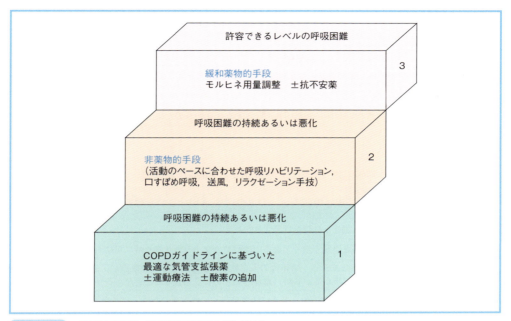

図Ⅳ-3-2　重症COPDの呼吸困難マネジメント
[Rocker G, Horton R et al：Palliation of dyspnoea in advanced COPD：revisiting a role for opioids. Thorax 64(10)：910-915, 2009を翻訳して引用した日本呼吸器学会・日本呼吸ケア・リハビリテーション学会合同　非がん性呼吸器疾患緩和ケア指針2021作成委員会(編)：非がん性呼吸器疾患緩和ケア指針2021, p.15, メディカルレビュー, 2021より許諾を得て転載]

まえた説明が必要となってくる.

　COPDの患者自身も疾患の進行経過や治療, 治療による症状やQOLの改善の程度, 予後, 死亡の可能性などの情報を求めているため[5], 疾患の進行に合わせて適宜, 情報を提供していかなければならない. 最も患者の傍らにいる看護師が医師からの説明を理解しているのか確認し, 患者が納得のいく意思決定ができるよう支援することが重要である. また, 高齢の慢性呼吸不全患者では, 併存疾患も加わり社会的問題も生じやすいため, 治療選択だけでなく, 療養環境の調整や経済面の配慮なども含めてソーシャルワーカーやケアマネジャーといった職種とも協働しながら医療チームで対応していくことが必要である.

B. 症状マネジメント

　慢性呼吸不全では呼吸困難や息切れが主な症状であり, これは低酸素によって引き起こされる症状である. 咳嗽や喀痰, 喘鳴などの呼吸器症状だけでなく, 長期にわたり低酸素状態が続くことで全身に影響を及ぼし, 倦怠感や体重減少, 食欲低下などの症状が出現する. また, 高二酸化炭素血症となると, 頭痛や眠気, 羽ばたき振戦, 意識レベルの低下などの症状も呈する.

　呼吸困難のマネジメントにおいては, 適切な標準的治療が最大限実施されていることが必須条件となっている (**図Ⅳ-3-2**).

　COPDの終末期では, 呼吸困難(98％), 倦怠感と衰弱感(96％), 不安と抑うつ(77％),

218 第Ⅳ章 さまざまな対象への緩和ケア

表Ⅳ-3-1 ヒュー・ジョーンズの分類

Ⅰ度	同年齢の健常者とほとんど同様の労作ができ，歩行，階段昇降も健常者並にできる
Ⅱ度	同年齢の健常者とほとんど同様の労作ができるが，坂，階段の昇降は健常者並にはできない
Ⅲ度	平地でさえ健常者並には歩けないが，自分のペースでなら1マイル（1.6 km）以上歩ける
Ⅳ度	休みながらでなければ50ヤード（約46 m）も歩けない
Ⅴ度	会話，着物の着脱にも息切れを自覚する．息切れのため外出できない

表Ⅳ-3-2 呼吸困難（息切れ）を評価する mMRC 質問票

グレード分類	あてはまるものにチェックしてください（1つだけ）	
0	激しい運動をした時だけ息切れがある．	☐
1	平坦な道を早足で歩く，あるいは穏やかな上り坂を歩く時に息切れがある．	☐
2	息切れがあるので，同年代の人よりも平坦な道を歩くのが遅い，あるいは平坦な道を自分のペースで歩いている時，息継ぎのために立ち止まることがある．	☐
3	平坦な道を約100m，あるいは数分歩くと息継ぎのために立ち止まる．	☐
4	息切れがひどく家から出られない，あるいは衣服の着替えをする時にも息切れがある．	☐

呼吸リハビリテーションの保険適用については，旧MRCのグレード2以上，すなわち上記mMRCのグレード1以上となる．
［日本呼吸器学会COPDガイドライン第6版作成委員会（編）：COPD診断と治療のためのガイドライン，p.57，メディカルレビュー社，2022より転載］

痛み（70％）を高頻度に認め，症状緩和は，呼吸困難の約50％で部分的な緩和がなされたものの，不安や抑うつはわずか8％にとどまり，82％では症状緩和の治療が行われなかったこと[6]が報告されている．

1 ● 主な症状の特徴と評価項目，マネジメント

a. 呼吸困難

（1）特徴と評価

　呼吸不全の主症状は呼吸困難である．呼吸困難は，活動によって身体の酸素消費量が増加するため，活動時に低酸素状態になりパニック状態となることもある．そのため，呼吸困難を回避するために日常生活を制限することにつながり，ADLやQOLの低下を招く．呼吸困難は主観的な感覚であるため，疾患の進行が緩慢な場合には，低酸素状態になっていても症状を感じにくい．

　呼吸困難を評価するために，ヒュー・ジョーンズ（Hugh-Jones）の分類（**表Ⅳ-3-1**）やmMRC息切れスケール（**表Ⅳ-3-2**），修正ボルグスケール[*1]，VAS，NRS（p.122参照）などを活用する．

[*1]修正ボルグスケール：ボルグスケール（p.209参照）を簡略化したもので，主観的疲労度や呼吸困難を0～10で評価する．直感的に使いやすく，高齢者や呼吸器疾患の患者にも適しており，心臓や呼吸のリハビリテーションでの負荷調整に役立つ．

(2) 薬物療法

①オピオイド（p.126参照）

最大量の気管支拡張薬を投与しても呼吸困難が緩和されない場合，モルヒネの使用が有効とされる．事前に腎機能の評価を行ったうえで使用する．低用量から開始し，ゆっくり増量する．開始後は呼吸困難の改善の有無を必ず評価する．モルヒネの投与による副作用は便秘があるが，呼吸抑制の問題はほとんどないとされている．

②吸入療法

電動式ネブライザーや定量噴霧式吸入器，ドライパウダー吸入器などを用いて標準的な気管支拡張薬の吸入を行う．活動時の呼吸困難の軽減のために，活動前に短時間作用型β_2刺激薬を吸入するアシストユースを活用する．

③抗不安薬

ベンゾジアゼピンを使用することがあるが，十分なエビデンスがなく，用量依存性的に死亡リスクを増大させるため注意が必要である[7]．

(3) 非薬物療法

①酸素療法

酸素を投与する．侵襲性の低いハイフローセラピー（high-flow nasal cannula：HFNC）にて高流量の酸素療法を行う．COPDの患者では，高濃度の酸素投与によってCO_2ナルコーシスに陥りやすいため，十分な観察が必要である．非侵襲的陽圧換気療法（noninvasive positve pressure ventilation：NPPV）として間欠陽圧人工呼吸器を用いて呼吸補助を行う．マスクの圧迫による皮膚トラブルに注意が必要である．

②呼吸法

口すぼめ呼吸（p.140参照）が有効である．呼気時間が延長し，呼吸筋疲労が減少する．口すぼめ呼吸は労作時やパニック時の呼吸の調整にも用いられる．

③リラクセーション

リラクセーションには，呼吸補助筋のマッサージ・ストレッチ，ポジショニング，呼吸介助などがある．呼吸筋の過緊張や胸郭可動域の柔軟性が低下しているため，マッサージやストレッチを行うことでリラクセーションをはかり，胸郭の可動域を改善させ，呼吸仕事量の軽減につながる．安楽な体位としては，30°〜60°のセミファウラー位が横隔膜の拳上を防ぐ．音楽療法やアロマセラピーなどの支持療法もある．

④送風：扇風機やうちわで顔に風を送る方法は呼吸困難を軽減させる．室温を下げることも有効である．

⑤感染予防：インフルエンザや肺炎などの感染が急性増悪につながるため，日頃からの感染予防が重要であり，慢性呼吸不全の患者に対してはインフルエンザワクチンや肺炎球菌ワクチンの予防接種が有用である．また，手洗いやうがい，マスクの着用といった基本的感染予防対策も習慣化できるように支援していく必要がある．

b. 倦怠感

(1) 特徴と評価

COPDでは，閉塞性換気障害に伴って呼吸負荷が増大し，エネルギー消費が亢進することにより倦怠感が出現する．さらに呼吸困難によって食欲が低下することから摂取エネ

ルギーの低下をきたし，低栄養やるいそうがみられ，倦怠感が助長する．GOLD[*2] のステージ分類[*3] において最重症であるステージⅣでは約6割で体重減少が認められたとの報告もある[8]．COPDでは心不全を併発することもあるため，浮腫による倦怠感も出現する．

倦怠感によって活動を制限することとなり，日常生活やQOLに影響を及ぼすため，倦怠感を評価することが必要である．

倦怠感を評価するツールとして，患者自身が倦怠感の程度を0～10の数字で示すNRSやVASが簡便である．また，直接，倦怠感を評価することはできないが，COPDの状態と日常生活や睡眠への影響を点数化したCOPDアセスメントテスト（CAT）（図Ⅳ-3-3）を使用することで，呼吸困難や咳嗽だけでなく，COPDをもつ患者の日常生活の状況を評価でき，日常生活へのケアに活用することができる．

（2）薬物療法

①栄養剤

低栄養を防ぐことが重要であるため，点滴による栄養補給もしくは，脂質成分の多い栄養剤（エンシュア®）の投与を行う．発酵食品や食物繊維の多い食品はガスが発生しやすく，腹満を引き起こし，横隔膜が挙上して呼吸困難を招くため，控えることが望ましい．

②副腎皮質ステロイド（コルチコステロイド）製剤

非がん呼吸器疾患患者には有効性は明らかになっていないが，終末期において効果の認められる最小量でのプレドニゾロンやデキサメタゾンの投与が提案されている[9]．長期投与によって有害事象のリスクが高まるため，注意が必要である．

（3）非薬物療法・ケア

適度な運動（運動療法）を行うことが筋力低下を防ぎ，運動耐容能を改善させる．とくに下肢運動が推奨される．終末期では，「身のおきどころがない」と表現される倦怠感となることが多いため，苦痛に対して共感を示すとともに，ファウラー位などの安楽な体位の工夫やマッサージなどのリラクセーションを行い，苦痛の軽減をはかる．

c. 不安，抑うつ

不安や抑うつも多くみられる症状の1つである．とくに呼吸困難は死を意識することにつながり，不安や抑うつを招き，不安から呼吸困難を増強させ，悪循環に陥る．『在宅呼吸ケア白書』によれば，息切れによる恐怖感や一人での不安などが外出しない理由となっており[10]，息切れや倦怠感などの身体的苦痛から死への恐怖や呼吸困難の出現への不安といった精神的苦痛や，ひきこもりなどの社会的苦痛が生じている．また，在宅酸素療法中の慢性呼吸不全患者は，希望や生きがいの喪失や自己信頼感の喪失などのスピリチュアルペインを体験していることが報告されており[11]，終末期だけでなく，酸素療法が必要となった段階においても緩和ケアが必要である．

[*2]GOLD（Global Initiative for Chronic Obstructive Lung Disease）：WHO（世界保健機関）とNHLBI（米国立衛生研究所）の共同プロジェクトに，世界中の医療専門家が協力する形で始まった世界的な活動である．「COPDに関する認識・理解を高めること」，「COPDの診断・管理・予防の方法を向上させること」，「COPDに関する研究を促進させること」を活動の目的としている．

[*3]ステージ分類：GOLDによってCOPDの重症度をステージⅠ～Ⅳの4段階に分類しているものである．スパイロメーターを用いた呼吸機能検査での1秒量（FEV1）の結果や年齢や性別，身長から算出される予測値に対する割合（% FEV1）を求めてステージを評価する．ステージⅣは「極めて高度の気流閉塞」とされ，最重症となっている．

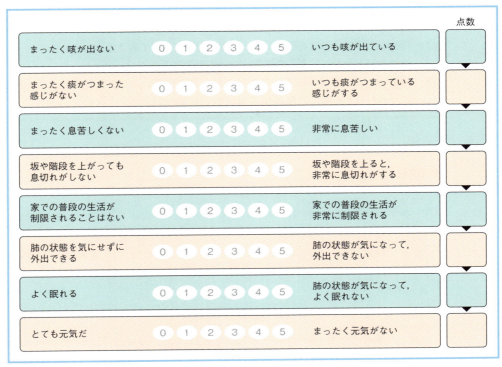

図Ⅳ-3-3　CAT質問票
[日本呼吸器学会COPDガイドライン第6版作成委員会(編)：COPD診断と治療のためのガイドライン2022, p.58, メディカルレビュー社, 2022より転載]

　不安や抑うつの評価に関しては，Hospital Anxiety and Depression Scale（HADS）がCOPD患者に有用とされている[12]．

(1) 薬物療法
　<u>選択的セロトニン再取り込み阻害薬（SSRI）</u>：SSRIを選択する場合が多いが，十分な治療がされていない状況がある．

(2) 非薬物療法
　呼吸困難を緩和することが不安や抑うつへの悪循環を断つことにつながる．パニックコントロールなど呼吸困難への対応を日頃から教育することが重要である．

C. 慢性呼吸不全を有する人への緩和ケアに関する課題

　慢性呼吸不全患者が，診断から最期の時を迎えるまで，その人の生き方を尊重できるよう緩和ケアが重要とされるが，実際には十分に実施されていない．そのため，看護師の緩和ケアやチーム医療に関する知識と技術の習得が今後の課題となる．また，緩和ケアは患者や家族の価値観や生き方にかかわるケアであるため，看護師の倫理的感受性を高め，患者がその人らしい人生を送れたと思えるようACPを実施していかなければならない．

学習課題

1. 慢性呼吸不全における緩和ケアの特徴や課題を挙げてみよう
2. 慢性呼吸不全を有する人の苦痛について考えてみよう
3. 看護師として慢性呼吸不全を有する人へのアドバンス・ケア・プランニング（ACP）のかかわり方を考えてみよう

引用文献

1) 日本呼吸器学会COPDガイドライン第6版作成委員会（編）：COPD（慢性閉塞性肺疾患）診断と治療のためのガイドライン，第6版，p.35-36，メディカルレビュー社，2022
2) 桂　秀樹：慢性閉塞性肺疾患の終末期医療と緩和ケアの意義．日本臨床61(12)：2212-2219，2003
3) 日本呼吸器学会・日本呼吸ケア・リハビリテーション学会合同非がん性呼吸器疾患緩和ケア指針2021作成委員会：非がん性呼吸器疾患緩和ケア指針2021，p.1-2，メディカルレビュー社，2021
4) 大坂巌，坂下明大ほか：わが国における非がん疾患に対する緩和ケアの現状：日本緩和医療学会代議員を対象とした実態調査，緩和医療雑誌13(1)：31-37，2018
5) Curtis J：Palliative and end-of-life care for patients with severe COPD. The European Respiratory Journal 32(3)：796-803, 2008
6) Elkington H, White P et al：The healthcare needs of chronic obstructive pulmonary disease patients in the last year of life. Palliative Medicine 19(6)：485-491, 2005
7) 前掲1)，p.130
8) 木村　弘：慢性閉塞性肺疾患（COPD）の栄養状態および併存症の実態調査．厚生労働省呼吸不全調査研究班平成20年度研究報告書，p.247-251，2009
9) 前掲3)，p.61
10) 日本呼吸器学会肺生理専門委員会在宅呼吸ケア白書COPD疾患別解析ワーキンググループ（編）：在宅呼吸ケア白書COPD（慢性閉塞性肺疾患）患者アンケート調査疾患別解析，p.8，日本呼吸器学会，2013，〔https://www.jrs.or.jp/activities/guidelines/file/1096.pdf〕（最終確認：2024年10月14日）
11) 飯田晴美：在宅酸素療法中の慢性呼吸不全患者が体験するスピリチュアルペイン．群馬県立県民健康科学大学紀要1：15-34，2006
12) O'Toole J, Woo h, Putcha IV et al：Comparative impact of depressive symptoms and FEV1% on chronic obstructive pulmonary disease. Annals of the American Thoracic Society 19(2)：171-178, 2022

4．神経難病を有する人への緩和ケア　　223

4 神経難病を有する人への緩和ケア

この節で学ぶこと

1．神経難病を有する人への緩和ケアの考え方について理解する
2．神経難病の緩和ケアの視点に基づく症状マネジメントについて理解する
3．神経難病の病期のプロセスとアドバンス・ケア・プランニング（ACP）の必要性について理解する

A． 神経難病における緩和ケアの考え方

1 ● 難病とは

　難病とよばれる疾患は種類がとても多く，国が医療費助成の対象とする指定難病は2023年8月現在において338疾患ある．難病の定義は，「発病の機構が明らかでなく，治療方法が確立しておらず，希少な疾患であって，長期の療養を必要とするもの」とされており，指定難病はさらに，「本邦において一定の人数（人口の約0.1％程度）に達しないこと，客観的な診断基準が成立していること」という2条件が加わる[1]．難病の系統を大別すると，神経系，リウマチ・膠原病系，特定内臓系の3種類に分類される．本節では継続的な医療ケアが必要となることが多い神経難病について取り上げる．

2 ● 神経難病の生活機能障害と ACP

　神経難病は疾患によって発病からの症状発現や進行速度が異なり，また，同じ疾患であっても個人差が大きい．病状進行に伴う進行性の機能障害により日常生活にさまざまな影響を及ぼす神経難病患者は，昨日まで自身でできていたことが今日はできなくなる，という"喪失体験"を繰り返す．そして，1つの機能喪失に対し気持ちが追い付かないうちに次の機能喪失を経験するということも起こる．これらの生活機能障害は身体症状だけではなく，「今後どのような症状が出現するのか」「このまま死んでしまうのではないか」という不安や，意思疎通が十分にはかれないことによるいらだち，仕事や家庭内役割の喪失，思い描いていた未来が失われることにより生きる目的を見失うなど，患者の精神的・社会的・スピリチュアルな苦痛に影響を及ぼす．

　神経難病患者への緩和ケアは身体症状マネジメントだけではなく，コミュニケーション支援や自己実現に向けた支援などを取り入れることも重要である．また，患者を支える家族に対しては介護負担の増加のみならず，先行きのみえない不安，希少疾患であるが故に同病者が身近にいないことによる孤独感などへの支援も重要となってくる．介護保険や障

224　第Ⅳ章　さまざまな対象への緩和ケア

害福祉施策などフォーマルな支援に加えて，支援団体が開催する患者家族会の案内や旅行や外出支援といったインフォーマルな支援も必要である．また，やがて意思の表出がむずかしくなることを踏まえて，「嚥下障害により経口で食事が摂れなくなったら水分や栄養はどのように摂取するのか」「呼吸困難が出現したら人工呼吸器を使用するのか」など，医療的な意思決定だけではなく，コミュニケーション手段や療養場所の選択など，事前に十分な話し合いが必要となる．

a. ADL（日常生活動作）障害

　神経難病の多くは原因の違いはあれど，随意的に自身の身体を動かすことができなくなることにより食事・排泄・移動動作などADLが障害され，人の手を借りなければ日常生活を送ることが困難となる．リハビリテーションによる機能維持や，残存機能を最大限活かして生活できるよう自助食器や手すりなどの生活用具の活用を検討する．また，ケアの手順は画一的な方法ではなく患者の希望を踏まえた手順書などを作成し，支援者間で統一した対応をできることが望ましい．

b. 嚥下障害

　球麻痺や仮性球麻痺，動作の遅れや小脳失調に伴う協調動作障害などにより多くの神経難病において嚥下障害が出現し，栄養障害や誤嚥性肺炎，窒息の原因となる[2]．経口で十分な水分・栄養摂取ができない場合は胃ろう・経鼻経管による経腸栄養や，中心静脈・末梢静脈からの経静脈栄養などの方法が検討される．しかし，胃ろう造設は内視鏡を用いて行われるため，呼吸機能が保たれていなければ造設することはできない．たとえば筋萎縮性側索硬化症（ALS）患者の場合，呼吸機能障害の出現を見越しながらまだ経口摂取可能な時期においても胃ろう造設が検討される．また，経口摂取だけでは不足する水分・栄養摂取を胃ろうなどから補うという併用方法を提案することも可能である．

　一方で経口摂取の代替手段選択においては延命に対する考え方やボディイメージの変化など患者・家族の価値観が大きく影響する．代替手段選択後の生活がイメージできるよう，メリット・デメリットを含めた十分な情報提供を行ったうえで患者・家族の意思決定を支援していくことが望ましい．また，"選択をしないという選択"，すなわち経口摂取ができなくなればそれ以上のことを望まない患者・家族もいる．その選択の背景には家族介護力や経済的負担など社会的理由が含まれることがある為，意思決定支援においては医療者だけではなくソーシャルワーカーや支援団体による社会資源の活用に向けた情報提供も重要である．

c. コミュニケーション障害

　気管切開や人工呼吸器装着，球麻痺症状，失調性構音障害などさまざまな原因により，多くの神経難病患者は発語によるコミュニケーションが困難となる．さらに，運動機能障害の進行に伴い書字（筆談）や文字盤の使用などの意思伝達手段が失われていく．患者にとってコミュニケーションが十分取れないことは身体の不調やケアの要望を正確に相手に伝えられないことによる身体的・精神的苦痛を引き起こし，他者とのコミュニケーションを通したつながりが希薄になることによる社会的苦痛，また自身の存在価値や生きる意味などスピリチュアルな苦痛など全人的苦痛（トータル・ペイン）に影響する．

　コミュニケーション支援を2つに大別すると，アナログな支援とハイテクな支援がある．

4. 神経難病を有する人への緩和ケア **225**

アナログな支援では支援機器などを用いず，口文字や筆談，文字盤などを使用して意思伝達をはかる．利点としては安価であるが，支援者がそばにいなければ意思伝達が行えない欠点もある．ハイテクな支援にはスイッチやセンサーなどの入力装置と，パソコンや意思伝達装置などの支援機器を接続して患者自身で操作する方法がある．費用はかかるが，テキストを保存して呼び出すことやメールなどで遠くの人ともコミュニケーションを取ることができる．購入補助の申請や入力装置・支援機器の選定などサポートしてくれる人をみつけることも支援するうえで重要である．

近年，さまざまなコミュニケーション支援機器が開発され，患者の残存機能に応じた方法でテキストや音声による意思伝達が可能となっている．また，支援機器を活用することで意思伝達だけではなく，家族などの呼び出し，メール・インターネットの利用や，テレビ・照明・エアコンなどの家電操作が可能となっている．こうした支援機器を活用することで，身体機能は低下し続けたとしても，QOL を維持・向上させることができる．その為には，現時点で残存機能がどの程度あるのかという評価も必要だが，本人がやりたいこと・叶えたいことを十分に確認したうえで導入に向けた調整を行う必要がある．

一方で，四肢や顔面，眼球運動も含めて随意運動が消失し，支援機器など用いても意思伝達ができなくなる状態，いわゆる TLS（Totally Locked-in State，完全閉じ込め状態）となる患者も一部存在する．

B. 症状マネジメント

1●痛　み

神経難病患者の痛みの原因としては，神経障害に伴う神経障害性疼痛や有痛性筋けいれんの他，不動や圧迫，痙縮などによる筋骨格系の痛みがある．神経障害性疼痛や有痛性筋痙攣には**筋弛緩薬**（バクロフェン，ダントロレン）などの専門薬が使用されることが多い．筋骨格系の痛みに対しては，NSAIDs やアセトアミノフェンでは緩和しきれない痛みに対しては医療用麻薬を検討する[3]．神経難病患者への医療用麻薬の使用については，「モルヒネの内服・注射・外用製剤」を「ALS，筋ジストロフィーの呼吸困難時の除痛に対して処方した場合，当該使用事例を審査上認める」という使用例が出された[4]．『ALS 診療ガイドライン』においても，関節他動運動やマッサージなどのリハビリテーション的アプローチや NSAIDs や筋弛緩薬，抗炎症薬など各種製剤を試みたうえで，「痛みがコントロール困難な場合は躊躇せずにモルヒネを使用する」[5]と推奨されている．

神経難病患者の痛みに対してはがん患者と同様に，痛みの原因をアセスメントしたうえで薬物療法・非薬物療法の実践を評価していくことが求められる．

2●呼吸困難

神経難病患者の呼吸困難の原因は，呼吸筋麻痺の進行に伴う呼吸不全や，嚥下機能・喀出力低下に伴う喀痰などによる気道閉塞，不安などが挙げられる．しかし，ALS の場合は呼吸筋麻痺が緩徐に進行している場合，呼吸困難としての自覚症状がなく，なかなか眠れない・熟睡できないなどの睡眠障害が症状としてみられることもあるので注意が必要で

ある.

　呼吸筋麻痺に対しては人工呼吸療法による呼吸補助が検討される．人工呼吸療法には NPPV（非侵襲的陽圧換気）と TPPV（trache ostomy positive pressure ventilation，気管切開下陽圧換気）があり，それぞれに適用・管理におけるメリット・デメリットが存在する．また，人工呼吸療法による呼吸補助自体を希望されない患者・家族もいる．ALS の終末期の苦痛症状の１つに呼吸困難があり，医療用麻薬の使用が有効とされている．

　喀痰などによる気道閉塞に対しては喀痰吸引など気道浄化にて呼吸困難が改善する．しかし，頻回な喀痰吸引は患者の負担も大きく，痰の吸引を容易にし，繰り返す肺炎を予防する目的で気管切開が検討される場合もある．呼吸理学療法や，体位ドレナージ・排痰補助装置・気管カニューレ内部からの持続吸引などを組み合わせながら気道浄化に努める．また嚥下機能低下により流涎がみられること自体が患者の苦痛となるうえ，咽頭・気管への流れ込みにて呼吸困難や誤嚥性肺炎が引き起こされることがある．唾液量を減少させるには抗コリン薬が用いられる[6].

3●不　安

　慢性的に経過する先行きのみえない病状や新たな症状の出現，経口摂取の代替手段や呼吸補助を含む今後の治療の選択など，神経難病患者は診断直後から絶えずさまざまな不安を抱えている．薬物療法・非薬物療法による症状マネジメントにて対応する必要がある．加えて，今後の病状の進行や治療の選択，療養生活についてなど将来への不安に対しては，各自治体や支援団体による患者会や家族会などで患者同士・家族同士の交流を通した情報交換が役に立つと考える．また，時に先輩患者との交流は生きる活力を与えることもある．しかし，とくに診断直後などまだ患者が疾患と向き合うことができない時期に他患者との交流をすすめることは，かえってショックを受け将来を悲観してしまうことにつながる可能性もある為，介入の時期は慎重に見極める必要がある．

C.　神経難病を有する人への緩和ケアに関する課題

　近年の医療技術の発達や在宅医療・介護資源の拡大により，神経難病患者は病院に限らず在宅や施設にて長期間療養することが可能となってきた．言い換えれば神経難病患者には自由の効かない身体のまま生き続けなければならない苦悩があるのである．患者は病状の進行に伴い繰り返される喪失体験により，生き続ける目的を見失ってしまうことがある．ケアチームはコミュニケーションを通した自己決定や自己実現を尊重しながら，全人的なケアを実践する必要がある．また，神経難病患者への支援は現在の症状・状態に加え，今後起こり得る変化を予測しながら，患者本人の希望に合わせて医療や療養についての意思決定支援を多職種でアプローチし，その都度評価・調整することが重要である．

> **学習課題**
>
> 1. 神経難病における緩和ケアの特徴や課題を挙げてみよう
> 2. 神経難病を有する人の苦痛について考えてみよう
> 3. 看護師として神経難病を有する人へのアドバンス・ケア・プランニング（ACP）のかかわり方を考えてみよう

引用文献

1) 難病情報センター：4）指定難病とは？．2015年から始まった新たな難病対策，〔https://www.nanbyou.or.jp/entry/4141〕（最終確認：2024年10月14日）
2) 中島大地：神経難病．患者さんと家族を支える End of Life ケア（林ゑり子編），p.140，照林社，2023
3) 茅根義和：神経難病患者の在宅医療における医療用麻薬の使用．ALSマニュアル決定版！Part2，（中島孝編），p.47，日本プランニングセンター，2016
4) 大隈悦子，今井尚志：ALS診療とモルヒネ．ALSマニュアル決定版！Part2，（中島孝編），p.51，日本プランニングセンター，2016
5) 筋萎縮性側索硬化症診療ガイドライン作成委員会：痛みにはどう対処すればよいか．筋萎縮性側索硬化症診療ガイドライン2013，p.86，南江堂，2013
6) 荻野裕：D.流涎．神経疾患の緩和ケア　第2版（荻野美恵子，小林庸子ほか編），p.146，南山堂，2022

5 救急・集中治療領域における緩和ケア

この節で学ぶこと

1. 救急・集中治療領域における緩和ケアの考え方について理解する
2. 救急・集中治療領域における緩和ケアの視点に基づく症状マネジメントについて理解する
3. 救急・集中治療領域におけるアドバンス・ケア・プランニング（ACP）の必要性について理解する

A. 救急・集中治療における緩和ケアの考え方

救急・集中治療領域で必要とされる緩和ケアは，死の直前期の終末期の緩和ケアと死に至ることを前提としない救急・集中治療中の緩和ケアに大別される[1]．また救急外来や集中治療室では患者の緊急度に応じた対応が求められる．

1 ● 終末期の緩和ケア

救急・集中治療の前提は患者の救命にある．このため救命の可能性のある重篤な病態の患者は，救命のために集中治療室（ICU）に入室する．しかしながら，治療の結果として救命しえない患者も少なからず存在する．そのような患者に緩和ケアは必須であり，その対象は患者のみならず，家族も含まれる．日本集中治療医学会，日本救急医学会，日本循環器学会の3学会による「救急・集中治療における終末期医療に関するガイドライン～3学会からの提言～」でも緩和ケアの重要性が述べられている[2]．

2 ● 救急・集中治療中の緩和ケア

生命を脅かす重篤な疾病，外傷や熱傷を負ってICUで治療を受ける患者には，病状そのものからくる身体的苦痛だけでなく，治療による苦痛，精神的苦痛や社会的苦痛（高額な治療など）が存在する．痛みだけではなく，不快な症状を含めた苦痛の緩和が求められる．鎮静や疼痛管理に関しては，成人ICU患者に対する鎮痛・鎮静・せん妄管理ガイドライン（PADISガイドライン）[3]や日本版・集中治療室における成人重症患者に対する痛み・不穏・せん妄管理のための臨床ガイドライン（J-PADガイドライン）[4]では，オピオイドをはじめとした医療用麻薬を用いて鎮痛をはかり，浅い鎮静で医療者とのコミュニケーションが取れることを推奨している．

前述からも緩和ケアは，患者が終末期であるか否か，回復が可能な状態かどうかにかかわらず，必要に応じて提供されるべきものである[5]．

5. 救急・集中治療領域における緩和ケア　229

表IV-5-1 迅速緩和ケア評価（救急場面）

ACP	急変時の対応や話し合いの記録を探す 多職種で治療方針の合意形成 治療方針を説明したうえで患者・家族の意向を確認
Better symptom	薬物療法　非薬物療法
Care giver	患者を支える人物の特定 代理意思決定者は誰になるかを確認
Decision making capacity	意思決定能力の確認 ①理解　②論理的思考　③正しい認識　④判断し表明する

[Desandre PL, Quest TE : Palliative Aspects of Emergency Care, Oxford AmericanPalliative Care Library, Chapter2 Rapid Palliative Care Assessment, Oxford University Press New York, p.19, 2013を参考に作成]

3 ● 救急外来での緩和ケア

　海外の論文ではあるが，人生の最後の半年に75％が救急外来を受診し，人生最後の1ヵ月で50％が救急外来を受診しているという報告がある[6]．石上[7]は救急外来の緩和ケアは看取りをすることではなく，患者や家族が望むケアのゴールに合わせた最善の方向を考えることだと述べている．実際のアプローチについては，迅速緩和ケア評価のABCD（**表IV-5-1**）が示されている[8]．ABCDには順序性はないが，4つは必要な要素であり，4つが欠けることなく評価することが推奨される．

4 ● ICUでの緩和ケア

　ICUでは意識障害や鎮静により，患者とのコミュニケーションが不可能なことが多く，家族も患者の病状により，感情や思考の混乱，非現実感，パニック状態であることが多い．その中で，家族は患者に代わって今後の治療などについて意思決定を担わなくてはならなくなる．心理的危機状況にある家族に対して，病状説明にとどまらず，患者・家族のそばにいる，患者は最善のケア（治療）を受けていると家族が思えるように対応する，家族とコミュニケーションをとる，家族の感情を表出するといった家族のニーズを満たすことが，家族の心の安寧につながる[9, 10]．救命治療と延命治療は延長線上にあり，その境界の判断は困難である[11]．救命が困難であると考えられる時には，患者の生き方，価値観，死生観，場合によっては，患者のACPなどを参考に，家族などの重要他者と話し合うことが必要である．ICUでの看取りはさまざまであるが，患者が苦痛なく最期を迎えられるように対応する．ICUの患者は医療機器に囲まれ，点滴類も多く，外見のむくみにより，家族からは苦痛が強いのではないかと感じやすい．家族には，患者が治療をがんばったねぎらいと苦痛緩和の治療をしていることを伝えることが苦痛緩和になる．

B. 症状マネジメント

　救急・集中治療領域で問題となる症状のうち，終末期に高頻度でみられる症状を**図IV-5-1**に示す[12]．ICU入室患者では，痛み，呼吸困難，不安，せん妄，死前喘鳴が挙げられている[13]．しかし，わが国においては，末期の患者に対しては鎮静を実施していることが多く，前述のような症状が必ずしも出現するとはいえない．ICUにもがん患者は入室す

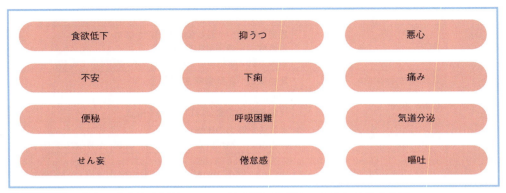

図Ⅳ-5-1 救急・集中治療領域において終末期に高頻度でみられる苦痛症状
[柏木秀行:苦痛症状に対するケア,救急・集中治療領域における緩和ケア(氏家良人監,木澤義之編),p.2-8,医学書院,2021より引用]

るが,がん患者に対する症状マネジメントは他稿を参照されたい.

　終末期に近い病状や急性症状に対する症状緩和は,対応可能な範囲で積極的に取り組む必要がある.しかし,がん患者に対してWHO方式がん疼痛治療法が多く用いられるのに対して,救急・集中治療領域には明確なルールは存在しない.多くはNSAIDsなどの非オピオイド鎮痛薬を使用している現状にある.一方で柏木[14]は,広範な腸管壊死のため時間単位で死が想起される患者に対して「がん疼痛」以外にも保険適応のあるオピオイドを投与することは臨床現場では医師の裁量で実施されると述べている.

1 ● 処置に関連した痛み

　外傷と処置に関連した痛みに対して,重度のショック状態でバイタルサインが不安定な状況であれば,バイタルサインの安定化が優先されるため,鎮痛は後回しになりやすい.J-PADガイドラインでは,処置時の鎮痛として,オピオイドも選択肢の1つとしており,フェンタニルが使用されることが多い.$0.35〜0.5\,\mu g/kg$の間欠的静脈注射と$0.7〜1.0\,\mu g/kg/$時の持続投与という投与量が示されている[4].

2 ● 呼吸困難

　呼吸困難は呼吸時の不快な感覚であり,救急外来での患者の主訴の1つである.呼吸不全と診断されなくても,患者の呼吸困難感を尊重し,症状緩和に努める.呼吸困難は非常に強い苦痛であり,患者自身に死の恐怖をもたらす.適切な症状緩和を行っても苦痛緩和が困難であり,症状緩和目的の鎮静が必要となる頻度が高い[15].呼吸困難に対する症状緩和において,薬物療法の第一選択はオピオイドである.慢性閉塞性肺疾患(COPD),心不全にもオピオイドが用いられる.非薬物療法としては,酸素投与,風をあてる,室温を低めにする,安楽な体位の保持,NPPV(非侵襲的陽圧換気)などがある.併せて,呼吸困難の強い患者の様子は,家族にとっても精神的苦痛につながるため,家族に対する心理的サポートも重要である.

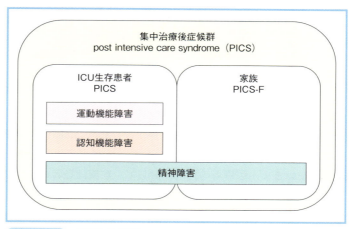

図Ⅳ-5-2 PICS の症状

[井上茂亮：なぜ今PICSなのか. INTENSIVIST 10(1)：1-7, 2018より引用]

表Ⅳ-5-2 ABCDEFGH アプローチ

A	Assess, prevent, and manage pain	苦痛の評価・予防・苦痛緩和
B	Both spontaneous awakening trials (SAT) and spontaneous breathing trials (SBT)	覚醒トライアルと自発呼吸トライアルの実施
C	Choice of sedation and analgesia	鎮静薬と鎮痛薬の選択
D	Delirium monitoring and management	せん妄のモニタリングとせん妄予防・ケア
E	Early mobility and exercise	早期離床とリハビリテーション
F	Family engagement Follow-up referrals Functional reconciliation	家族へのケア参加 転院先への情報提供 機能回復
G	Good handoff communication	良好な引継ぎ（病棟・地域）
H	Handout materials on PICS and PICS-F	PICSやPICS-Fに関するパンフレットなどによる情報提供

[川上大裕, 藤谷茂樹：PICSの概念と今後の課題. ICUとCCU 43(7)：361-369, 2019を参考に作成]

3 ● PICS

PICS（Post Intensive Care Syndrome, **集中治療後症候群**）とはICU在室中あるいはICU退室後, さらには退院後に生じる運動機能, 認知機能, メンタルヘルスの障害（**図Ⅳ-5-2**）である[16]. さらには, 家族のメンタルヘルスにも影響を及ぼすことがある. PICSを発症した患者の1/3が6ヵ月以内に死亡し, 1/3がPICS症状を抱えており, 機能的予後が良好な患者は1/3に過ぎないと報告している[17]. 近年ではICU在室中からPICS予防に取り組むことが緩和ケアの1つと考えられるようになってきた. PICSの予防として, ABCDEFGHアプローチ（**表Ⅳ-5-2**）が推奨されている[18].

C. 救急・集中治療領域における緩和ケアに関する課題

緩和ケアは，集中治療において重要なケアであるが，緩和ケア介入イコール治療を断念することと誤解し[19]，緩和ケア介入のタイミングが先送りされるケースもあった．また，終末期であったとしても，その段階での鎮静・鎮痛方法について標準化されたものはなく[1]，緩和ケアチームとの協働も十分でない現状がある．

また，わが国では終末期に至る可能性が高い患者において，入室した時点でACPを確認するケースは極めて少ない[1]．患者に代わって代理意思決定を担う家族も自身の役割を十分認識しないまま，医療者の説明に対して，家族は患者の病状を受け止めるのに精一杯で，患者の価値観や家族としての意見などを伝えることができない場合も多い．

最後に，救急・集中治療領域における緩和ケアに関する医療者への系統的な教育は十分でなく，緩和ケアに関心のある医療者の個人的努力で対応しているのが現状である．このため，緩和ケアに取り組む医療者にとっても大きな精神的ストレスになる．医療現場で働く医療者への心理的サポートを充実させることが質の高い緩和ケアの提供につながるといえる．

学習課題

1．救急・集中治療領域における緩和ケアの特徴や課題を考えてみよう
2．救急・集中治療領域においてみられる苦痛について考えてみよう
3．看護師として救急・集中治療領域におけるアドバンス・ケア・プランニング（ACP）のかかわり方を考えてみよう

引用文献

1) 氏家良人：これまでの歩みを踏まえ，領域を超えた協働を実現するために．救急・集中治療領域における緩和ケア，（氏家良人監修，木澤義之編），p.2-8，医学書院，2021
2) 日本集中治療医学会，日本救急医学会，日本循環器学会：救急・集中治療における終末期医療に関するガイドライン〜3学会からの提言〜，p.1，〔https://www.jsicm.org/pdf/1guidelines1410.pdf〕（最終確認：2024年10月14日）
3) Devin JW, Skrobik Y et al：Clinical practice guidelines for the prevention and management of pain, agitation/sedation, delirium, immobility, and sleep disruption in adult patients in the ICU. Critical Care Medicine 46（9）：e825-873, 2018
4) 日本集中治療医学会J-PADガイドライン作成委員会：日本版・集中治療室における成人重症患者に対する痛み・不穏・せん妄管理のための臨床ガイドライン．日集中医誌21（5）：539-579, 2014
5) 木澤義之：緩和ケアの実際．救急・集中治療領域における緩和ケア（氏家良人監修，木澤義之編），p.10-18，医学書院，2021
6) Smith AK, McCarthy E et al：Half of older Americans seen in emergency department in last month of life；most admitted to hospital, and many die there. Health Aff（Millwood）31（6）：1277-1285, 2012
7) 石上雄一郎：救急外来での緩和ケア．治療102（9）：1076-1079, 2020
8) Desandre PL, Quest TE：Palliative Aspects of Emergency Care, Oxford AmericanPalliative Care Library, Chapter2 Rapid Palliative Care Assessment, Oxford University Press New York, p.19, 2013
9) Leske JS：Internal psychometric properties of the Critical Care Family Needs Inventory. Heart & Lung 20（3）：236-344, 1991
10) 渡辺裕子：救急医療・集中治療の場における家族看護．家族看護学，p.194-218，日本看護協会出版会，2006

11) 吉村真一朗：集中治療の緩和ケア．治療 102(9)：1080-1083, 2020
12) McEwan A, Silverberg JZ：Palliative care in the emergency department. Emergency Medicine Clinics of North America 34(3)：667-685, 2016
13) Campbell ML：Caring for dying patients in the intensive care unit：managing pain , dyspnea, anxiety, delirium, and death rattle. AACN Advanced Critical Care 26(2)：110-120, 2015
14) 柏木秀行：苦痛症状に対するケア．救急・集中治療領域における緩和ケア，(氏家良人監修，木澤義之編)，p.128-159, 医学書院，2021
15) 日本緩和医療学会編集：がん患者の治療抵抗性の苦痛と鎮静に関する基本的な考え方の手引き2018年度版，金原出版，2018
16) 井上茂亮：なぜ今PICSなのか，INTENSIVIST 10(1)：1-5, 2018
17) 福家良太：敗血症とPICS．INTENSIVIST 10(1)：19-33, 2018
18) 川上大裕，藤谷茂樹：PICSの概念と今後の課題．ICUとCCU 43(7)：361-369, 2019
19) Frestic E, Grewal R et al：End-of-life care in the intensive care unit：the perceived barriers, and changes needed. Acta Medica Academica 39(2)：150-158, 2010

第V章

臨死期のケア

学習目標

1. 臨死期にある患者の身体的・心理的変化と家族の体験を理解する
2. 臨死期にある患者と家族へのケアを理解する
3. 文化的な視点を踏まえて死の迎え方の多様性に配慮する必要性を理解する

1 臨死期のケアとは

この節で学ぶこと

1. 臨死期とは何か，臨死期のケアとは何かを理解する
2. 臨死期における緩和ケアにおいて大切にすべきことは何かを理解する

A. 臨死期とは

「臨死」とは，広辞苑によると「死の瀬戸際まで行くこと」[1]であり，「臨死期」とは，死の差し迫った時期にあることを意味している．生命の維持が脅かされ，死亡直前にある患者，つまり「危篤」の状態にある患者が死にゆく過程であり，この時期には死が差し迫ったことを示すさまざまな身体的変化が生じる．臨死期には，死までの過程が穏やかで，かつ，その人らしい最期を迎えることができるような「看取り」のケアが求められる．

藤腹は，「看取り」の期間を「治癒・治療の見込みのなくなった末期で，最後の3ヵ月から6ヵ月における包括的なケアを必要とする期間」[2]と述べている．そして，そのケアのプロセスを7段階に分け，終末期や危篤・臨終時だけでなく，患者が死を迎えた命終時や死後の処置，死亡後の家族へのケアまでを含み，その特徴を説明している（図Ⅴ-1-1）．本章では，この看取りの期間の中で，身体的な主症状が強くなり「死が現実味を帯びてくる時期」[3]とされる，余命が数週間となった「ターミナル中期」以降の時期に焦点をあて，死に至るおよそ1ヵ月前から死までの時期，ならびに死亡後も含めたケアについて学習する．

B. 臨死期のケアの特徴

臨死期のケアを理解するうえで重要な視点として，以下の3点が挙げられる．

1つ目には，「近い将来訪れる『死』を念頭に置いた，患者と家族を対象としたケアであること」が挙げられる．図Ⅴ-1-1にあるように，臨死期の患者とその家族は，死が近づくプロセスに伴いさまざまな身体的，心理・社会的変化を体験する．その各期の患者・家族の体験の特徴を考慮してケアを提供していくことが求められる．

2つ目には，「死が近づくことによって体験する全人的苦痛を予防・緩和すること」である．臨死期にある患者は，苦痛を伴う身体症状や死との対峙から生じる不安・緊張，家族や親しい人々との別れ，未来が絶たれることの悲しみなどの，身体・精神・社会・スピリチュアルな側面での多様な苦痛を体験する．家族も，死別に対する予期悲嘆を体験する

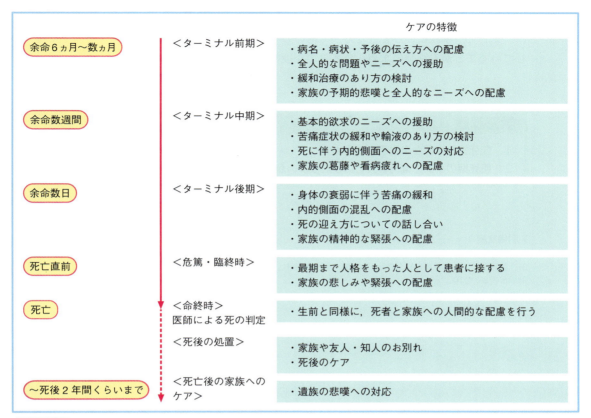

図Ⅴ-1-1　看取りの期間
[藤腹明子:看取りの心得と作法17ヵ条, p.48-52, 青海社, 2004を参考に作成]

と同時に，危篤状態にある患者に付き添うことに伴う心身の疲労，葬儀に関する諸問題への対応や死別後の生活への不安など，患者と同様に全人的な苦痛を体験している可能性があり，そのケアにあたっては死別後の家族の悲嘆にも目を向ける必要がある．これらの全人的な側面をアセスメントし，「緩和ケア」の視点をもって，患者と家族をケアしていくことが重要となる．

　そして，3つ目には「人生の最期までその人らしく，人として尊厳ある生活を送ることができるよう援助すること」である．人は人生の最期の時まで人間としての成長を続けていく存在である．臨死期のケアにおいても，QOLの視点から，個別性を尊重した援助を行っていくことが重要である．人々の死生観や看取りのあり方に関する考えは，その人が過ごしてきた文化や宗教などによっても多様である．患者と家族が望む死の迎え方を理解するためには，患者・家族が過ごしてきた人生や文化を理解し，その中で培われてきた死生観・価値観を尊重する態度をもつことが重要である．そして，多くの人々の生と死に対峙する看護師自身も，自らの死生観を育んでいくことが求められる．

　このように，臨死期における緩和ケアとは，近い将来死が避けられない状態にある人とその家族を対象とし，死が近づく時に体験する全人的な苦痛を予防・緩和する．そして，人生の最期までその人らしく，人として尊厳ある生活を送ることができるよう患者と家族

238 第Ⅴ章　臨死期のケア

を支えるケアであるといえる．患者の死へのプロセスが苦痛なく，安楽なものであるように，そして，家族にとっても安らかで悔いのないものであるように，多職種チームで支援していくことが看護師に求められる重要な役割である．

学習課題

1．臨死期とは何かを説明してみよう
2．臨死期のケアでは何を大切にしたらよいか考えてみよう

引用文献

1）　新村出（編）：広辞苑，第7版，p.3103，岩波書店，2018
2）　藤腹明子：看取りの心得と作法17カ条，p.48，青海社，2004
3）　前掲2），p.50

臨死期にある患者へのケア

この節で学ぶこと
1. 臨死期にある患者の身体的・心理的変化を理解する
2. 臨死期にある患者が安寧な死を迎えるために必要なケアの実際について理解する
3. 患者の死亡後に行うケアの流れと，その方法について理解する

A. 臨死期にある患者の身体的変化

臨死期にある患者には，身体各部の機能低下に伴い，一般的に次のような身体的変化が現れる．

1 ● 呼吸の変化

浅く不規則な呼吸となり，**下顎呼吸**[*1]や**チェーン-ストークス（Cheyne-Stokes）呼吸**[*2] などが出現する．また，患者の衰弱が進み，嚥下機能や咳反射が低下することにより唾液や気道分泌物が咽喉頭に貯留し，その分泌物が呼吸により振動して「ゴボゴボ」「ガラガラ」と音を立てる状態となる．このような「死期が迫った患者において聞かれる，呼吸に伴う不快な音」[1]を「**死前喘鳴**」という（後述）．

2 ● 意識・認知機能の変化

傾眠状態，あるいはせん妄状態となる．徐々に意識レベルが低下して昏睡状態に至る．

3 ● 経口摂取の変化

食事・水分が取れなくなる．嚥下が困難となり，薬剤の内服も困難となる．

4 ● 皮膚の変化

四肢末梢に冷感が生じ，口唇や爪にチアノーゼが出現する．顔面は蒼白となる．

5 ● 情動的な状態の変化

寝たり起きたりを繰り返したり，じっとしていられない感じになるような落ち着かなさ，

[*1]下顎呼吸：下顎を動かして吸気を行う呼吸（高木永子〔監〕：呼吸困難，看護過程に沿った対症看護－病態生理と看護のポイント　第5版，p.196，学研メディカル秀潤社，2018）．
[*2]チェーン-ストークス呼吸：呼吸中枢の機能が鈍ったときに起こる．ごく小さい呼吸から次第に振幅を増して，最大に達したあと，再び徐々に振幅が減少して15〜40秒間の無呼吸に移行するというサイクルを繰り返す呼吸（同p.195）．

240 第Ⅴ章 臨死期のケア

表Ⅴ-2-1 死が迫っていることを示す徴候の類型：OPCARE9 プロジェクトによる国際同意

呼吸の変化	呼吸リズムの変化（チェーン−ストークス呼吸），下顎呼吸，死前喘鳴
意識・認知機能の変化	意識レベルの低下，昏睡
経口摂取の変化	食事・水分が取れない，嚥下障害
皮膚の変化（循環の変化）	網状の皮膚（チアノーゼ），色調の変化，四肢の冷感，口唇・鼻の蒼白
情動的な状態の変化	落ち着かなさ，身の置き所のなさ，精神状態の悪化
全身状態の悪化	身体機能の低下，臓器不全
その他	医療者の直感

［森田達也, 白土明美：死亡直前と看取りのエビデンス, 第2版, p.6, 医学書院, 2023 より引用］

身の置き所のなさがみられる．

6 ● 血圧・脈拍の変化

血圧は低下し，やがて聴診では血圧測定が困難となる．脈拍は微弱となり，橈骨動脈では触知が困難となる．

7 ● 排泄の変化

尿や便の失禁がみられる．尿量も減少し，次第に無尿となる．

表Ⅴ-2-1 は，専門家を対象とした調査によってまとめられた死が迫っていることを示す徴候である．

B. 臨死期にある患者の心の変化

臨死期は，患者が免れ得ない死に対峙し，不安や恐怖，緊張が高まるときである．患者は，呼吸困難や倦怠感などの症状による苦痛を抱えるだけでなく，食べることもできなくなり，衰弱しやせ衰えていく自分を目の当たりにする．また，強い倦怠感と衰弱により，排泄などの日常生活行動さえ他者に頼らなければならなくなるという，自律性が脅かされる状況を生じる．これらの身体や生活上の変化は，病状への不安や死に向かう恐怖をもたらすものである．

そして，家族や社会における役割が果たせないつらさ，人生における未来像が絶たれたことの悲しみ，家族や親しい人々への心配や別れに対する苦悩，そして一人で死に向かうことへの耐えがたい孤独感などが襲う．

このように，臨死期にある患者には，身体的変化だけではなく，精神的・社会的・スピリチュアルな側面においても多くの変化がある．臨死期にある患者の精神状態は，その人の身体的苦痛の度合いや，年齢，人生観や価値観，信仰の有無，あるいは家族関係のような社会的背景などにより個人差が大きい．そのため，臨死期にある患者の心の変化を支え

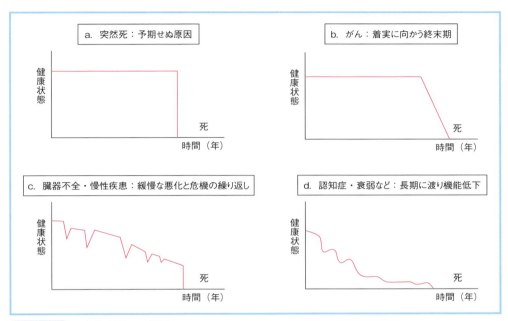

図Ⅴ-2-1 疾患と死への軌跡
[Field MJ, Cassel CK：Approaching death: Improving care at the end of life, Washington, D.C.：National Academy Press, 1997／Lunney JR, Lynn J, Foley DJ et al：Patterns of functional decline at the end of life. Journal of the American Medical Association 289（18）：2387-2392, 2003を参考に作成]

ていくためには，その人の今までの生き方や全人的側面を考慮して患者にかかわっていくことが必要である．

C. 臨死期にある患者の症状マネジメント

1 ● 臨死期にある患者の全身状態の特徴

a. 死までのプロセスの特徴

　死までのプロセスはその原因となる疾患や状態によって異なる（**図Ⅴ-2-1**）．

　がんはほかの疾患と比較して，全身状態が急激に悪くなる前の慢性的な時間が比較的長い．死亡の数週間前までは患者の生活は自立しており，自分で食事をしたりトイレに行くこともでき，認知状態もはっきりしているが，死亡の2週間位前からあらゆる機能が急激に低下することが大きな特徴である（**図Ⅴ-2-1b**）．死が迫っていることがわかりやすいため，患者・家族共に物理的・精神的な準備がしやすい．一方で，死が迫っていることを認識することによる苦悩を強く感じることになる．

　心不全などの慢性疾患の場合は，時々重症化しながらも危機と安定を繰り返し，長い期間にわたり徐々に機能が低下するパターンをとることが多い（**図Ⅴ-2-1c**）．重症化し，それが回復するかどうかはわかりにくいため，死が迫っているかどうかの判断がむずかしい．重症化のたびに身体諸機能のレベルが下がるため，どの時点で積極的な治療を断念するかの判断もむずかしい．

認知症や老衰などの場合は，長い期間にわたり徐々に機能が低下する（**図Ⅴ-2-1d**）．病気や機能低下が年単位で進行するため，死がいつ訪れるのかわかりにくいことが多い．このパターンを辿る場合，患者は認知機能の低下がみられることが多く，食べられなくなったり誤嚥性肺炎になったりした場合に治療をどうするかの選択を家族が迫られることも多い．

このように，死までのプロセスの特徴を理解すること，また，そのプロセスにおいて患者がこれまでにどのような危機を経験し，どのように対処してきたのかを知ることは，患者に生じる問題や必要なケアを考えるうえでとても重要である．

b. 臨死期にみられる徴候

死が近づいた患者には，身体機能の低下に伴い身体的変化が出現する．臨死期にみられる徴候を踏まえ死に近づいていることを予測しケアにつなげていくことが重要である．

先に述べたように，臨死期にある患者は，死が近づくにつれ複数の苦痛症状を体験していく．それらに伴い，移動や排泄，食事などの生活行動を自力で行うことが困難になってくる．看護師はこのような臨死期の特徴を踏まえ，症状マネジメントを行うことが必要である．とくに症状が顕著となりやすい倦怠感や痛み，呼吸困難などのマネジメントについては，それぞれ第Ⅲ章1節の当該項目を参照されたい．

ここでは，臨死期において特徴的な症状である「死前喘鳴」と，臨死期にある患者の苦痛症状の1つとして挙げられる「口渇」の症状マネジメントについて概説する．

2 ● 死前喘鳴

a. 死前喘鳴とは

死前喘鳴は，亡くなる過程の23〜92％の頻度で生じると報告されており[2]，死亡直前に生じる比較的頻度の高い症状であり，差し迫った死を予告する現象であるといえる．

死前喘鳴を引き起こす気道分泌亢進は，成り立ちの機序から，真性死前喘鳴と偽性死前喘鳴に分けられる[3]．原因に対する医学的な対応を行うことにより喘鳴が緩和されることもあるため，まずは，その機序をアセスメントする．

嚥下や咳嗽反射がなくなるほどに意識レベルが低下すると，患者自身はゴロゴロとした呼吸（死前喘鳴）を自覚することはなく，それらによる不快や苦痛は感じていないと考えられている．一方で，清水らが行った遺族調査[4]では，患者より「喘鳴が苦しい」という発言があったと，181名中67名（37％）の遺族が回答しており，患者の意識がある場合は，喘鳴による苦痛の有無を確認することが必要である．意識状態が悪い場合にも，眉間にしわを寄せていないか，口元を固くつぐんでいないか，うめき声をあげていないかなど，非言語的な指標をもとに，客観的に患者の苦痛をアセスメントする．

薬物の使用については，患者の苦痛の有無や，薬物の使用により期待される効果と副作用を医療チームで検討したうえで方針を決定していく．また，薬物を使用した場合は，死前喘鳴が緩和されているか，副作用はないかアセスメントし，患者と家族の両者にとって有益な状況となっているかどうか，という視点で評価することが重要である．

薬物療法としては，唾液の分泌を抑制し，呼吸に伴うゴロゴロとした音を減少させる効果をねらって，抗コリン薬のブチルスコポラミン臭化物（ブスコパン®）やアトロピン硫

酸塩水和物（アトロピン®）が用いられることがある．しかし現在のところ，死前喘鳴に対する抗コリン薬の十分な有効性は証明されていない．真性死前喘鳴では，唾液分泌がその主因であると考えられており，抗コリン薬の効果が得られる場合もある．これに対して，偽性死前喘鳴では，気管支粘膜からの分泌が主因と考えられており，抗コリン薬は気管支粘膜からの分泌を減らすものの，同時に気管支のクリアランス（分泌物や異物を排出する機能）も低下させるため，結果として喘鳴の主因である分泌物の絶対量が減ることはなく，抗コリン薬の効果がそれほど得られないことが多いとされている．

死前喘鳴の発生に対する輸液量の減量の効果としては，明確なエビデンスは確立されてはいない．しかし，生命予後が数日と考えられるがん患者の気道分泌亢進による苦痛の改善のためには，輸液量を 500 mL/ 日以下に減量または中止することが推奨されている[5]．ただし，患者や家族によっては，輸液を減量することで，「栄養が不足してしまうのではないか」，「命が縮まってしまうのではないか」などの不安な思いをもっている場合もあるため，患者と家族個々の輸液に対するとらえ方を把握し，説明の際はそのような心情に十分に配慮する必要がある．

b. 死前喘鳴のある患者へのケア

(1) 吸引の検討

吸引により喘鳴が緩和されることもあるが，その効果は一時的な場合が多い．分泌物がカテーテルよりも先にある場合は，吸引を行っても効果はなく推奨されない．また，たとえ患者の意識が低下していたとしても，吸引の刺激が苦痛になるかもしれないということを踏まえ，患者の状態を十分に観察しながら慎重に対応する．清水らが行った遺族調査[4]では，162 名の遺族のうち約 6 割が，「患者は吸引により苦しそうだった」と答えており，患者が吸引される姿を見ている家族も，同様の苦痛を経験していることを心得ておくことも必要である．

(2) 体位の工夫

患者の体位を左右に変換したり，頭部を高くするなどの調整により，呼吸音が軽減しやすくなる．体を動かすこと自体に苦痛を伴うような状態であれば，枕の位置や顔の向きを少し変えるだけでも，呼吸音が一時的に軽減することがあるため，患者の状況に合わせて細やかに調整する．

(3) 口腔ケア

口腔内に唾液が貯留しないようこまめにケアを行い，唾液が咽頭に垂れ込まないようにする．また，口腔内が不衛生になると，においの原因にもなり，家族の苦痛にもつながる．患者への負担に配慮しつつ，においの原因となる痰のこびりつきや舌苔などの汚れを取り除くケアを継続的に行う．

(4) 死前喘鳴についての家族への説明

死前喘鳴は家族の苦痛につながるため，死前喘鳴の症状やその原因，治療やケア方法に関する説明において，家族と十分なコミュニケーションを行っていくことは，家族の不安や不要な心配を和らげる重要なケアとなる．死前喘鳴が出現した場合，その原因や死前喘鳴が死にゆく過程において自然な現象の 1 つであることや，多くの場合，患者は苦痛を感じていないことなどについて，家族へていねいな説明を行う．

遺族を対象とした調査では，患者の死前喘鳴を経験した181名の遺族のうち，66％が「とてもつらかった」もしくは「つらかった」と答えており，多くの家族が死前喘鳴によるさまざまな苦悩を経験していたことが明らかとなっている[4]．家族は，患者が「息が苦しいのではないか」「窒息してしまうのではないか」などの思いなどをもちながら付き添っているかもしれないことを踏まえ，そのような家族の気持ちのつらさに十分配慮したケアのあり方が大切である．

3 ● 口　渇

a. 口渇とは

口渇とは，口腔内が乾燥していると感じる患者の主観的な症状であり，客観評価の場合は口腔乾燥と表現され，終末期の患者では80〜90％に認められると言われている[6]．また死期が近づくにつれて，口渇や口腔乾燥が顕著に悪化するとの報告もある[7, 8]．このように臨死期にある患者は，口腔内の乾燥を呈しやすくなるうえに，全身状態の悪化に伴いセルフケアが困難となることから，口渇は患者のQOL低下につながる非常につらい症状であるといえる．

b. 口渇のアセスメント

口渇を引き起こす口腔乾燥の原因として，①開口および口呼吸や酸素吸入による口腔の保湿力低下，②食事摂取量や飲水量の減少や，熱性疾患，下痢，心不全，腎機能不全，貧血，腹水・胸水貯留による体液量の減少，③向精神薬，抗コリン薬，オピオイド鎮痛薬などの副作用，④放射線治療や化学療法などによる唾液腺の分泌能低下などが挙げられる．臨死期にある患者ではこれらが複合的に現れることが考えられるため，看護師は口腔内の状態を観察しつつこれらの要因を踏まえ，口渇のアセスメントを行う．

口腔内が乾燥してくると，舌の乳頭が萎縮し，白くなる場合や，ピンク色になることがあり，口腔粘膜の発赤や口角のびらんなどが生じてくる．口呼吸などに伴う口腔乾燥の場合は，舌苔（舌の表面に付着する白や黄色の苔状のもの）や毛舌（舌の表面に毛が生えたようになる）がみられる．臨死期にある患者はこのような状態にあっても，不快や苦痛として訴えられないことが多いため，口腔乾燥や口腔内異常の有無を客観的に観察しケアする必要がある．

アセスメントの方法としては，患者への負担感を考慮したうえで，患者の主観的な評価であるNRSやVAS（p.122参照）などが使用できる．

c. 口渇のある患者へのケア

(1) 保湿と加湿

口腔内にトラブルが生じると，患者は痛みや口臭，不眠などの不快感や苦痛を伴う．これらは，食べること，呼吸すること，話をすることなどに大きく影響し，患者のQOLを著しく低下させてしまう．

研究結果より，輸液によって口渇の改善は得られず[9]，口渇の緩和には輸液よりも嗜好に合わせた食事摂取の支援，口腔ケア，氷片を口に含むなどのケアが有効[6]であるとされている．よって，臨死期における口渇への介入は，より身体的な侵襲性の低い非薬物療法として，保湿と加湿が基本的なケアとなる．

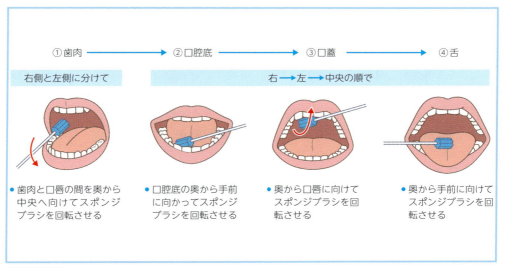

図Ⅴ-2-2　口腔内清拭
①〜④の順で実施する．

（2）口腔ケア

　口腔内清拭（図Ⅴ-2-2）と口腔内保湿はセットで行うようにし，4時間ごとに繰り返すことが望ましい．口腔内保湿は，指（手袋を着用する）か綿棒を用いて保湿ゲルや口腔内用の軟膏を歯肉上下，口腔底，口蓋，舌の順番に塗布し，適宜保湿スプレーを噴霧する．口唇にはワセリンを塗布する．唾液分泌が少なく口腔内が乾燥している場合は，唾液分泌を促す成分を含有するマウスウォッシュや人口唾液などの使用も検討できる．ネブライザーや加湿器による加湿も有効である．患者への侵襲がなければ，唾液の分泌を促すために唾液腺マッサージを口腔内清拭や保湿の前に行うとより効果的である．

　舌苔は，まず保湿液で湿らせたガーゼを舌に置き，舌を浸軟させ舌苔を浮かせる．次に舌をスポンジブラシや舌ブラシなどで磨き，舌苔を取り除く．舌はやわらかい組織であるため，舌苔のケアは専用のスポンジを使用し，力を入れずにていねいに行う．

　看護師は，患者のみならず家族・遺族ケアの視点からも，家族のつらさを十分に配慮しケアを行っていくことが大切である．

D. 臨死期にある患者のケア

1 ● 臨死期にある患者が置かれている状況の理解

　この時期の患者は，ほとんどの時間をベッド上で生活するようになるため，患者の安楽や安寧を心がけながら，できるかぎり患者個々の日常性を保つことができるように援助していくことが重要である．この時期の患者は，さまざまな苦痛症状の出現や増悪に伴い，ADLの自立が困難になることで，苦痛症状のつらさに加えて，「今までできていたことができなくなる」という体験をする．このようなつらい体験は，今後の不安を助長したり，喪失感やいらだち，スピリチュアルペインなどの苦悩にもつながっていく．

看護師は，このような臨死期にある患者の置かれている現状の理解を深めたうえで，本人が表出する思いをまずはしっかりと受けとめ，その生活習慣や意向に沿い，患者の尊厳が守られるよう，日常生活援助を行っていく必要がある．患者が一人ではできなくなった清潔ケア，身の回りの整理・整頓，排泄などの実際の援助については，患者の喪失感や負担感が最小限になるように，ケア時の態度や言葉かけには十分に注意をはらう．また，できる限り生活がしやすい快適な環境となるよう環境整備を行い，患者が家族と共に穏やかに過ごせるように支援していくことが大切である．

2 ● 身体的苦痛の緩和

臨死期における身体症状としては，疾患によるものだけでなく，衰弱に伴う痛みが増加する．また，同一姿勢の保持による褥瘡，口内炎，便秘による痛みなども出現する．薬物療法が継続されていれば，その投与方法は適切か，副作用はないか観察する．たとえば，嚥下困難が出現した場合は，貼付剤，坐薬，持続注射などに変更したり，在宅療養へ移行の際には，貼付剤へ変更するなど簡便な疼痛マネジメントの方法の検討が必要となる．この時期は腎機能や肝機能の低下により，代謝物の蓄積が生じやすいため，副作用の有無や程度に注意する．痛みの閾値を上昇させるケアとして，安楽な体位，温罨法，マッサージなど，患者の希望を確認しながら提供していく．

臨死期では全身倦怠感が著明となってくる．全身倦怠感は患者にしかわからない自覚症状であるため，患者の負担にならない範囲で症状の体験を聴き，患者の表情やADLの変化の有無など客観的な観察を行い，マネジメントの方法を検討していく．快の感覚を高めるケアとして，足浴やマッサージなどをケアに取り入れたり，安楽な体位や，排泄，食事，移動の方法など，ADLにおいてエネルギーの消耗を防ぐようなケアを工夫する．

また，この時期は「栄養を摂る」ことよりも「食べる楽しみ」に焦点をあてる．患者が好む食べ物や飲み物を少量でも食べることで満足でき，家族が患者の満足を共有できることが大切であるため，決して無理に「食べること」を勧めないようにする．誤嚥が予測される場合は，食事の内容や，形態，量を工夫するとともに，患者が好む姿勢を考慮しながら，誤嚥予防の体位を調整する．食事量が減ることで唾液腺からの唾液の分泌が低下し，口腔内の清浄作用が弱まり，口腔内のトラブルを起こしやすくなるため，口腔ケアを積極的に行うことはとても重要である．

3 ● 日常生活の援助

a. 安楽の保持

患者は，痛みや呼吸困難などによる苦痛軽減のため，無意識に自分が好む姿勢に変えがちである．看護師の方から安楽を得やすいポジションを提案し，患者が安楽と感じる体位を一緒に相談しながら工夫する．患者の快適性を考慮しながら，苦痛にならない範囲での体位変換を行い，除圧・減圧のための体圧分散用具の使用を検討し，骨突出部やその周囲の皮膚の観察を行う．

清潔ケアの際には患者にとって苦痛の少ない体位を考え，患者の疲労を最小限にするためにできる限り2名以上の看護師で実施できるようケアを計画する．離床する機会が減る

ことによる苦痛も生じるため，体位の工夫やマッサージ，清潔ケア，気分転換，リラクセーションなどのケアも考慮する．

また，全身の衰弱による筋力の低下，薬剤の影響によるふらつき，浮腫による下肢の感覚異常などが原因で転倒のリスクが高くなるため，安全面に配慮した環境を整える必要がある．移動方法や排泄方法の変更について検討する場面が多くなるが，患者の自尊心に配慮した言葉かけや態度を心がける．さらに，定期的に口腔ケアを行い，保湿剤の塗布や氷・シャーベットなどの摂取により，爽快感が得られ口渇の緩和がはかれるよう援助する．誤嚥のリスクも高くなることから，食事の形態や姿勢などには十分注意する．

b. 処置やケアの見直し

臨死期における患者は，今日できていたことが明日にはできなくなっている場合が多くなる．処置やケアの見直しを細やかに行い，患者の苦痛を最小限に抑え，安楽に過ごせるよう，その都度実施している処置やケアを見直し，再評価する．患者の予後を考慮することで，苦痛を伴うような治療や処置をどこまでどの程度行うのか，患者にとって何が最善か検討することが可能となる．ただし，この時期の治療やケアの中止や変更は，患者や家族に，「見放された」と思わせることもあるため，患者の負担や安楽を考えていること，このことによって死期が早まることはないことなど，ていねいに説明することが大切である．残された時間が週〜日単位の時期になると，あらゆる ADL が低下していくことを踏まえ，少し先を見越した予測的な対応を計画していくことが重要である．

4 ● タイミングを逃さないかかわり

「死までのプロセスの特徴」で示したように，予後の見通しを予測しながら，タイミングを逃さないよう，患者へのケアを行っていくことが重要である．限りある時間の中で，患者がどこでどのように過ごしたいと思っているのかを確認することによって，患者・家族の意思決定を支えることができる．たとえば，患者の予後が2〜3ヵ月程度と予測された場合，家族に短期間だけ介護休業制度を利用してもらい患者が在宅で療養するなど，療養場所の選択肢の幅を広げることが可能となる．また，身辺整理や，墓参り，会いたい人に会いたいなどの患者の希望をできるだけ叶えることができるよう配慮することができる．このように看護師は，予後予測を参考にしながら，多職種チームで話し合い，週単位の予後なのか，それとも日単位か，時間単位か，それぞれの時期に合った適切なケアについて検討し提供していく．

5 ● スピリチュアルなニーズへの応答

この時期の患者は，身体的な変化だけでなく，精神的，社会的，スピリチュアルな側面においても多くの変化を認める．人は，死が近いことを本能的な感覚によって自然に察知するとも言われており，死期を患者自身が認識する．また，痛みに対する恐れや，見捨てられるのではないかとの思い，無力感に対する恐れなど，死への不安や未知のものに対する恐れを感じると言われている．そして，前述したように，さまざまな身体症状が出現し，さらに亡くなる2週間〜数日前頃から自力での移動が困難となったり，水分摂取や会話や応答の障害が生じたり，他者に依存しなければならないことに対する苦痛が生じるなど，

コントロール感や機能の喪失に苦悩する．家族や友人，介護者など，身近な人であっても，距離を置きたいという気持ちになることがあるなど，内観的になり，周囲への関心が薄れるなどの変化が現れる．

患者と家族が気持ちを共有できる機会をつくったり，負担感を軽減したり，未完成の仕事をやり遂げるための支援を行う．このようなかかわりを日常的なケアの中に反映させ，何かケアを提供するというだけではなく，患者の話をじっくり聴いたり，そばにいることがとても重要となる．このような態度は，最期まで患者のそばにいること，決して「ひとりではない」ということを保証することにつながる．

E. 死亡後のケア

1 ● 看取り時のケア

臨終を告げられることが喪失の痛みを癒していくプロセスの始まりともいえる．家族への対応としては，現実に起こっていることを落ち着いて伝えることが大切である．

臨終時は，**心臓拍動停止，呼吸停止，瞳孔散大・対光反射消失**の三徴候の死亡確認の際以外は家族が患者の一番近くにいることができるように，機器類の位置や医療者の立ち位置に配慮する．「○○さん，お疲れさまでした」「○○さんもご家族も，皆さんでよくがんばられましたね」などと，患者と家族のこれまでの経過に敬意をはらい，ねぎらいの言葉をかける．立ち会えなかった家族には，「ご家族のお気持ちは，○○さんに十分伝わっていると思います」などの声かけも大切である．

2 ● 看取り後のケア

死に関する信念は，年齢や宗教，性別，社会経済状態，伝統やしきたり，痛みなどの苦痛，死についての考え方などの影響を受ける．看取りにおける慣習，儀礼についての希望を確認し，可能な限り希望に沿ったケアが提供できるようにする．

a. エンゼルケア

家族が患者と過ごす時間の確保として，医療者は席を外し，可能であれば家族だけで患者と対面できる時間を設け，家族が死の現実を認識し，落ち着いてお別れができるように配慮する．複雑性悲嘆のリスクをアセスメントし，家族へのサポートに関する情報提供や，相談方法の確認などが必要であればタイミングをみて働きかける．家族や親類などへの，すぐに連絡するべき人は誰なのか考えられるように声かけする．霊安室に移動するのか，死後のケア（**エンゼルケア**）にどのくらいの時間がかかるのか，など，病院を出るまでの予定や手続きなどを伝え，移送の手配を支援し，家族が安心して行動できるようサポートする．

無理に参加してもらう必要はないが，チューブ類や医療機器を外した時点で，家族にエンゼルケアへの参加の声かけをする．家族がエンゼルケアに参加することで，患者に"できる限りのことをしてあげられた"という達成感が得られる．一方で，治療の跡や，痩せてしまった身体を見ることで，つらさを体験する場合もある．家族の様子を十分に観察し，家族の心情に配慮した対応が必要となる．

2. 臨死期にある患者へのケア　249

表Ⅴ-2-2　死後の身体変化

死からの経過時間	身体の変化
直後から	顔の扁平化，体温低下，皮膚の乾燥，脆弱化
約30分後から	皮膚の蒼白化
約1時間後から	筋の硬直，死後硬直
約6時間後から	腐敗
約24時間後から	黄疸の皮膚色の変化

［宮下光令, 林ゑり子編：死亡後の経時的身体変化と扱い方. 看取りケア プラクティス×エビデンス―今日から活かせる72のエッセンス, 南江堂, p.83, 2018を参考に作成］

　死後の身体は，恒常性の停止により，時間の経過とともにさまざまな変化が現れる（**表Ⅴ-2-2**）．死後硬直は最初に顎の硬直から始まるため，口腔ケアや義歯の装着は早めに行うなど，死後の体の変化を踏まえたうえでエンゼルケアを進める．

b. 家族への声かけ

　エンゼルケアを行う際には，患者が今まで本当によくがんばってこられたことなどを伝え，家族の状況に配慮しながら，「ご一緒にケアをされませんか」などと声をかけ，家族の希望に応じてケアを一緒に行う．看護師は，患者にも，生前と同じように声かけを行い，露出を最小限にし，ていねいな対応を行うことが大切である．家族も一緒にケアを行う場合には，患者の思い出話をしたり，闘病プロセスを共に振り返り，患者と家族をねぎらい，温かな雰囲気づくりを心がける．

コラム

エンゼルメイクとエンバーミング

　死後のケアの一環として行われてきた遺体への死化粧は，近年，医療行為による侵襲や病状などによって失われた生前のその人らしさを引き出すためのケアとして，また，グリーフケアの意味合いも併せもつ行為として[i]，その意味や方法が見直されるようになってきた．この死化粧のよりよいケアのあり方を検討している「エンゼルメイク研究会」[ii]の活動がその1つである．従来日本では慣習的あるいは看護師の経験の中で一方的に行われることが多かった遺体への詰め物や着物の着方などの行為についても，臨終時の遺体の変化や文化的背景をよく理解したうえでその必要性を見直し，家族の意向を大切に対応していこうという試みにつながってきている．また，皮膚の状態や顔色の変化がカバーでき，生前の穏やかさが演出できるようなエンゼルメイクセットの検討やメイクの方法の工夫が提案されてきた．

　遺体を扱う業者によるさまざまなサービスもみられ始めている．近年では，欧米で始まったエンバーミング（embalming）の技術を実施するケースも増加傾向にある[iii]．エンバーミングは，日本では「遺体衛生保全」と訳され，遺体を衛生的に安全に保全し，遺族が故人を精神的にも時間的にも安心してお別れできる環境をつくることを目的として行われるものであり，遺体に防腐処置や消毒処置を行い，容姿の修復や化粧までを施す技術である．遺体からの感染予防，火葬までの期間を延ばすことができ，生前に近いきれいな顔に復元できるといったメリットがある．

引用文献

i）小林光恵, エンゼルメイク研究会（編）：ケアとしての死化粧－エンゼルメイクから見えてくる最期のケア, 改訂版, p.28, 日本看護協会出版会, 2007
ii）前掲 i）, p.30-33
iii）前掲 i）, p.123

250　第Ⅴ章　臨死期のケア

> ### 学習課題
>
> 1．臨死期にある患者に生じる身体的・心理的変化を説明してみよう
> 2．死が近づいた時期から死亡後における患者と家族へのケアの留意点を説明してみよう

引用文献

1）日本緩和医療学会ガイドライン統括委員会（編）：進行性疾患患者の呼吸困難の緩和に関する診療ガイドライン（2023年版），p.47，金原出版，2023
2）Lokker ME , Zuylen L, Rijt CD et al : Prevalence, Impact, and Treatment of Death Rattle : A Systematic Review. Journal of Pain and Symptom Management 47（1）: 105-122, 2014
3）Bennett MI : Death rattle: an audit of hyoscine（scopolamine）use and review of management. Journal of Pain and Symptom Management 12（4）: 229-233, 1996
4）Shimizu Y, Miyashita M, Morita T et al : Care strategy for death rattle in terminally ill cancer patients ad their family members : recommendations from a cross-sectional nationwide survey of bereaved family members' perceptions. Journal of Pain and Symptom Management 48（1）: 2-12, 2014
5）日本緩和医療学会緩和医療ガイドライン作成委員会：終末期がん患者の輸液療法に関するガイドライン（2013年版），p.86-87，金原出版，2013
6）Cerchietti L, Navigante A, Sauri A : Hypodermoclysis for control of dehydration in terminal-stage cancer. International Journal of Palliative Nursing 6（8）: 370-374, 2000
7）岩崎静乃，大野友久，森田達也：終末期がん患者の口腔合併症の前向き観察研究．緩和ケア22（4）: 369-373, 2012
8）K Matsuo, Watanabe R, Kanamori D et al : Associations between oral complication and days to death in palliative care patients. Supportive Care in Cancer 24（1）: 157-161, 2016
9）Andersson P, Hallberg IR, Renvert S : Inter-rater reliability of an oral assessment guide for elderly patients residing in a rehabilitation ward. Special Care in Dentistry 22（5）: 181-186, 2002

3 臨死期にある患者の家族へのケア

この節で学ぶこと

1. 看取りを迎える家族の体験の特徴を理解する
2. 家族が悔いのない看取りを行えるための支援について理解する

A. 臨死期にある患者の家族の特徴

1 ● 患者の看取りを迎える家族の体験

a. 患者の死をめぐる感情の揺れ動き

　患者の看取りが近づいた時期の家族は，大切な人との死別という喪失体験を前にして**予期悲嘆**（p.102参照）を体験する．これは，「死別が予期された場合，実際に死が訪れる前に死別したときのことを想定して嘆き悲しむこと」[1]である．また，少しでも長く生きてほしいという延命を望む気持ちと早く楽にしてあげたいという気持ちの葛藤，亡くなっていく患者がかわいそうという思い，自分が何もしてやれないという無力感，これから自分はどうやって生きていったらよいのかという不安など，さまざまな複雑な思いが絡み合う感情の揺れ動きを体験する．予期悲嘆の体験は，家族にとって死別に対する心の準備につながる．しかし，事故や急変により予期せずに死が訪れるような場合は，家族には心の準備がなく，現実の死を認めることができずに混乱することが予測される．

b. 患者の状態を知りたいというニーズと不安

　大切な人が死を迎えようとしているとき，家族は患者の症状のわずかな変化にも敏感に反応する．たとえば血圧，脈拍，体温の変化などのような患者の状態を把握したいというニーズとともに，これらの症状は何を意味しているのか，これから患者はどうなっていくのか，死期は近いのだろうかということに思いをめぐらせている．そして，患者に苦痛がないことを強く望み，安楽な最期を迎えさせてあげたいと願っている．痛みや呼吸困難で苦しんでいる患者の様子やせん妄によって人格が変わってしまったような患者を目のあたりにすることは，家族にとって非常につらく耐えがたい体験となる．医療者に対しては，患者の安楽を提供する専門家としての信頼や期待をもつ一方で，十分な説明が得られない状況では不安や不満につながっていくこともある．

c. 死にゆく患者のそばにいたいという気持ちと医療者への遠慮

　家族は死にゆく人と共にいたい，そして役に立ちたいというニーズをもっている．しかし，危篤状態となり意識レベルが低下した患者のそばに寄ることにおそれを感じ，遠巻きにしていることもあれば，自分たちは何ができるのかわからない，あるいは何もしてあげ

られないという無力感を感じることもある．また，医療者のケアに邪魔になるのではないかと患者のそばにいることを躊躇したり，病院・病室の中に自分たちの居場所がないという思いを抱いていたりすることも少なくない．

d. 患者と家族をとりまく生活・社会的問題における困難

　看取り前後の時期にある家族は，家庭内での役割変更や経済的負担，仕事への影響など，多くの生活上や社会的な問題への現実的な対処が求められていく．看取りに際して，かかわりの深い人々への連絡，葬儀に関する諸問題，死別後の生活のことなど，十分に悲嘆する時間もなく目の前の問題への対処に追われることもある．これらの死別にまつわる生活の変化が初めての経験である家族は，戸惑いも多い．ほかの家族や親戚，友人などの適切なサポートがあればよいが，十分なサポートが得られない状況では，不安と緊張の高まった生活の中でゆっくりと患者との時間を過ごすことができなくなる可能性もある．

e. 長期に続く看病とそれに伴う身体的負担

　危篤の状態は，長ければ数週間に及ぶこともあるため，長期にわたる看病生活が続くにつれ家族の疲労感は大きいものとなる．看取りを迎えるまで精一杯看病したいという強い思いから無理をしがちで，休みたいと思う気持ちや負担感を表に出してはいけないという義務感もある．このような状況は，家族にとって身体的負担となって蓄積する．また，予期悲嘆に伴うさまざまな苦悩や社会的な問題に対するストレスが，食欲不振，睡眠障害などの身体症状へとつながっていくおそれもある．

2● 愛する人を亡くした家族の体験

　愛する人を亡くした家族は，死別という喪失体験に直面し，悲嘆（p.101 参照）を体験する．悲嘆は，大切な人の死に伴って起こってくる一連の反応で，表V-3-1 のような身体的反応，情緒的・認知的反応，行動的反応を含んでいる[2]．悲嘆のプロセスは，適切に乗り越えることで成長の機会となるが，人によっては，深い悲しみが異常に長く続き，生活に影響を及ぼすような複雑性悲嘆が引き起こされることもある．

表V-3-1　悲嘆の心理過程で起こってくる反応

身体的反応	衝撃による急性身体症状 食欲不振 身体症状の訴え	エネルギー不足 睡眠障害
情緒的・認知的反応	無感覚と不信 悲しみ 不安・恐怖 怒り 罪責感	抑うつ 無気力・無感動 孤独 自尊感情の低下 非現実感
行動的反応	混乱・動揺 泣く	切望と探索 活動減退

［鈴木志津枝：遺族ケアの基本と実際．ターミナルケア 11（1）：14, 2001 より許諾を得て改変し転載］

3. 臨死期にある患者の家族へのケア　　253

B. 家族へのケア

1 ● 看取りが近づいたとき

a. 感情を表出しやすい環境を整える

　予期悲嘆によって抱く悲しみなどの感情を表現しやすいような環境を整える．家族の表情や言動をよく観察する，面会時に積極的に声をかける，病室外で話す機会をつくるというように，家族が感情や思いを表出しやすい機会をつくる．そして，家族によって語られた思いや感情は，誠意をもって傾聴し受け止める．このように，家族の感情表出を支援できる家族−医療者の関係性を構築するためには，日頃から家族とのコミュニケーションを大切にし，信頼関係を築いていくよう努めることが重要である．

b. 患者の状態の説明をする

　看取りの時期が近づいてくると，患者には前節で述べたようなさまざまな身体的変化・徴候が生じてくる．患者に出現している，あるいは今後出現してくると思われる症状について家族の心情に配慮しながら説明することは，看取りへの心の準備につながる．患者のつらそうな様子は家族にとって耐えられないものなので，苦痛症状に対しては適切な症状マネジメントを行う．死亡直前の死前喘鳴や努力呼吸などの症状は，臨死期の自然な変化であること，患者の意識が低下している場合は苦痛を感じていないことが多いことを説明する．

c. 患者と共に過ごす時間の配慮をする

　家族がそばにいることは患者にとっても安心であることを伝え，家族が遠慮や気兼ねせずに患者と共に時間を過ごせるように配慮していく．その際，家族の疲労を考慮しながらケアに参加する機会をつくったり，家族が患者のためにできることを提案したりするとよい．たとえば，冷たくなっている患者の手足をさすることや話しかけることなどである．家族は，意識レベルの低下している患者には話しかけても聞こえていないと思い，声をかけることを躊躇していることもある．死の直前まで聴覚は残っていると言われていること，呼びかけて反応はなくても聞こえていないわけではないことを伝え，患者への呼びかけを促していく．

d. 看取りの準備を促す

　家族の心理状態に配慮しながら，看取りや患者の死後のことなどについて，家族と話ができるとよい．たとえば，患者が亡くなったあとに着る衣服をどうするかを相談し，準備を依頼する．また，看取りのときに連絡をしなければならない人はいないかを確認し，状況を見て親戚や親しい友人，会わせたい人などに早めに面会を勧めることを提案する．日本文化では，臨終に立ち会うことを非常に大切にしているため，付き添っていない家族には，臨終に間に合わなかったという悔いが残らないよう病状説明や家族を呼ぶタイミングなどへの配慮が必要である．

e. 家族の疲労への配慮

　危篤時の家族は，非常に緊張した状態で患者の看病やさまざまな問題に対処していることが多い．家族にねぎらいの言葉をかけ，困ったことや希望などがあればいつでも医療者に相談できることを伝えておく．看病生活が長期となった家族に対しては，家族の健康状

態にも配慮し，休養ができるように声をかけていくとよい．

2●看取りのとき

　看取りの際に大切な家族への援助は，家族が患者と十分なお別れができるように配慮することであり，臨終の場を処置やケアのために医療者が独占することのないよう注意する．医師より死亡確認が行われたあとは，家族が患者とお別れの時間をもてるようにいったん退室する．その際，患者の外観やベッド周囲を整え，お別れのための静かな環境を整える．

　患者の「その人らしさ」を尊重した死後のケアは，家族の悲嘆へのケアにもつながると思われる．着替えの衣類や化粧は家族の希望を聞き，その人らしさが現れる姿を考慮する．また，もしも家族が希望すれば，頭髪を整えたり，化粧をすることなどを一緒に行えるよう配慮する．家族がケアに参加する場合は，家族へのねぎらいや患者との思い出を語るなど，家族への心情に配慮した言葉かけをしながらケアを行えるとよい．

3●死別後のサポート

　遺族の悲嘆に対する看護（グリーフケア）の目的は，愛する人を亡くした家族あるいは重要他者が，死別の悲嘆を乗り越えて，新たな生活を歩み始めることができるように支援することである[3]．

a. 遺族の悲嘆のアセスメント

　患者と家族の関係，患者の死や家族の状況などから，死別後の悲嘆作業がどのように進んでいくかを予測的にアセスメントする．遺族の患者への愛着の程度や依存度が高い，予測できない急激な死別を体験している，周囲のサポートが得られない，ほかの喪失体験や危機的なライフイベントが重なっている，罪責感や自己非難が強いなどの場合は，複雑な悲嘆に陥りやすいので注意する．

b. 遺族の悲嘆への援助

　死別に伴う悲嘆のプロセスは6ヵ月から1年以上続くと言われる[4]．一般病棟の場合，患者の死亡後はその家族とのつながりも途絶えてしまうことが多く，家族はセルフケアで悲嘆過程に対処している現状がある．しかし，患者との死別後，家族がどのように過ごしているかということにも目を向け，グリーフケアを行っていくことも必要である．

　遺族へのケアは，死別前から始まる．患者との死別を迎えようとしている家族の予期悲嘆を支え，患者に対して十分なことができたという思いが得られるよう援助することが重要である．死別後には，悲嘆のプロセスにある家族を，思いやりをもって見守ることや，感情を表出できる機会をつくり，家族が体験している悲しみに耳を傾けることがグリーフケアにつながる．具体的な方法としては，遺族に手紙を送ったり電話をしたりして家族の様子を把握する，必要であれば遺族を訪問する，定期的に遺族会を開く，あるいはピアサポートグループなどの情報提供をするといったものが挙げられる．悲嘆が長期化するなど複雑性悲嘆と考えられる場合は，精神科医などの専門家の援助が必要となる．

3. 臨死期にある患者の家族へのケア 255

学習課題

1．看取り前後の家族の心の変化について話し合ってみよう
2．臨死期に直面する家族に必要な支援について説明してみよう

引用文献

1）恒藤　暁：最新緩和医療学，p.266，最新医学社，1999
2）鈴木志津枝：遺族ケアの基本と実際．ターミナルケア11(1): 12-17，2001
3）射場典子：緩和ケアの看護技術．系統看護学講座専門分野Ⅱ　成人看護学総論　成人看護学〔1〕，第12版，p.330，医学書院，2005
4）浅野美知恵：ターミナル期にある患者の家族への援助．絵でみるターミナルケア─人生の最期を豊かに生き抜く人へのかぎりない援助，改訂版（佐藤禮子監），p.143，学研メディカル秀潤社，2015

4 死の迎え方の多様性

この節で学ぶこと

1. 死についての文化や価値観は多様であること，自分にも醸成された価値観が備わっていることを理解する
2. 文化的な視点を踏まえて，死の迎え方の多様性について理解する

A. 看取りと文化

死は人間にとって普遍的なものであるが，その国の文化や歴史，宗教によって人々の死生観はさまざまに形づくられていく．そして，それらは看取りのあり方にも影響を与えている．日本の看取りにまつわるさまざまな価値観や習慣・儀式も，仏教や日本の伝統文化に由来し，長年言い伝えられ，受け継がれてきたものである．

たとえば，臨終あるいは死後に「末期の水*」を捧げる行為は，釈尊（仏陀，お釈迦様）でさえも，臨終に口渇を訴えて水を求めたという故事に由来する[1]と言われている．死後のケアとして行う全身清拭は，納棺する前に遺体を清める「湯灌」という日本古来の慣習にも関連する．また，死は生と反対の世界であり，この世とあの世を区別するという考え方から，「着物（死に装束）は左前に合わせる」「着物の帯紐は縦結びにする」「湯灌（全身清拭）に使用する温湯は水に湯をさす（逆さ水）」といった平常の所作と逆の所作が行われてきた[2]．

しかし，看取りにまつわる儀式は，日本人の中でも信仰する宗教や居住する地域の風習などによってさまざまである．死の迎え方に対する考え方も，その人固有の価値観や死生観によって多様な広がりがある．ケアを行う個々の看護師にも，これまでの経験や文化から醸成された生や死に関する価値観・信念があり，それらは臨死期にある患者と家族へのケアへの考え方に影響を及ぼす可能性がある．多くの患者の看取りにかかわる看護師には，自身の死生観を深めながらも，患者とその家族の多様な人生観や死生観，価値観を理解する感性や柔軟性を備えることが求められる．一人ひとりの患者と家族がどのような人生を歩み，どのように死を迎えたいと思っているのかということに心を寄せ，その人らしい看取りのときを迎えることができるよう支えていくことが必要である．

---

*末期の水：家族や近親者が，患者と血縁の濃い順，あるいは関係が深い順に一人ずつ死者の口唇を水で濡らし最期のお別れをする儀式．死後の世界で飢え渇きに苦しまないようにという願いからきている．一般的には，新しい小筆，大きめの綿棒あるいは割箸の先にガーゼや脱脂綿を巻いたものを白い糸で縛り，小皿や湯のみ茶碗に用意した水に浸して用いる[1,3]．

B. 外国人に対する看取りのケア

　日本で生活する外国人が増加している近年では，今後ケアの受け手が外国人であるケースも多くなることが予測される．そのような場合は，看取りのケアにおいても外国人の患者・家族がもっている文化に配慮したケアを行っていくことが重要である．まず，看護師自身が日本と異なる患者・家族の文化とその重要性を理解する．そして，出身国や民族性，普段使用している言語や日本語に関するコミュニケーション能力，信仰している宗教とそれに伴う儀式などについてアセスメントする．また，これらの文化は，人々の疾病や死に対する考え方にどのように影響しているかを考えることが必要である．そして，信仰する宗教などにより死にまつわる重要な儀式やしきたりがある場合には，患者と家族が望む死の迎え方ができるよう看取りの環境を整えていくことが求められる．病状や予後に関する患者への説明や，看取りに関連した意思決定において誰がどのように決定していくのかなども，文化に伴う患者・家族の価値観に配慮しながら進めていく必要があるだろう．とくに，日本語の理解が困難な患者・家族の場合には，医師の説明がどのように理解されているかを確認しながら，ケアを進めていくことが必要である．

　このような死の迎え方の多様性に対応した看護を行っていくためには，さまざまな職種による多職種チームアプローチを行っていくことが有効である．医療ソーシャルワーカーや臨床心理士のほか，患者・家族の宗教的ニーズに対応するための宗教家と連携していくこともその1つである．また，外国人に対しては，医療通訳の活用によってコミュニケーションを促進していくことも必要である．

学習課題

1．日本人の看取りにまつわる文化にはどのようなものがあるか考えてみよう
2．自分の死生観について考えてみよう

■引用文献■

1) 佐藤郁子：危篤時の看護と死者へのケア．実践看護技術学習支援テキスト 基礎看護学（川島みどり監），p.112，日本看護協会出版会，2003
2) 前掲1），p.114
3) 浅野美知恵：人間の死の時にかかわる看護援助．絵でみるターミナルケア―人生の最期を豊かに生き抜く人へのかぎりない援助．改訂版（佐藤禮子監），p.115-116，学研メディカル秀潤社，2015

第VI章

さまざまな事例で学ぶ緩和ケアの実際

学習目標

1. 事例を通して，緩和ケアで求められる全人的苦痛のアセスメントを理解する
2. 各事例の個別性を理解し，これまでの章で学習してきた知識を振り返ることができる

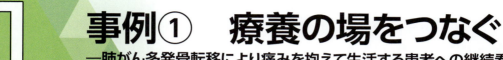

事例① 療養の場をつなぐ
―肺がん多発骨転移により痛みを抱えて生活する患者への継続看護

この事例では，骨転移による痛みで入院となった肺がん患者*が，痛みや生活に折り合いをつけながら自宅で過ごしていけるよう，病院と在宅をつなぐ**継続看護**のあり方について述べる．

> **事例①**
>
> Aさん，60歳代，男性，会社経営．非小細胞肺がんの多発骨転移．妻と2人暮らしで子どもは遠方に在住．入院中は，妻が自宅から病院まで片道約1時間半かけて毎日のように面会に来ていた．
>
> Aさんは，2年前に肺がんを診断されてから，定期的に化学療法を行ってきた．2ヵ月ほど前より，腰から下肢にかけての痛みを自覚するようになると，次第に全身状態も不良となり治療は中止された．今回は痛みの緩和目的で入院となった．
>
> 入院時は，痛みが強く自力で歩行することも困難な状況であった．排泄や食事，入浴にも介助を要するようになり，入院後すぐに放射線治療と鎮痛薬投与が開始された．Aさんは，看護師が痛みや薬の効果について尋ねても，「よくわからない」と言って，痛みを我慢している様子がうかがえた．また，Aさんは，このまま歩けなくなるのではないかという不安や，仕事ができないことへの焦燥感を抱きながらも，動くと痛みが増すという恐怖から，ほとんど寝たきりの状態が続いていた．
>
> 今後，放射線治療が2週間程度で終了したあとは，自宅へ退院予定だが，Aさんと妻は，痛みを抱えた状態で自宅で生活していくことに不安を抱えていた．

A. アセスメント――肺がん，骨転移による痛み，地域との連携

1 ● 肺がん

Aさんは，非小細胞肺がん（腺がん）の診断で，右上葉縦隔よりに最大径5 cm × 4.5 cmの陰影を認めた．入院時には，明らかな胸部症状は認めなかったが，今後，腫瘍の増大に伴い症状の悪化が予測される．そのため，咳嗽や血痰，胸部の痛みや呼吸状態を観察するとともに，症状出現時には呼吸困難を確実にマネジメントする（p.133，第Ⅲ章1節2項「呼吸困難のマネジメント」参照）．また，肺がんは，骨や脳へ転移することが多いため，新たな症状のサインを見逃さないよう，痛みの部位や程度，麻痺の有無や意識状態に注意する．また，食事摂取や睡眠状況など，日頃の生活の様子について，同居する家族から情

---

*がん治療は，がんのタイプ（組織型）を診断，ステージ（進行度）を分類し，全身状態を診断したうえで，治療方針を決定する．肺がんの場合，組織型や，がんの拡がり，転移の有無を調べることが大切である．進行度は，小細胞肺がんか，非小細胞肺がんかによって異なるが，原発巣の拡がりや，リンパ節，他臓器への転移によって決まる．

報を得て把握することも大切である．症状の悪化や急変時に備え，通院手段や日常生活の介助方法，酸素吸入の準備を検討する．

2 ● 骨転移による痛み

Aさんの場合，第12胸椎〜第4腰椎への椎体変形を伴う転移を認め，腰部から下肢にかけてのしびれを伴う痛みがあった．知覚異常や膀胱直腸障害などの随伴症状はないが，下肢の筋力低下を認めていた．骨転移の痛みは，骨膜や骨髄に分布する痛覚受容器が刺激されることで生じる侵害受容性疼痛で，体性痛に分類される（p.119参照）．安静時はペインスケールがNRSで3〜4（p.122参照）だが，歩行や排泄，食事などの体動時はNRS 6〜7まで増強した．入浴やホットパックなどで温めることで軽度緩和されたが，荷重がかかると増強し，ADLの制限を伴い，骨折のリスクがある状況であった．そのため，痛みによる日常生活への影響や，仕事など社会的役割への影響についても把握しながら退院後も継続できる緩和方法を検討する必要がある．また，放射線治療後は，痛みの程度や体の動きなどから除痛効果をアセスメントするとともに，治療前と同量のオピオイドでは過量投与となる場合もあるため，眠気や呼吸抑制の出現に注意する．

3 ● 地域との連携

Aさんと家族が，病状をどのように認識しているか，今後の意向について把握する．化学療法の中止や痛みの増強をどのように受け止め，今後の生活をどこでどのように過ごしたいと考えているか，その思いに関心を寄せることが大切である．

また，主介護者である妻の介護力や子どもたちからのサポート状況，要介護認定の申請の有無や療養環境（段差やベッドの有無，トイレや寝室の構造など）についても情報を収集し，必要な介護サービスや環境を調整する．Aさんの場合，通院に片道約1時間半かかることから，今後は，自宅近くでフォローできる病院や訪問看護ステーションを確保し，地域との連携をはかる必要がある．

B. 看護目標

①Aさんが，自ら痛みのマネジメントに取り組み，残された機能を活かしながら家族と共に自宅での生活を継続できる

C. 看護の実際

1 ● 入院中早期より，今後の生活を予測して情報を得る

Aさんは，骨転移による痛みにより入院前と比べADLは低下し，今後，通院困難となることが考えられた．また肺がんの進行に伴い，咳嗽や呼吸困難など，新たな症状が出現する可能性もあることから，退院後は在宅サポートが必要となる．そのため，まずはAさんが，自分の病状をどのように受け止めているか，退院にあたり気がかりなことは何か

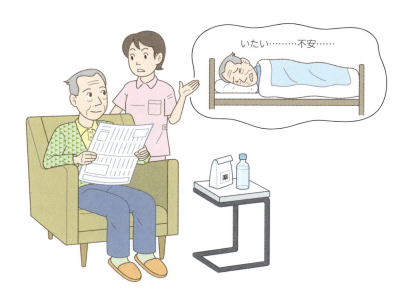

など，患者・家族の思いに関心を寄せ，共に考えられるようかかわった．入院中早期より仕事や家族との関係を含めたこれまでの生活について尋ね，医師からも，治療方針や今後の病状について情報を得ることで，Aさんの状況を具体的に把握するよう努めた．また痛みがどの程度緩和されれば在宅での生活が可能であるかを患者・家族と共に話し合い，具体的に目標を設定することが大切である．限られた入院期間で在宅への移行を支えるためには，患者・家族が，何を大切にどのように過ごしたいと考えているか意向を確認するとともに，患者を支える家族の力や地域の資源（かかりつけ医や訪問看護ステーション），要介護認定（p.47，コラム参照）を受けているかなど，今後の生活を見据えた意図的な情報収集を心がけた．

2 ● 痛みの表現方法や薬の効果的な使用とタイミングを検討する

　Aさんは，看護師にレスキュー薬（p.127参照）を促され使用することはあったが，痛みの程度や鎮痛薬の効果について尋ねても，「薬を使っても痛みはゼロにならないし，痛みの程度を聞かれてもよくわからない」と言っていた．そのため，レスキュー薬投与前後の様子を細やかに観察すると，腰をさすってつらそうな表情をしていたAさんが，投与後には，上体を少し起こして穏やかに会話する姿がみられ，効果はうかがえた．また，痛みの程度について，Aさんは以前，尿管結石を患ったことがあり，過去の痛みの経験を物さしとして，現在の痛みについて尋ねたところ，「尿管結石の痛みは最大で10，それに比べれば今の痛みは6程度」と答えた．そして，記録用紙を用いて時間経過や行動との関連をみながら，痛みの程度や性質・パターンを共に評価することで，自らレスキュー薬を使用するタイミングやその効果について理解し，主体的に痛みの緩和に取り組むようになった．

　24時間看護師がいる病院とは違い，在宅では，患者・家族が，主体的に症状マネジメントをしなければならないため，痛みについての表現方法や薬の使用のタイミングを習得

することが大切である．患者が，自分で薬袋をあけ，定時に内服することができるかなど，理解力を含め自己管理できるかをアセスメントし，能力や生活習慣に応じた指導を行うとともに，シンプルな処方で，服薬しやすい味や形態であるかを検討した．

　また，オピオイド（モルヒネやヒドロモルフォン，オキシコドン）の副作用である便秘は耐性が生じないため，退院後も排便コントロールが必要であることを説明した．排便の有無だけでなく，日頃の排便状況（便の性状，排ガスや残便感の有無など）に応じて，Aさんと家族が緩下薬を自己調整できるよう指導した．自宅の排便環境やトイレまでの動線を把握し，ポータブルトイレを準備するなど，できるだけ自立して排泄できるよう支援した．

3 ● 退院後の生活を想定したリハビリテーションを行う

　「元どおり歩けるようにならないと，仕事にも復帰できない」と言っていたAさんだったが，動くと痛みが増強するという恐怖から，入院中もほとんど臥床して過ごし，日常生活に支障をきたしていた．病気の進行状況からも，このままでは退院の時期を逸することも懸念され，放射線治療や鎮痛薬による緩和をはかりつつ，残存機能を維持して自宅で過ごせるようリハビリテーションを行った．Aさん自身がリハビリテーションの必要性を理解できるよう説明を行い，整形外科医や理学療法士と情報交換をしながら，安静臥床に伴う褥瘡や関節拘縮，筋力低下の予防に努めた．また，寝たままでも食べやすいよう，おにぎりにしたり，食事の形態を栄養士と相談した．日々のケアを通して，安楽な体位や介助の方法を検討し，痛みの増強や骨折を防ぐため，体動前にはレスキュー薬を使用したり，車いすやコルセットを活用して転移部への荷重を避ける配慮をした．次第に，Aさんは，「以前のように歩くことはむずかしいけれど，できるだけ今の状態を維持できるようがんばりたい」と，できることにも目を向けながら取り組むようになった．自宅では，ベッドを使用しているのか，階段があるか，トイレの位置や入浴方法など，介護を誰が，どのように行うか，療養環境や主介護者の状況についても情報を得た．そして，具体的な目標を設定してリハビリテーションに取り組んだ．

4 ● 家族へのアプローチを行う

　入院前，痛みで苦しむAさんの姿を身近に見ていた妻は，自宅で過ごしたいというAさんの希望をかなえたいと思う反面，退院したら，また痛みで苦しむことになるのではないか，自分一人でAさんを介護できるか，と不安を抱えていた．そのため，妻の不安な思いを十分に聴いたうえで，Aさんの病状や現在行っている治療，鎮痛薬の調整や副作用への対応についても理解が得られるよう，医師からの説明の機会を設定した．また，自宅での生活や今後起こりうる状況を予測して，痛みの増強時のレスキュー薬の使い方や日常生活における援助の方法，緊急時の対応など，パンフレットや記録物を用いて，看護師からもわかりやすい説明を行った．妻の負担に配慮して，ほかの家族メンバーや地域の医療者からもサポートが得られるよう役割を調整した．

5 ● 社会資源を活用する

　入院前に比べ ADL が低下した A さんが，自宅での療養生活に必要なサポートが得られるよう，情報や資源の提供を行った．A さんの自宅から病院までは距離的に遠く，これまで介護保険の認定を受けていなかったため，医療ソーシャルワーカーと連携し，入院中に要介護認定の申請手続きや自宅近くの診療所・訪問看護ステーションに関する情報を提供した．また，在宅での療養環境を整えるために，車いすや杖，介護用ベッドなど，福祉用具や住宅改修についても，費用や ADL を考慮し必要に応じてサービスの手配を行った．

6 ● 地域の医療者への橋渡しを行う

　在宅でも継続して緩和ケアが提供されるよう，A さんをとりまく院内外の多職種メンバーで退院前にカンファレンスの機会をもった．参加メンバーや日程の調整を行い，患者・家族と，担当医，病棟看護師，薬剤師，理学療法士，医療ソーシャルワーカー，訪問看護師が集まった．直接顔を合わせて話し合うことで，事前に関係を築き，患者・家族が退院への不安を軽減することにつながった．また，現在の病状や痛みの緩和状況，日常生活の状況，今後予測される事態と対応について地域の医療者と情報を共有した．退院後，自宅で痛みが増強したり，鎮痛薬を内服できなくなった場合など緊急時の対応や，誰が処方を行い，入院が必要な場合の受け入れ体制をどうするか検討し，窓口や各職種の役割を明確にした．これにより，退院後は地域の医療者のサポートを中心として，入院が必要な際は，いつでも病院が支援することを示し，療養環境や体制を整えることができた（実際には，日々の慌ただしい業務の中で，院外を含めた多職種のメンバーがタイムリーに集まることがむずかしい場合もあるため，診療情報提供書や看護サマリーなど記録に残すことで，書面での情報共有を行う．また，ビデオ通話など情報通信機器を用いたカンファレンスも行っている）．

D. 評　価

　病気の経過や今後の生活を予測して，院内にとどまらず，地域の医療者に対する情報発信やリソースの把握を行うことで，早い段階から切れ目のないシームレスな緩和ケアの提供を目指すことができた．A さんは入院当初，痛みが強くほとんど寝たきりの状態であったが，痛みが緩和され，リハビリテーションにも取り組めるようになると，車いすでの散歩を通して自然に触れたり，家族や医療者など周囲の人々に支えられていることを実感しながら，日々の生活を送るようになった．退院後も鎮痛薬や副作用のマネジメントを自ら行い，家族や地域の医療者の支えを得ることで，痛みの増強なく，自宅でパソコン仕事に取り組んだり，家族との時間を過ごすことができた．また，事前に退院後のサポート体制を整えたことで，病状の悪化により入院加療が必要なときは，地域の医療者から医療ソーシャルを介して病院担当医へ連絡が入り，スムーズに対応することができた．

E. まとめ

　この事例のように，看護師は，病院という限られた枠組みの中での視点にとらわれるのではなく，患者・家族が，これまで社会や家庭においてどのような役割を担い，どんな生活を送ってきたか，そして今後起こりうる身体や生活の変化を予測し，どこでどのような生活を送りたいかという幅広い視点をもって，意向に沿った場の調整や生活をサポートすることが大切である．実際には，がん患者の緩和ケアを受け入れている在宅療養支援診療所や訪問看護ステーションは多くないため，地域において資源をみつけることは容易でない現状もあるが，退院前カンファレンスの活用や地域連携ネットワークを構築していくことも重要である．そして，看護師は，日々のケアを通して患者の意向や希望を引き出すようなかかわりを心がけながらも，それらは常に変化しうることを理解したうえで，柔軟に対応することが求められる．

事例② セルフケアを促す
——患者が自分でも症状緩和をはかれると感じられるようなかかわり

　この事例では，呼吸困難から不安と恐怖を感じていた肺がん患者に，症状緩和に対して主体的に取り組めるよう**セルフケア**を促し，患者が自分らしさを取り戻すことができるようなかかわりについて述べる．

> **事例②**
>
> 　Bさん，60歳代，女性．右肺がん，リンパ節転移，多発骨転移．夫と2人暮らしで，キーパーソンは夫である．
> 　Bさんは，右肺がん，リンパ節転移と診断され，通院にて化学療法を受けていた．しかし，治療効果は乏しくなり，病状は進行していた．診断から約1年後，発熱が出現し喀痰も増量していた．胸部X線撮影と血液検査の結果，炎症所見が認められ，肺炎と診断された．また，呼吸困難も次第に増強し緊急入院となった．
> 　入院後，抗菌薬の投与と酸素の投与が開始された．また，吸入により排痰を促していたが，喀痰は粘稠で「痰が出ると楽になるけどなかなか出せない」と，Bさんはうまく喀出することができずにいた．日常生活動作の状態は，ベッドサイドに設置したポータブルトイレに移動したり，室内の洗面台まで5～6歩程度歩いたりするくらいで，日中のほとんどをベッド上で過ごしていた．しかし，体を動かすことにより呼吸困難を増強させ，いったん呼吸困難になると呼吸は促迫し「苦しい，苦しい，看護師さん！」と，パニック状態となっていた．そのようなとき，看護師は深呼吸を促したり，医師の指示のもと一時的に酸素流量を上げたりしながら，Bさんが落ち着くまでそばにいた．夫は毎日来院しBさんに付き添っていたが，夜間はBさん一人となるため「また苦しくなったら怖い」と不安は強く，Bさんはナースコールを握りしめて眠っていた．このような中でも，「窓を少し開けてくださいね．部屋は涼しいほうがいいの」「動くと苦しいね．じっとしていると楽になるけどね」「ゆうべは寝ていても苦しくなって，座ったの」など，Bさんは自分なりの対処方法を見つけていた．また，もともと性格は明るく前向きで，体調の良いときにはBさんの部屋からは夫と談笑する声が聞こえていた．

A. アセスメント——呼吸困難，セルフケア能力

1 ● 呼吸困難

　呼吸困難（p.133参照）は，日常生活を制限するだけでなく，「このまま死んでしまうのではないか」という不安や恐怖を生み出し，患者のQOLを著しく低下させる要因となる．また，「何もできなくなった」と自己の尊厳も損なわれる．そのため，呼吸困難の原因治療とともに，患者自身が自分でできる対処方法を得ることは，安心感と自信の回復につながり，呼吸困難の緩和に有効であると考えられる．

Bさんの呼吸困難の原因は，肺がんの進行による呼吸容積の減少，肺炎に伴う喀痰の増量とその喀出困難，体を動かすことによる呼吸への負荷などが考えられる．また，ひとたび呼吸困難が生じると，不安が増大し有効な呼吸ができずにさらに呼吸困難を増強させるという悪循環をたどっている．

2 ● セルフケア能力

　このような状態でのBさんの対処方法は，「坐位をとる」「じっとしている」「看護師を呼ぶ」「窓を開ける」などである．坐位は横隔膜を下げ呼吸容積を拡げる効果があり，安静は呼吸負荷を軽減させることができる．また，看護師を呼ぶことはBさんにとって安心を得る方法であり，室温を下げることは呼吸困難の緩和に有効であると言われている．このようにBさんは，理にかなった対処方法を経験から得て，それが効果的であると実感することができている．また，Bさんは，自分にできることと看護師に依頼することを明確に区別して使い分けたり，症状の程度や増悪因子・軽減因子などを言葉で表現したりできる力をもっている．これらから，Bさんのセルフケア能力は適切な指導によりさらに引き出すことができると考えられる．そして，今Bさんがとっている対処方法をさらに自分のものとしていくことや，新たな方法を体得することで，Bさんは苦しくなっても自分でも何とかできることがあると思えるであろう．そのことは，前向きで明るいBさんらしい生活を少しでも取り戻すことができ，QOLの向上につながると考えられる．

B. 看護目標

①Bさんが呼吸困難を自分でも緩和できるよう，セルフケア能力を高める
②看護師や家族のケアで，Bさんが安心感を得られる

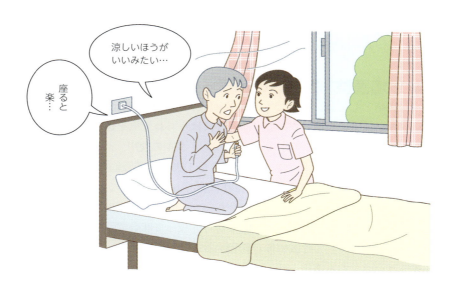

268 第VI章 さまざまな事例で学ぶ緩和ケアの実際

C. 看護の実際

1 ● セルフケア能力を高める

　はじめに，Bさんのこれまでの闘病姿勢や呼吸困難による恐怖や不安などを十分に傾聴した．その中で，Bさんは「がんだってことは恥ずかしいことじゃないから，誰にも隠してないの．死ぬのも怖くない．だけど苦しいのは怖い．肺がんだからねぇ，苦しいのは仕方ないわね」と寂しそうな笑顔で話した．そこで，呼吸困難をできる限り緩和させるために，Bさん自身にもできることがあることを，また，実際にBさんはそれらのいくつかをすでに実行していることを話した．すると，Bさんは関心を示したため，呼吸方法や排痰方法などBさん自身に実行してほしい内容を説明し，看護師と共に学んでいってほしいと話した．また，医療者としては，医師は肺炎の治療に最善を尽くすこと，看護師は，Bさんが苦しいときにはそばにいて少しでも苦しさが緩和するよう努力すること，呼吸方法や排痰方法などは看護師が指導しながら共に学んでいくこと，そしていつでもBさんをサポートすることを約束した．Bさんは「今は苦しくなったら看護師さんに来てもらうしかないけど，自分でもなんとかできたらちょっと安心ね」と意欲を示した．そこで，具体的な看護ケアを実践していった．

　まず，呼吸困難の原因を説明し，「坐位になる」「窓を開ける」などのBさんの対処方法は，これまで何気なくとっていた行動かもしれないが，実は理にかなった方法であり，自信をもって続けていってほしいと伝えた．また，排痰の必要性と吸入について再度説明し，Bさんがうまく痰を出せないときには，吸入や加湿を行いながら，排痰方法を指導していった．さらに，Bさんが呼吸困難を感じたときに陥る呼吸パターンを振り返りながら，腹式呼吸や口すぼめ呼吸（p.140参照）などの呼吸方法を指導した．また，苦しくなったときにだけ行うのではなく，苦しくないときも心がけて腹式呼吸や口すぼめ呼吸を行えるよう，看護師は日々のケアの中で意識的に言葉をかけ，指導していった．呼吸困難出現のきっかけとなる身体を動かすことについては，「動いて苦しくなったらじっとしている」というBさんの対処方法を肯定しながら，「でも，ついさっさっと動いてしまうの」ということから，呼吸状態に合わせて「休み休み動く」ことを勧めた．

2 ● 環境調整，家族へのねぎらい

　看護師としては，少しでもBさんが負担なく日常生活行動がとれるようベッド周囲を整えたり，室温や換気の調整，訪室時にはうちわで風を送ったりするなど，環境の整備に努めた．また，クッションやオーバーテーブルの使用，ベッドのギャッジアップなど，Bさんがもっともリラックスできる体位を工夫し，呼吸筋の緊張を和らげることをはかった．そして，その効果をBさん自身に実感してもらうことで，Bさんにとってどのような体位がもっとも安楽かを覚えてもらった．呼吸困難が出現したときには，看護師は呼吸介助をしたり背中をさすったりしながら「吸って吐いて」など声をかけ，Bさんが呼吸のリズムを取り戻して呼吸困難が緩和するようそばで見守っていた．また，不安になったときにはいつでも看護師を呼んでいいことを話し，Bさんが「一人ではない」と安心感が得られるよう配慮した．

夫は，「私はいるだけです．何にもできませんので看護師さんにお世話になってばかりで，申し訳ない」と話したため，毎日の来院をねぎらい，夫がそばにいることでBさんは安心し，それがBさんの呼吸困難を緩和させるための大切なケアになると伝えていった．

D. 評　価

このようなケアを提供した結果，Bさんは指導を受けた呼吸方法をほかの看護師たちに説明しながら実践してみせたり，移動時には呼吸を整えながら動いたりする姿がみられるようになった．また，「吸入をお願いします」「酸素（流量）を少し上げてください」と，自分の呼吸状態に合わせて必要な要求を看護師にするようになった．さらに，「夜ね，ときどき苦しくなったらやるのよ，吸って吐いて吐いて，1対2でしょ．おなか膨らますのよね．あれいいわ」と，習得した呼吸方法を実践し，その効果を自覚すると同時に自分でも何とかできるという感覚を得ることができていた．

夫は毎日来院し，Bさんの身の回りの世話をしていた．また，Bさんの呼吸困難が出現しても，以前のようにBさんと2人で動揺するということはなく，背中をさすりながら付き添っていた．

その後，Bさんから「苦しくなったら，そのときはそのとき」「家で庭の花でも見ていたら苦しくならないかもね」という言葉を聞くことができた．

このように，Bさんのもつセルフケア能力を引き出し，Bさんが呼吸困難の緩和に主体的に取り組めるよう促したことにより，Bさんは「自分でも苦しさをコントロールできる」という感覚を得ることができたと考えられる．そして，そのことが安心感となり，明るく前向きなBさんらしさを取り戻すことにつながったと考えられる．

E. まとめ

呼吸困難は，身体面だけでなく精神的要因が大きく影響し増強する症状である．そのため，原因の治療とともに，不安や恐怖の軽減などの精神的側面へのアプローチは重要である．

Bさんの場合も，不安や恐怖が呼吸困難を増強させていると考えられたことから，「苦しくなっても自分でも何とかできることがある」という安心感を得ることへの働きかけが必要であると考えられた．そこで，Bさんが，主体的に取り組めるようセルフケアを促していったところ，「自分でも何とかできる」と実感することができ，安心感を得ることができた．そして，そのことからBさんらしさを取り戻すことができた．

患者のセルフケアを促す場合は，患者のもつセルフケア能力を十分にアセスメントし，その能力に見合ったケアを提供することが大切である．患者がもつ力を引き出し，それを高めていくことで，患者は「今までとは違う」「自分にもできることがある」と実感でき，より主体的に取り組むことにつながると考えられる．

270　第Ⅵ章　さまざまな事例で学ぶ緩和ケアの実際

3 事例③ 「食べたい」という希望を支える
──誤嚥性肺炎を繰り返す高齢者へのかかわり

　　この事例では，嚥下機能障害を有する患者の「食べたい」という希望を支え，本人の意思を尊重した選択を促すことができるかかわりについて述べる．

> **事例③**
>
> 　Cさん，88歳，男性．50歳代から高血圧症，脂質異常症で内服治療中であった．現役時代はサラリーマンとして毎日，妻の手づくり弁当を持って出勤していた．定年後は家で昼食を食べた後，週に何度か碁会所に行くのが日課になっていた．70歳代後半に多発性脳梗塞を発症したが，早期の治療によりADLの著明な低下は認めなかった．しかし徐々に，食事中にむせ込む，言葉が出にくい，日時が不確かになるなどの認知機能低下を認めていた．80歳を過ぎた頃，さらに記憶障害が目立ち始め，アルツハイマー型認知症の診断を受けた．現在は要介護4の認定を受け，週に二度のデイケア，月に一度のショートステイを利用しながら，自宅で妻の介護を受け生活している．
>
> 　数年前から「食べたい」という気持ちはあるものの，お箸やスプーンを使って自力で食事摂取することがむずかしくなったため，おにぎりなど手づかみで摂取できるような食事形態に変更してきた．また賑やかな環境でも食事摂取がむずかしくなり，デイケア利用時にはテレビの音や人の話し声が聞こえにくい場所で食べてもらうようにしてきた．
>
> 　しかし1年ほど前から，食事を次々と口に運ぶばかりで嚥下せず溜め込んだり，嚥下してもすぐにむせ込んだりすることが目立ち始めた．そこで妻や職員が食事介助をするようになったが，二度，誤嚥性肺炎で入院する結果となっている．Cさんは，自分の気持ちを言語的に表現することは困難になっているが，首を振ったり頷いたりすることで意思疎通をはかれることもあった．実際，数口でむせ込んでしまう日も，「食べる?」と茶碗からかき込むジェスチャーを交え尋ねると頷き，「食べたい」という希望はうかがえる．妻は医師から，嚥下機能は低下する一途であり，人工的水分・栄養補給法（artificial hydration and nutrition：AHN）の選択も視野に入れるよう言われている．今回，三度目の誤嚥性肺炎での入院となった．

A. アセスメント──嚥下機能障害，栄養摂取方法

1● 病　期

　　Cさんが多発性脳梗塞を発症して約10年，アルツハイマー型認知症の診断を受けてからも約8年が経過している．大脳が高度に委縮しつつある状態であり，一般的なアルツハイマー型認知症の軌跡（p.200参照）からみても，重度から終末期になっていると考える．

2 ● 嚥下機能障害

　今後は高度な脳萎縮の影響により，嚥下機能障害がさらに顕著になってくる．食事摂取状態や，誤嚥性肺炎を繰り返している現状からも，嚥下機能障害は不可逆である可能性が高いと考える．しかしこの時期であっても，覚醒レベル，自発性や意欲の有無，食事摂取時の姿勢の工夫，食事形態や嗜好品によってはうまく嚥下できる可能性もある．少なくとも「食べたい」という希望がある限り，不可逆だと判断する前に，本当にもう食べることがむずかしいのか，多職種で数日にわたり嚥下機能の観察，アセスメントを行う必要がある．

3 ● 栄養摂取方法

　嚥下機能障害に対し，栄養補給の手段として経管栄養法や静脈栄養法のようなAHNの検討がなされることが多い．自然にゆだねるという選択肢も含め，AHNについて検討する際，どれを選ぶかだけでなく，その選択によりＣさんの望む生き方（逝き方）が保障できるのか，多職種でＣさんのQOLを検討しなければならない．

B. 看護目標

①Ｃさんの「食べたい」という欲求をできる限り満たすことができる．
②誤嚥性肺炎のリスクを軽減することができる．
③AHNの導入に関し，Ｃさんの意思を尊重した選択を促すことができる

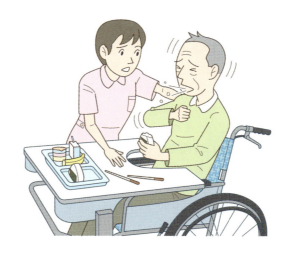

C. 看護の実際

1 ●「食べたい」希望を叶えるための支援をする

　Ｃさんの食事摂取の様子を観察した．Ｃさんは車いすに移乗した直後は姿勢が保たれて

いるが，食事が目の前にきた頃にはお尻が前方にズレ，首が後傾していることが多かった．「食べたい」という希望があり，開口はされるが，実際は咀嚼が始まらない，まだ口腔内に食物が残っていてもスプーンが口唇に触れると開口する，嚥下しても一度にすべて飲み込めないといった状況もみられた．また，歯は上下共に数本で義歯は使用していないこと，酒類より甘い物が好きということがわかった．

　これらの情報から，まずは食事のポジショニングから開始した．車いすへの移乗時間が早いと，疲労により姿勢がくずれてしまうことから，活動と休息のバランスを考え，食事が到着してから車いすへ移乗してもらった．車いすはリクライニング式とし，顎を引いた姿勢となるよう頭部から肩に枕を入れた．食事前には両頬や口唇のマッサージを行い，「Cさん，これからお食事です」と覚醒を促した．食事形態は咀嚼が少なく済む半固形食とし，スプーンは浅め（全体が舌の上にのる大きさ）を選び，軽く一杯の食物を入れ，口の中央から真っすぐ入れ，ゆっくり引くようにした．咀嚼が始まらない時や嚥下されないときは，その都度，「噛んでください」「飲み込んでください」とCさんの視界に入り声をかけた．嗜好品を中心に，疲労の程度を見ながら食事時間の目安を30分とし，時には少ない量でもカロリーが摂取できるよう甘めの味の栄養補助食品を促した．その結果，提供量の半分程度は摂取できるようになった．また誤嚥性肺炎予防のため口腔ケアを徹底し，まめに飲水を促し口腔内の乾燥予防に努めた．Cさんは口腔ケアを拒否することが多かったが，刺激の少ない洗口液を用いる，覚醒の良いときを見計らう，歯ブラシを見せるなどして実施することをわかりやすく伝える，短時間で済ませる，無理強いしないなどの工夫を行った．

2●Cさんの益（QOL）を考える話し合いの場をもつ

　Cさんは残念ながら必要量をすべて摂取できず，今後の嚥下機能障害の進行も否めなかったため，AHNの導入に関して第一回の検討の場をもつことになった．まず医師から再度，嚥下機能が低下していきAHNの選択もありえること，そのメリットとデメリット，加えて自然にゆだねるという選択肢もあることが説明された．そして食事に関しては，嚥下に時間がかかるときもあり摂取量に波はあるが，Cさんからは「食べたい」という意欲が伺えることを共有した．またこれまで何度か脱水に対し末梢点滴を実施してきたが，血管の脆弱性もあり実施に時間を要したこと，そのため点滴に関しては抵抗が強く，「点滴は嫌ですか」と尋ねると頷くことが多かったことを共有した．

　妻は，「私の料理が大好きな人だったので，何とか食べさせてあげたい」「食べられないのならほかの方法を考えないと，このままでは餓死させるようなものよね」「鼻からチューブを入れるのはまだマシかな．胃に穴を開けるなんて，かわいそうだから…」との発言が聞かれた．そこで「もし今，Cさんがお話できたら，この現状に対してどのように言われるでしょうか」とCさんの推定の意思を妻に尋ねた．と同時に，妻としてはCさんにどのようにしてあげたいか，妻の意向も確認した．妻は，「食べられなくなったらお終いと言っていた人だから，自然に任せたいって言うでしょうね」「私はもう少し長生きしてほしいけど，これまで主人の決めたことについてきたので，主人がしたいようにさせてあげたいです」と話した．今後，医師，看護師から改めてCさんに，食べることが楽しみに

なっているか，食べることに伴う苦痛がないかを尋ね，胃に直接，栄養を入れるといった方法を望むのかを尋ねてみることにした．また妻に対しては，嚥下機能低下は疾患からくるのみならず，老化の自然な経過であり，餓死ではなく老衰ととらえてほしいこと，また口からは「味わう」だけとし，必要摂取量は胃瘻から摂るという考え方もあることを説明し，これからも共に考えていくことを約束したうえで，最初の話し合いの場を終了した．

D. 評　価

　食事摂取の様子を観察し，嚥下機能評価をし，一口でも安全に摂取できるよう姿勢や介助方法を工夫した．誤嚥性肺炎を繰り返している事実はあったが，Cさんの「食べたい」という希望を叶えるため，諦めずに経口摂取の可能性を追求したことは，CさんのQOL向上につながった．また誤嚥性肺炎の引き金となる口腔内汚染を最小にするため，苦痛の少ない口腔ケアの実施に取り組めた．

　Cさんの望む生き方（逝き方）については，AHNを導入するか否かだけでなく，Cさんの人となりや価値観を共有したり，妻からCさんの推定意思を引き出したり，直接，Cさんに尋ねてみるよう話し合うことができ，有意義な時間となった．

E. まとめ

　多くの高齢者が人生の終盤には，食べることにかかわる問題を抱える．食べることは単に栄養を摂るのみならず，生きる上での楽しみでもある．看護師は高齢者から簡単に食べることを取り上げず，最期まで一口でも味わえるよう，そのために必要な知識と技術をもつ必要がある．加えてAHNの導入に関しても，益となる方向性が選択できるよう，看護師は高齢者の擁護者であらねばならない．

事例④ 進行する機能低下を支える
── 全人的苦痛を理解し，希望を支えるかかわり

　この事例では，ALSにより全身の機能障害が急速に進行した患者の，全人的苦痛を理解し，希望を支えるかかわりについて述べる．

> **事例④**
>
> 　Dさん，80歳代，女性．呂律不全や歩きにくさをきっかけに受診し半年前に筋萎縮性側索硬化症（ALS）と診断された．遠方に住む孫とメールのやり取りをすることを楽しみにしている．発語によるコミュニケーションは困難だが，電子パッドを用いて筆談にてコミュニケーションが取れており，タブレットやスマートフォンの操作は可能であった．食事はむせがみられるため，ミキサー介護食を摂取していた．同居していた娘の介護疲れにより訪問看護事業所併設の住宅型有料老人ホーム（以下，ホーム）へ入居した．
>
> 　ホーム入居時点では車いす移乗に介助が必要な状態であり，その後の症状進行も早く，まもなく上肢の筋力低下により臥床状態では書字が困難となり，座位での書字も判読がむずかしくなった．また，夜間就寝するまでの時間はタブレットでゲームをして過ごすことを好んでいたが，臥床してしまうとタブレットを操作できない状態となった．さらに，訴えたいことがうまく伝わらないとイライラした様子でホームの看護・介護スタッフに物を投げる，スタッフに対し筆談で「バカ」など乱暴な言葉を伝えるようになり，支援に入るスタッフよりDさんに対する不満の声が上がるようになった．

A. アセスメント──全身機能障害，全人的苦痛，スタッフの認識

1 ● 全身機能障害

　Dさんの症状進行のスピードはとても早く，診断から1年経たないうちにさまざまな機能障害が出現している．ALSは大きく2種類に分類され，四肢・体幹などの運動障害から進行する古典型と，球麻痺症状から始まり四肢の障害はあまり目立たない進行性球麻痺型があるが，ALSの臨床症状は多彩であり，非典型的な症状を呈することも少なくない．Dさんは呂律不全と歩きにくさの症状をきっかけに受診しており，下肢運動障害と球麻痺症状が同時期に出現していたと推測されることから，典型的な臨床症状とはいえない．

　Dさんの症状としては，構音障害と摂食・嚥下障害がみられ，コミュニケーションの代替手段や誤嚥・窒息予防のために食形態の工夫が必要な状態であった．続いて運動障害について，診断当初は下肢の筋力低下のみで上肢筋力は保たれており書字も可能であったが，上肢の運動障害の進展に伴い書字が困難となった．急激な全身の運動機能障害により，食事・排泄・移動などの日常生活全般に介助が必要な状態であった．

2 ● 全人的苦痛

Dさんはこれまで自分の身の回りのことはすべて自分でしてきたが，全身の運動機能障害の進行に伴い自身でできることが少なくなり，人の手を借りなければ生活が送れないようになってきた．これからさらに症状が進行したらどうなってしまうのか，という不安はDさんの精神的苦痛の1つになっていたと考えられる．また，スタッフとのコミュニケーションにおいて，書字さえも困難になったことにより，自分の意思がスムーズに伝わらないもどかしさがイライラや焦燥感の原因になっていただろう．さらに，タブレットでゲームをすることができなくなったことにより，眠るまでの時間が非常に長く感じられ，苦痛が増強してしまっていたと考える．加えてDさんの運動機能障害の進行は非常に早く，機能喪失を受け入れる前に次の機能喪失を体験しており，それらが生きる楽しみや生きがいを少なくしていたと考えられる．これらの全人的苦痛がスタッフに対する攻撃的な発言や物を投げるなどの行為として現れていた1つの原因であったと考えられる．

3 ● スタッフの認識

スタッフは意思疎通がうまく取れないことでDさんの要望を十分に把握することができず，また，要望が十分伝わらないと攻撃的な発言・行動がみられ，どう介入すればよいか困惑していた．中には「こんなに一生懸命対応しているのに，心無い言葉で人格を否定された」と精神的に傷つき，支援に入ることを拒むスタッフもいた．

ALSの精神症状を理解するうえで，認知症状についても理解する必要がある．ALSの認知症状は，その多くが前頭側頭葉変性症に伴うものであり，前頭側頭葉症状を特徴とし，発症頻度は15〜20％程度で，病期の進行とともに高次機能を示す割合が増加し重症化することが明らかになってきている[1]．前頭側頭葉変性症自体が指定難病に指定されており，十分に原因が解明されていないが，ALSと多くの共通点をもつことが明らかになってきている．前頭側頭葉症状としては，常同行動や脱抑制のほかに，共感や感情移入が困難もある．

Dさんが前頭側頭葉変性症を併発していたかは定かではないが，前述した精神的苦痛に加え，前頭側頭葉症状として心無い言動や攻撃的な行動が現れていたことも考えられる．そうしたDさんが置かれている状況についてスタッフの理解が及んでいないことで，「Dさん個人に私は傷つけられた」と認識し，関係性構築が困難な状況となっていたと考える．

B. 看護目標

①Dさんが不安な思いを十分に表出でき，全人的苦痛を緩和することができる
②臥床したままでもスマートフォンやタブレットを操作し，スタッフや家族とコミュニケーションを取ることができる

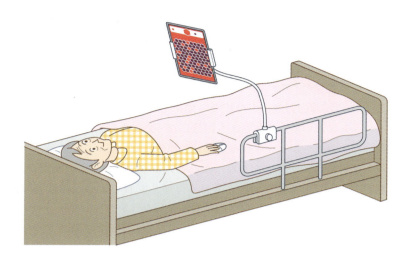

C. 看護の実際

1 ● 感情の表出を促すかかわり

　Dさんの思いをしっかりと聞くために面談の時間を設け，気持ちの表出を促す介入を開始することとなった．面談初日，Dさんからは「話せないようになり，自分の考えや気持ちを伝えられないことがとてもつらい」「急にすべてのことに人の世話を受けなければならない生活となりつらい」「最近は，右手の力も入らなくなり，キャップも閉められないようになった．次々といろんなことが起きて死期が近づいているのではないかと思う」「夜は呼吸が苦しく感じ，2時間で目が覚める．薬を飲んで対応している」などの感情表出があった．Dさんはこの面談の時間を好意的に受け止め，週に一度面談の時間を設けることを提案すると賛同した．面談の内容は看護管理者やホーム管理者を通して支援に入るスタッフに共有された．

2 ● コミュニケーション支援

　前述のように，日々これまでできていたことができなくなるという喪失体験を繰り返すことがDさんの全人的苦痛につながっており，苦痛緩和のためには1つでもDさん自身ができることを増やすことが必要であると考えた．面談では「自分の考えや気持ちを伝えられないことがつらい」と言ったDさんであったが，まだ筆談にてかろうじて意思疎通をはかることができるため，文字盤などのコミュニケーション方法について提案するも，受け入れることはなかった．そこで実現したいことを聞いたところ，①タブレットでゲームがしたい，②孫とメールがしたい，という具体的な要望が表出された．これらが実施可能であれば，その先にタブレットを通したスタッフとのコミュニケーションも可能であると判断し，臥床状態であってもタブレット操作が実現できるように介入を開始した．

　臥床状態での残存機能を確認すると，両下肢および左上肢はほぼ全廃ではあるが，右上肢は指が十分に動かせることがわかった．そこで，タブレットをスタンドでベッド柵に固定し，パソコン用のマウスを使用して操作ができるように設定した．操作説明をしている

途中から自身でゲームを起動し操作することができた．Dさんには笑顔がみられ，非常に満足したとのことであった．

続いて，孫とメールのやり取りができるように，文字入力方法を1文字1文字マウスで選択して入力できるように設定変更を行った．こちらに関しては練習が必要であった．また，今後のさらなる病状の進行を予測し，障害福祉制度を活用した重度障害者用意思伝達装置の申請も並行して行った．

3●スタッフへの教育的支援

「ALSの精神的苦痛」をテーマに施設内勉強会を実施した．ALSという疾患の基礎知識，ALSの患者が抱える苦悩と全人的苦痛，前頭側頭葉変性に伴う症状の説明などを行った．多くのスタッフが参加し，終了後の匿名アンケートでは，「私自身つらい気持ちでかかわっていたが，一番つらいのは患者さん自身だと改めて考えさせられた」「講義を聞いて救われる思いがした」などの感想が寄せられた．

D. 評　価

病状進行に伴う機能障害自体を止めることはできないが，面談を通して気持ちのつらさを理解してもらうことができ，またゲームができるようになったことで全人的苦痛の緩和ができたと考える．結果的にタブレットを使用した意思疎通までは達成できなかったが，本人の意に沿わない方法で強引に進めてもうまくはいかず，導入としては良いかかわりであったと評価する．また，スタッフ全員がDさんの置かれている状況や苦悩を理解することで，これまでとは異なる向き合い方ができるようになった．

E. まとめ

ALS患者は機能障害に伴い，これまでできていたことができなくなるという喪失体験を繰り返し経験する．看護師はその苦痛や苦悩を理解したうえで患者と向き合い，残存機能を最大限活用して実現したいことを達成できるよう中心的役割を果たす必要がある．

引用文献

1) 筋萎縮性側索硬化症診療ガイドライン作成委員会：認知症にはどう対処すればよいか．筋萎縮性側索硬化症診療ガイドライン2013，p.98，南江堂，2013

278 第Ⅵ章 さまざまな事例で学ぶ緩和ケアの実際

5 事例⑤ スピリチュアルケア
──死に向き合うことを余儀なくされて苦悩する患者へのかかわり

　この事例では，がんと闘うために入院を繰り返していたが，医師より治癒が望めないことを伝えられ，死の正視を余儀なくされている患者に対するスピリチュアルケアについて述べる．

事例⑤

　Eさん，32歳，女性．2年前に原発不明，がん性腹膜炎と診断されて，化学療法を続けてきた．7年前に結婚し，夫との2人暮らしである．結婚後，自宅近くのスーパーで販売員として週3日働いている．

　X年春頃より，ときどき腹部の張りが強くなり気にはしていたが，痛みなどその他の症状が出現しないためにそのままにしていた．8月に入り，腹部の張りに加えて急に痛みが強くなったため自宅近くの診療所を受診したところ，腹水の貯留を指摘され，詳しい検査を受けることを勧められた．早速，T病院内科を受診し精査を受けた．原発は不明であるがおそらく卵巣がんによるがん性腹膜炎であると診断され，このまま治療を受けなければ予後は2～3ヵ月であることがEさんと夫に説明された．Eさんは強い衝撃を受けながらも，「このまま死ぬのはいや」と化学療法を受けることを希望し治療が開始された．

　治療が功を奏して腹部膨満は軽減し痛みも消失した．化学療法の終了時点で医師より手術を勧められたが，Eさんと夫は「子どもがほしい」との気持ちが強く，手術はせずにこのまま化学療法を続けることを希望した．

　1年が経過した頃より再び腹水が貯留し，CT検査にて，周囲の臓器への広がりが認められた．再度，医師より原発巣を明らかにし，現状を見極めるために手術が必要であることが説明された．X+1年9月，腹式子宮全摘術が行われ，卵巣がんであり，周囲の臓器に転移していることが明らかとなった．治癒は望めないことが改めて伝えられた．医師の説明を聞き，Eさんは「くよくよしてもしかたない．私，絶対，病気に負けない．生き抜きたいと思っているのでがんばる」と力強く話す一方で，「いろんなことが不安．突っ走るだけではもうだめなんだと思う．どうしたらいいんだろう助けて！」と泣きながら看護師に訴えることもあり，眠れないままに朝を迎えることもあった．

A. アセスメント──スピリチュアルペイン

　これまではなんとか化学療法を続けて生き抜こうと，がんとの闘いに挑み続けていたEさんであったが，手術が試験開腹に終わったこと，がんがさらに広がっているとの説明を受けたことで，それまで遠ざけていた「死」が急速に近づいてきた状態であった．日に日に身動きがとれない状況へ追い込まれていっていることが，Eさんの言葉からうかがわれた．Eさんは死が迫っていることを身体で感じながらも，何とか生きたい，生き延びたい

と切に願い，生と死の間でもがき苦しんでいる状態であることが推察された．

B. 看護目標

①Eさんが，迫りくる死への恐怖を看護師に語ることにより，徐々に現実に目を向けることができる

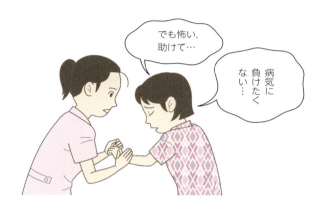

C. 看護の実際
1 ● 気持ちの表出を促すかかわり
　　看護師はEさんが「病気に負けない．生き抜きたい」と強く思うことは，Eさんが置かれている状況から考えるとごく当然な気持ちであり，Eさんにわき起こってくるさまざまな気持ちを表現してよいことを言葉で伝えることにした．

Eさん ：「悲しいより悔しい．せっかく1年かけて考えてきて，手術するって決めたのに取れなかったなんて……．これからどうなっていくのだろうか．私，死ぬの？　死にたくない」

看護師：「そうですね．悔しいですね．Eさん本当にずっとがんばってこられたものね．悔しいですよね」

Eさん ：「そうでしょう」

看護師：うなずいて，「Eさんの置かれている状況を考えると，当然の気持ちだと思います．私がEさんの立場だったら同じ気持ちですね．もっと助けてほしいと強く訴えるかな……」

Eさん ：「そう？　私，本当に助けてほしいと思ってるの」

看護師：何度もうなずく．

Eさん ：「これからどうなっていくの．手術で取れなかったということは，よくならないってことよね．去年，病気がわかったときにあと2～3ヵ月と言われたのがものすごいショックだったけど……．治療を続けてきたのに，これからどうなっていくの？　そう思うと不安だし，怖いし……」涙ぐむ．

看護師：うなずいて，「そうですね」

Eさん ：「でも，私負けない．主人も友達も皆が応援してくれているの」

看護師：「そうですね．皆，Eさんのことを心配してくださっていますね．ありがたいですね」

Eさん ：「本当にそう．皆に支えてもらっているから，がんばらないとね」

看護師：「そうですね．Eさんは，これまでも十分がんばっていますよ」

Eさん ：少し笑顔で，「そうかな……．私ね，このまま病気で死ねないって思ってる．でも，これまでのように闘うというのはだめかなとも思ってる」

看護師：「闘うというのはどういうことですか？」

Eさん ：「私がやっつけようと思うと，がんもすごい力が出てくるのがわかるんです．自分の体のことだから，ほかの人がどうこう言うよりよくわかっているから，だから闘うのはもうだめなんだと思う」

看護師：「闘うのはだめだ，そう思っているのですね．Eさん，すごいですね．私も今の状態でEさんが病気と闘うという姿勢を保つことはややむずかしいかなと思います．がんと共に生きていく，共生するってことが大切かなと思っていますけど……」

　看護師はEさんの訴えを否定せずに，共感的な態度で聴くことを続けた．上述したやりとりを経て，是が非でも「がんばりたい」と願う気持ちにEさん自らが気づき，「以前ある人から，あなたは川の流れに逆らってしまうタイプねと言われたことがあるの．そのとおりだったなと今は思えます．自然の流れに任せて生きていくことも大切なことだなと思えるようになりました」と，自身の生き方について振り返ることができるような言葉が聞かれるようになった．このことをきっかけにEさんは，徐々に現実をみつめることができるように変化していった．

2●死や生について，共に考えるかかわり

　数日後，看護師が検温のためにEさんを訪室して，バイタルサインを測定し体調について尋ねたあと，急にEさんから以下のように尋ねられた．

> Eさん：「看護師さんは死んだらどうなるって思っているの？」
> 看護師：「えー，急にどうされたのですか？」
> Eさん：「ずっとこれからの治療をどうするかって考えているんだけど，まあ，とりあえずは化学療法を続けようと思っているんだけどね．でも，治療しても完全にはよくならないでしょう……．そしたら，『私，死ぬってこと？』って思ってしまうのよね」
> 看護師：「そうですか……．死んだらどうなるのかって，よく考えますか？」
> Eさん：「うーん，そうね……．これまでは考えないようにしてきたから．よくってわけじゃないけど」
> 看護師：「考えざるを得ない感じですか？」
> Eさん：「そう，このまま治療が効かなくなったら死ぬしかないもの．病気に負けないでがんばろうと思っているけど，いつもそうばかりは思っていられない」
> 看護師：黙ってうなずく．
> Eさん：「どうなるのかって考えていると，真っ暗な中に引っぱられていくようで怖い．そう思うと眠れなくなって……．ほかの人はどう思っているんだろうとか……．夫にこんなこと尋ねると，すごく悲しい表情になるから聞けないしね．妹とかもそう．お姉ちゃん，何，ばかなこと考えてるのって」
> 看護師：「そうですね．皆さんすごくEさんのことを心配されていますからね……．苦しいんですね.」
> Eさん：黙ってうなずく．
> 看護師：「私も死んだらどうなるのかまだよくわからないけど．実は祖父が昨年病気で亡くなったんです．私はとってもおじいちゃん子だったので，祖父は今も私や家族のことを見守ってくれているように感じているんです」
> Eさん：「うーんそうなんだ．そう言われれば，母が私の病気がわかる少し前に亡くなったんだけど，亡くなった母が見守っていてくれるってよく感じているな」
> 看護師：「そうですか，お母さんにまた会えるという感じなのですか？」
> Eさん：「そうねえ．会えるとは思っているけど……．これまであまり考えないようにしてきたから」

　看護師はEさんからの突然の死についての問いに驚いたが，その背後にあるEさんの気持ちを知りたいと思った．看護師も自身の身近な家族を亡くした体験を語ることにより，Eさんの中で亡くなった母親を通して〈死〉や〈死後の世界〉について考える機会を提供した．自分自身の死や生に関しては，それぞれの価値観が大きく影響するため，医療者の考えを一方的に伝えるのではなく，上述したように共に考えるためのきっかけとなるようなかかわりが望まれる．

282　第Ⅵ章　さまざまな事例で学ぶ緩和ケアの実際

3 ● 家族との関係について，共に考えるかかわり

> Eさん　：「私ね，病気になったのは，どうしてっていつも思ってきたのよ」
> 看護師　：「……」
> Eさん　：「結構，自分の好きなように生きてきたからね．母は亡くなったけど，父と
> 　　　　　は中学のころから折り合いが悪くて．妹と弟とは父が違うの．兄弟の仲はい
> 　　　　　いんだけど……．この病気になって，父にずっと反抗してきたからこうなっ
> 　　　　　たのかなと思ったりもしたんだ」
> 看護師　：「そうなんですね．近頃はお父さんとは会われていますか？」
> Eさん　：「ときどきかな．なかなか素直になれなくてね．でもこの病気になって，い
> 　　　　　ろんな人の絆を感じてありがたいなって思っている」

　Eさんはがんになったことの理由を自身に問い，義理の父との折り合いの悪さがその原因ではないかと考えていた．病気の意味を問うこと，父親との和解が，Eさんの今後の課題として残されていることが推察された．
　数日後，父親との関係について尋ねてみることにした．

> 看護師　：「Eさん，この間，お父さんのこと話してくださったじゃないですか．あのあ
> 　　　　　と，私なりに考えてみたのですが，一度しっかりお父さんと話し合ってみら
> 　　　　　れてはいかがですか」
> Eさん　：「えー，何を話し合うの？」
> 看護師　：「お父さんにずっと反抗してきて申し訳ないということを伝えたらどうか
> 　　　　　なって思って．先日，Eさんのお話をうかがって，本当はお父さんと仲直り
> 　　　　　したいって思っているんじゃないかなーって感じたので．間違っていたらご
> 　　　　　めんなさい」
> Eさん　：「うーん，それはそうなんだけど．そんなふうに聞こえたんだ……」
> 看護師　：「ええ．違ってますか？」
> Eさん　：「ううん，違ってはないけど．そんなふうに考えたことがなかったので，
> 　　　　　びっくりしました」
> 看護師　：「そうですか．びっくりさせてちゃってごめんなさいね．でも，Eさんにとっ
> 　　　　　てとても大切なことだと思ったので，思い切って伝えました」
> Eさん　：「ありがとう．少し考えてみるわ」
> 看護師　：「ぜひ，そうしてください」

　Eさんは，突然の看護師の提案に驚いた様子であったが，父親との和解は少なからず気がかりであったようで「考えてみる」と，看護師の言葉を受け取った．

D. 評　価

　看護目標である「迫りくる死への恐怖を看護師に語ることにより，徐々に現実に目を向けることができる」ために，まず，看護師はEさんが置かれている厳しい現実を考えると，Eさんの先の見通しが立たない不確かさに対する不安や死から逃れることができない恐怖

は当然の心の反応であることを伝えて，Eさんが少しでも安心できるようにかかわった．Eさんはつらい思いや怖さを看護師に語ることにより，自分が何を感じているのか，どうしたいと思っているのかなど，自分自身と少し距離を置くかたちで見つめることができ，少しずつ考えを整理することができた．考えが整理されるにしたがって，Eさんはこれまでの自分の生き方を振り返ることができ，これまでのがんと「闘う」生き方を今後も続けることへのむずかしさに気づき，今後は「共生」の姿勢で生きることが大切であるとの考えにいたった．死への恐怖がまったくない状態ではないが，生き方の視点を変えることで，Eさんは徐々に現実に目を向けることができるようになった．そして現実に目を向けることができるようになったことで，Eさんは厳しい現実の中で生きてこられたのは周囲の親しい人たちの支えがあったからであると感じることができ，人は一人で生きているのではなく人の「絆」の中で生きていることを実感した．自己の存在が他者との絆により支えられていることを感じたEさんは，これまで心の中に封印してきた義理の父との関係についての思いを看護師に語った．そこで，次の段階の看護目標は「父親との関係が修復でき，家族の絆を確認できる」と変更した．

E. まとめ

　患者のスピリチュアルペインは，病状の進行に伴って，その人の人生の文脈において苦しみや痛みとして現れたり，疼きとして感じるものである．したがって，患者が置かれている現状から推察すると，その訴えは看護師にとっても理解可能であり，ある意味当然と感じられることが多い．スピリチュアルペインとそのケアは，身体症状や精神症状などに対するケアと異なりまったくなくしてしまうことがケアの目標ではない．このため，患者の価値観とそれに呼応する看護師の人生や価値観が，アセスメントのポイントやケアの方向性に大きく影響する．

　今回の事例では，看護師が主に一人でかかわりを深めていったが，可能であればまず看護（医療）チームで，患者のスピリチュアルペインについて理解を深めるためにカンファレンスを行い，ケア計画を立案し，誰がどのようにケアを実践するのかを明らかにしておくことが肝要である．その後，看護計画に則って実践されたケアについてチームで評価を行い，スピリチュアルペインが和らいでいるのか，何が残された課題であるのかなどを話し合って，ケアを継続していくことが大切である．

284 第Ⅵ章　さまざまな事例で学ぶ緩和ケアの実際

6 事例⑥　家族のケア
──終末期にある患者の妻の予期悲嘆に対する援助

　この事例では，終末期にある患者の妻の**予期悲嘆**に対して，安心して感情表出ができるような援助について，また，妻の心理と多様なニーズを理解・充足でき，順調な悲嘆作業を促す援助について述べる．

事例⑥

　Fさん，50歳代，男性．元会社員．肺がん，骨転移，肝転移．
　主婦である50歳代の妻と2人の息子との4人暮らしである．
　2年前に肺がんの診断を受け，化学療法を行いながら入退院を繰り返していた．病状については医師からその都度Fさんと妻に説明されてきた．しかし，妻の意向で予後についてはFさんに告げられておらず，今回再入院した時点で妻にだけ予後1～2ヵ月であることが伝えられていた．
　妻はFさんに予後について知らせていないことをずっと気かがりに思っていた．また，病気には負けられないと治療を続けるFさんの希望を最期まで支えると決めたことが，果たしてよかったのかどうか思い悩む中で病状は進行し，葛藤と苦悩を抱えていた．
　妻は毎日Fさんのために食事を持参して面会に来ていた．同居している2人の息子は社会人で休日には面会に来ていた．近くに頼れる身内はいないため，妻は一人で来院し，個室ということもあり他者との交流もほとんどない状況であった．
　ある日，病室の前でぼんやりと外を眺めて立っている妻を見かけ，看護師が声をかけると「黙って横に座っているだけで夫に何もしてあげられません．……涙が出てくると夫に気づかれないように部屋から出ているのです．ほかの人はどうなのですか？　夫に先立たれる妻は皆さんどうしているのですか？　……私が動揺していたらいけないですよね．すみません」とあわてて涙を拭いた．Fさんの前では気丈に振る舞う妻であったが，その後の看護師との面談では「夫からもっと違う言葉がほしい，最期に息子たちにもきちんと言葉を残してほしい」とFさんに対する気持ちを語った．

A. アセスメント──妻の情緒的な緊張状態

　Fさんは今までの闘病経過から化学療法に期待をもち，妻もそんなFさんの希望を最期まで支えていきたいと考えてきた．しかし，化学療法の継続がむずかしくなり，病状の進行は避けられず，妻は現実的にFさんの死を意識し始めている．
　そのような状況で，治療に望みをもち続け，苦痛症状に黙って耐えながら衰弱していくFさんと妻は本音で語り合うことができず，家族としての深いコミュニケーションができない苦悩を抱えている．さらに妻だけがFさんの予後を知らされているという負担や孤

独感を感じている．

　また，何かFさんの役に立てることをしたいという思いに反して，食欲が低下し，持参する食事にも手をつけられなくなったFさんに，そばにいても何もしてあげられないという無力感を強く感じている．そして近い将来，死を迎えるFさんをそばで見守りながら，今後の状態の変化に対する不安や，Fさんを看取るという未知の体験に戸惑いや恐怖を感じている．

　妻にはこのような不安な気持ちを相談したり，弱音を吐いたりできる相手が身近におらず，Fさんの面会に来るたびに情緒的緊張を高めている状況にあった．2人の息子とは同居しており，息子らの存在は妻にとって大きな安心感ではあったが，凛とした母親でいたいという気持ちから，息子らには情緒的なサポートを求めていないことがわかった．

　以上のことから，妻は終末期にあるFさんに迫りくる死，永遠の別れを予測し，予期悲嘆（p.102参照）のプロセスにあるといえる．よって喪失に対する心の準備が行われている段階であることを十分理解して，感情表出を促すことは重要である．また，Fさんの役に立ちたい，今後Fさんに起こる変化を知りたいなど，妻のさまざまなニーズに寄り添いながら，看取りへの支援につなげていくことが求められている．

B. 看護目標

①妻が安心して感情を表出でき，情緒的緊張を緩和することができる
②妻がFさんに起こりうる病状の変化を知り，妻にできるケアを見出すことで看取りの準備をすることができる

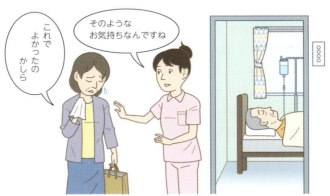

C. 看護の実際

1 ● 妻の感情の表出，緊張の緩和を促すケア

　看護師は，妻が面会に来た際には意図的に病室外で面談の機会を設けていった．妻と話をするときには，妻の抱えている思いをゆっくりと傾聴し，妻の感情を理解しようと努め

た．たとえば，「奥さんもFさんと一緒にがんばってこられたからこそ，本当につらい思いをされているのですね」というように，妻の思いを受け取り，言葉にして返していった．そして感情を抑制してばかりでなく，このような状況で泣いたりすることは当然であることや，ほかの人も同様の思いをしていることを伝え，安心して感情表出できる場を提供した．

病院では，患者だけではなく，家族も医療者に相談ができ，ケアの対象であることや，看護師もできる限り妻の力になりたいと思っていることを伝え，日々のコミュニケーションを通して信頼関係を深める努力をしていった．

看護師のほうから積極的に声をかけるようにし，気づかいやねぎらいの言葉をかけていった．表情や言動から妻が疲労していないかを気にかけたり，妻が不在時のFさんの様子を伝えて安心して自宅で休養できるようにしたりするなど，体調面にも配慮していった．

また，Fさんの今までの生き様や意思決定をしてきたことに対する妻の揺れ動く心情には，たとえば「最期まで病気と闘うFさんの姿そのものが，奥さんや息子さんたちへの1つのメッセージではないでしょうか」などのように，肯定的な言葉を返すよう心がけた．

2● 看取りの準備に向けた妻へのケア

妻にはFさんのために何かしてあげたいという気持ちが強くあった．しかし，妻がケアに参加することに関しては，家事を済ませ病院に通う毎日の疲労感や，現状のストレスを十分考慮して，ケアへの参加が妻の負担にならないよう配慮した．部分清拭や口腔ケアなどの清潔ケアを看護師と一緒に行ったり，下肢の倦怠感などに対し，マッサージによる苦痛緩和の方法を指導しながら行ったりした．また新聞を読むことが毎日の習慣であったFさんに代わって，妻が読んで聴かせるなど，Fさんの日常性を大事にしたケアを妻と相談しながら実施していった．

徐々に意識レベルが低下してきてからは，話し合いの中で妻のニーズをくみ取り，これからFさんに起こりうる呼吸の変化，下顎呼吸や死前喘鳴（p.242 参照）などの身体的な変化についてわかりやすく説明していった．痛みの緩和はオピオイド注射製剤の持続投与に変更し，最期まで苦痛緩和をめざしてケアしていくことを伝えていった．

この頃より，できるだけ息子らの面会を促し，家族がFさんのそばにいることができるようにした．不必要なベッド柵を外したり，家族も休息できるように病室の環境を整えたりした．また，「意識レベルが低下して，返事ができない状態であっても，Fさんには聞こえていますから，話しかけてあげてください．手を握ったり，さすったりすることも，そばにいてくれることが伝わって，きっと安心されますよ」というように妻や息子らができることを示し，日頃のケアの中でも実践していった．

家族が付き添うようになってからは，家族だけの時間が確保できるよう，「また○時に伺います．それまでに何か気になることがあれば，いつでも呼んでください」というように訪室に対する配慮や，「夜中は看護師がお部屋に入らせてもらっても，そのままお休みになっていてください．必要なときは声をかけさせてもらいますから」と夜間の休息がとれるように配慮した．

Fさんへのケアは，常に声をかけて家族が安心できるようにていねいにかかわっていった．時に病室内の緊迫した雰囲気を和ませるように思い出話を一緒にしたり，世間話など

もしながら家族の緊張をほぐしたりもした．状態の変化については，医師の説明の機会を設定し，その後のフォローとして，説明内容を理解できたかどうか，またどのように受け止めたのかなどを確認し，妻の心の揺れに寄り添っていくよう努めた．

これらのケアは，適宜チームカンファレンスで話し合い，スタッフ間で共有した．

D. 評　価

妻との関係性を築きながら，病室外で面談する機会を設けていったことは，安心して感情を表出することにつながった．妻は「看護師さんに話を聞いてもらえて，気持ちが楽になった」と語った．このことから少しずつ緊張が緩和されていったと思われる．

また，妻の思いをできる限り傾聴し，受け止めていった．このようなケアを続けたことで妻は，弱音も吐かず黙々と闘病するFさんのありのままの姿が，本来大切にしていた「Fさんらしさ」であると気づくことができ，前向きな気持ちに切り替えていくことができたと思われる．そして妻は，Fさんの介護中心の生活から自分自身の休息も少し取るようになり，「私が元気でいなければ，息子では私のしている世話はできないからね」と笑顔で語った．

面談によって，妻自身が自分の思いを語りながら，気持ちを整理することができた．そのことで漠然とした不安が，より具体的なニーズとして現れ，看護師と共有することができた．そして妻のニーズに応じたケアの提供につながった．しかし，息子らが父親の死をどのように受け止めていたのか，また母親をどのように支えていく力があったのかなどの情報が不十分であったため，息子らを交えた話し合いも必要であった．

Fさんが亡くなって約1ヵ月が経過したころ，妻が病院を訪れた．「もう少し早くお礼を言いたかったのだけど，病院に足が向かなかった．精一杯がんばったつもりだけど，まだ実感がないのが正直な気持ちです．でも夫のことだけでなく，私自身のことも親身に考えてくださったことは本当に感謝しています」と落ち着いた表情で語った．その様子から妻は，精一杯がんばったという思いと医療者から大切にケアされたという実感をもつことができたと考えられ，このことは死別後の悲嘆を乗り越える力になると思われた．

E. まとめ

終末期患者の家族は，大切な人を失うという大きなストレスを抱えて生活しており，心身両面にさまざまな負担や疲労があると考えられ，患者と同様にケアの対象者としてとらえていく必要がある．

長期的な遺族ケアがむずかしい一般病棟での実状を補うためには，予期悲嘆に対する適切な介入が求められる．入院中から家族との信頼関係を築き，家族のニーズを的確にとらえ，患者との限られた時間を悔いなく過ごせるよう援助することが，順調な悲嘆作業を進めていくうえで重要である．

また，デスカンファレンス（p.113参照）で事例を振り返り，家族ケアの質を高めていく取り組みも必要である．

288 第Ⅵ章 さまざまな事例で学ぶ緩和ケアの実際

7 事例⑦ チームによる緩和ケア
──病棟・緩和ケアチーム・退院調整部門の看護師による協働

　この事例では，壮年期にある患者を例に挙げ，病棟看護師を中心に緩和ケアチームや退院調整部門看護師が**協働**した場面を提示し，緩和ケアの実際について考える．

事例⑦

　Gさん，43歳男性．3年前に直腸がんと診断され，マイルズ手術，術後補助化学療法を受けてきた．1年前に，仙骨前面局所再発，肺転移にて，化学療法を行っていた．今回，腸管麻痺の前状態で緊急入院，腹部と殿部の痛みに対して緩和ケアチームが介入した．

　Gさんは，妻と小学校5年生の息子，1年生の娘，Gさんの両親の6人家族である．Gさんの両親が精肉業を自営しており，そのお店を妻と共に切り盛りしている．

　Gさんは，「あまりできる治療法がないことはわかっているが何かあるならやっていたい」と，別病院で放射線治療を受けていた．今回の入院では，イレウスの改善および痛みの緩和をメインに治療を行った．しかし，がんの病勢は抑えることはできず，積極的治療は中止せざるを得ない状況になった．

　医師から病状について真実が告げられても，Gさんは，「自分ではそんなに悪くないと思っている．この前は治療方針をどうするかって話だったけど，今日はもう遺書がどうこうなんて話．そんなことすぐに返事ができないよ．事実は事実として受け止めなきゃいけないことはわかっているけどね．先生もちょっとおおげさに言うから．自分は悪くないって思うことも大事な治療だと思う」と死を意識しつつも，現実を認めたくないという気持ちや，納得のいかない思いを抱いていた．妻は，「今後のことはまだ家族（両親を含め）で話し合っていません．家のことも手一杯だし，余裕がない」と話し，両親も「がんの治療に関することでないと先生から話を聞く意味がない」と，家族メンバーそれぞれが厳しい現実に向き合う準備がまだできておらず，時間だけが過ぎていっている状況であった．そのような中でGさんは，家族に仕事のこと，子どものことなどさまざまな負担をかけていることなどから，妻および両親とこれからの過ごし方について話し合うきっかけがもてずにいた．

A. アセスメント──その人らしい過ごし方

　Gさんは，がんの病勢を抑えることがむずかしい状況になったことで，死を意識せざるを得ない状態になったが，まだまだ納得できない気持ちが存在していることがうかがわれる．これからの過ごし方を考えていくときに，家族メンバーが現実から逃避する方法をとっているままでは，大切なGさんとその家族の時間が過ぎていくばかりで，Gさんも家族も後悔の念が残ってしまう可能性が考えられる．Gさん家族らしい過ごし方を考えることができるきっかけづくりと，Gさんや家族の希望を支える支援をしていく必要がある．

B. 看護目標

①Gさんが，Gさんらしい過ごし方を家族と共に見出すことができる

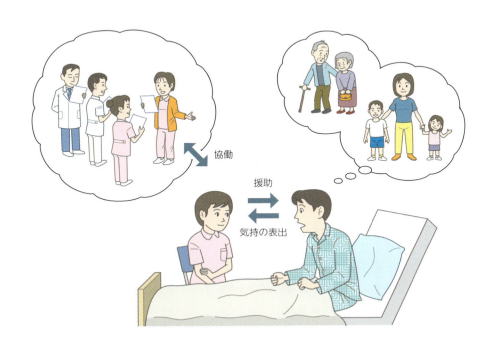

C. 看護の実際

1 ● Gさんと家族が気持ちを表出し共有できる機会を促すかかわり

　病棟看護師は，自分から身体の不調を語ることが少ないGさんとのかかわりに自信をもてずにいた．そのため，緩和ケアチームの看護師は，病棟看護師とカンファレンスを開き，まずは，病棟看護師それぞれがGさんのがん治療に対する期待と，その治療への希望が見出せなくなったGさんの気持ちを理解すること，そのうえでGさんのことを気にしているというサインを出し続けること，Gさんのつらさ，気持ちを表現してもらうようにかかわり続けることの大切さを見出した．とくに，医師からの病状説明時には同席をし，Gさんがそのときどう感じたか，どう思うのか語ってもらい傾聴した．また，清潔ケアなどを通じて，Gさんに心地よい感覚を得てもらうことから，病棟看護師との信頼関係を確立していった．

　最初は，病棟看護師が検温で訪室すると，身体症状に関する訴えや，同室者への不満などを口にするしかなかったGさんであったが，徐々に，「今後さらに悪くなったときのことは考えられない」というような病状についての思いや，「家に帰りたい」と今後の過ごし方についての希望を，ポツリポツリと口にできるようになった．こうした病棟看護師たちの傾聴を通じて，「もう家には帰れないと先生に言われた．それって死んじゃうという

ことなの？　でもまだ死ぬ気はしない．このまま病室にいるのはもったいない気がする．何かできないかな．がん＝死ぬってことなの？　がんがあっても一緒に生きていくことはできるよね．先生たちもみんなよくしてくれるからがんばらないとね」と病棟看護師に話し，Ｇさんは，がんの治療をしなくても希望をもって生きていくことはできるという一筋の光を獲得していった．

2 ● 家族のありようを理解するかかわり

　妻は，Ｇさんの病状が悪くなっているということを，医師からの説明やＧさんの様子から察していたが，「今は仕事が忙しくて余裕がない」「家族には話していない」など『今後の過ごし方を考える』という作業に向き合うことを避けていた．その様子から妻自身も，Ｇさんの死が近いことを認識し，Ｇさんが死にゆくことへの不安や遺される家族を支えていかなければならないという未知のものに対する恐れなどを抱いていることが考えられた．

　そこで，病棟看護師は，妻の気持ちに配慮しながら，妻が病院を訪れた際にはできるだけ声をかけ，妻自身がどんな体験をしているのか，子どもたちはどのように過ごしているのかなど，どんな気持ちで面会に来ているのかという感情の表出を促す一方で，妻のがんばり（育児と仕事，Ｇさんの世話，両親のことなど）を認めて関係性を構築していった．

　Ｇさんと妻が直接病状のことを話す様子を看護師が目にすることはなかったが，Ｇさんは少しずつ妻に「息子の野球の試合を観に行きたい」など『自分がしたいこと』を口にすることができるようになった．

　妻は，Ｇさんの両親や義理の弟など，Ｇさんをとりまく家族関係の中で，「自分だけでは決められないから」と重要な意思決定が一人でできるという家族内の役割を担ってはいなかった．しかし，Ｇさんの気持ちに応えるには，“自分（妻）が何とかするしかない”という気持ちが少しずつ生まれてきていることを面会のたびに感じていた．そして，病棟看護師は，妻がＧさんの外出に向けて何を不安に思っているのかを話し合い，その中には医療資源を活用することで解消できることもあるのではと考えた．そこで，緩和ケアチーム看護師，退院調整部門看護師と協働し，現段階での社会資源の導入について調整することにした．今のＧさんの身体の状況でも外出できることを知った妻は，「今回が最後かもしれない」と腹をくくり外出に向けて動き出した．

　外出の当日，退院調整部門看護師が外出に向けて輸液ポンプや車いすを手配，病棟看護師は，鎮痛薬の注射などの必要な医療機器は衣類の中に見えないように工夫したり，鎮痛薬の注射の使い方を家族へも指導した．初回の外出から帰院後，妻は，外出時のＧさんの楽しそうな様子を目の当たりにしたことで，“家に帰りたいというＧさんの希望をかなえてあげたい”という思いがさらにつのる一方，“私たちが仕事や子育てで家を空けているときに何かあったら……”という複雑な胸の内を話した．そこで，緩和ケアチーム看護師は，妻の不安を解消し，妻が妻としての役割だけを果たすことができるように，以後の外出時には，民間の外出付き添いサービスなどを紹介し，妻はそれを利用した．付き添いがあった外出を終えた妻は，「今回は不安なく外出できました．そのうち外泊とかもできるようになりたい」と病気と闘うＧさんの希望をかなえることを前向きに考えられるよ

うになった.

3 ● その人らしさを大切にするかかわり

　Gさんは少年野球の監督をしていた. そのため, Gさんの息子が野球をする姿が誇らしく, 楽しみにしていた. 病状が進行しつつあっても, 「1試合だけでもいいから, 息子の野球の試合を観に行きたい」と話していた. ただ, 「息子に点滴をしている姿を見せたくない. 点滴は抜いて行きたい」と, 息子にこれまでと同じような父親としての姿を見せることを希望し, 息子に対して格別の思いをもっていることを病棟看護師は感じていた.

　がん治療の効果なく, 積極的な治療を中止し症状緩和を中心としていく話が医師から告げられた. 病棟看護師は, Gさんの子どもたちにGさんの病状が何も伝えられていないこと, そして「子どもには伝えない」という妻の様子に"これでいいのだろうか"というモヤモヤした気持ちをもっていた. そこで, 病棟看護師の提案により妻と相談し, 息子の誕生日にGさんから子どもたちへ手紙を書くことを提案した. Gさんは, その提案を二つ返事で受け入れ, 紙いっぱいに息子へ, そして娘へ, それぞれに対しての思いを綴っていた. その手紙は妻へ託され, 子どもたちの手に渡った. 手紙が渡された翌日, 妻に話をうかがうと, 娘は, 父親からの初めての手紙を大変喜び, そして息子は照れながら手紙を受け取り, 自分の部屋で読んでいたとうかがった. どのような内容が書かれていたのかはGさんと子どもたちにしかわからないが, 子どもたちにとってはきっと今でも世界で1つの宝物になっているだろう.

　Gさんは, 弟や妻の協力, そして少年野球の仲間のサポートで何度か息子の野球を観戦に出かけたり, 自宅へ外出に出かけた. 「とても楽しかった. 心地よい疲れです」と, 外出できたことを楽しそうに語った.

D. 評　価

　看護目標である「Gさんが, Gさんらしい過ごし方を家族と共に見出すことができる」ために, 病棟看護師は, GさんおよびGさんの妻との関係づくりから始めた. 心のうちに秘めた思いを自分から語ることがなかったGさんであったため, 症状緩和をはかり, Gさんにとっての心地よい感覚を探るようにした. そして, Gさんが身体症状以外の自分の気持ちを語るきっかけをとらえ, 何を感じているのか, 今どうしたいのかなど, Gさんの希望をキャッチしていった. 一方で, 妻に対しても同様に, 今感じていることやつらさを共有し, お互いを思いやっているからこそ語り合えない, Gさんの気持ちと妻の思いの橋渡しをした.

E. まとめ

　緩和ケアにおいては, 「その人らしさ」をとらえることが重要なポイントである. その人らしさをとらえるには, その人がこれまでどのように生きてきたのか, そしてこれからどのように生きていきたいのか, 十分に語り合えることが大切である. まずは, 目の前に

いる看護師が，自分のことを話せる相手であるということが患者に認識されることが必要である．そのためには，患者との信頼関係づくりが重要で，患者が今一番つらいこと，気になっていることに対して，看護師として真摯に向き合い，対応していくことが第一歩であると考える．

しかし，患者の希望を重視するあまり，家族の抱える苦悩が取り残されないように注意してかかわる必要がある．Gさんの場合も，病棟看護師は子どもに病状が伝えられていないことを危惧していた．子どもに親が病気であることを伝えることは，"伝えたほうがよい"とステレオタイプに考えるのではなく，患者をとりまく家族のありよう，伝えたあと子どもたちを支える家族の"力"を適切に評価して，対応を検討していく必要がある．

チームによる緩和ケアの実践では，看護師の役割は重要である．病棟看護師は，患者・家族へのケアの中心的存在である．そこに，患者の抱える苦痛や問題によって専門的なチーム（今回の事例では，緩和ケアチームや退院調整部門看護師）が介在する．とくに，緩和ケアチームの看護師は，さまざまなチームメンバーと患者・家族間の橋渡しをするコーディネーターとしての役割や，病棟看護師が自信をもってケアを提供できるようなサポーターとしての役割がある．各チームメンバーが，自分の専門性を発揮し，個人の力とチームの力を集結し，患者にとって最善となるチームの力を発揮することができるようなかかわりが求められる．

事例⑧ 在宅での看取り
―― 痛みの強い終末期がん患者の在宅での看取り

この事例では，胃がんの進行により痛みが強く，通院治療が困難となり，在宅療養を開始した終末期患者に対する症状緩和，家族の介護支援，在宅での看取りの支援について述べる．

> **事例⑧**
>
> Hさん，60歳代，男性．X年2月頃より背部に1cm大の腫瘤と胃痛があり，近医の紹介で病院を受診したところ，胃がん，リンパ節転移（stageⅢ）と診断された．すでに外科的治療は困難であったため，外来化学療法を受けていた．
>
> X年末頃より腹部の痛みが強く，オピオイドを開始したが強い悪心があった．X+1年6月末頃より，さらに痛みが強くなり，通院困難になったため，娘が直接病院に相談に来て，在宅緩和ケアが開始された．Hさんは妻と2人暮らしであったが，近くに一人娘の夫婦がおり，よく交流していた．
>
> 初回訪問時，Hさんは「むかつきと痛みが強く，最近は痛みのため横になって眠れない．食事は少しずつ食べやすいものを食べている．明日，病院の外来で抗がん薬治療の予定だが，しんどいのでやめようかと思っている」と話した．痛みについて尋ねると，「痛みは身体中，とくにおなかの真ん中とへその上のグリグリしたできもののところが痛い．常にジクジクとした痛みが6〜7/10あり，ときどきズキッとビリビリした痛みがあって8/10くらいになる*．強い痛み止めをのむと痛みは少し楽になったがムカムカが強くなった．普通の痛み止めをのむといくらか楽になる．娘が心配していろいろ調べてくれた．落ち着いたら旅行にも行きたいと思っていたのに」と涙ながらに話してくれた．
>
> バイタルサインは，体温36.8℃，脈拍96回/分，血圧96/48mmHg，経皮的酸素飽和度（SpO_2）は96%であった．腹部や背部，肩部，頸部，鼠径部，大腿部に大小リンパ節腫脹が多数あり，とくに腹部中央のものは3〜4cm大で自壊していたが滲出液はほとんどなかった．Hさんは顔色がさえず，るいそうも著明で，この1週間ほど排便がなかった．

A. アセスメント――終末期，がんの痛み

1● 終末期状態

治療効果がなく，痛みの増強など全身状態が急激に悪化してきていることから，胃がんの病状進行により終末期の状態にあり，予後は1ヵ月前後ではないかと考えられる．Hさんは化学療法で腫瘍を小さくしたら手術ができると信じて治療に専念してきたが，体調が少しずつ悪くなってきていることに疑問を感じ，自分の病状の理解に戸惑っている．

---
*痛みのスケールについては，p.122を参照．

2 ● がんの痛み

　Hさんは「とくにおなかの真ん中あたりに，常にジクジクとした痛みがある」と表現していることから，胃がんの進行による原発巣の増大，浸潤，リンパ節の腫脹による侵害受容性の内臓痛が痛みの主な原因と考えられる．オピオイドは処方されているが，痛みの緩和が不十分で，オピオイドの副作用による悪心や便秘が強く，食欲低下，不眠，活動性低下，気持ちの落ち込みをまねいていた．そのため鎮痛薬の見直しと，副作用対策が必要であると考えられる．

B. 看護目標

①鎮痛薬の調整と副作用への対応を行うことで，Hさんの痛みを軽減し，苦痛なく日常生活を送ることができる
②家族が，Hさんへのかかわり方，対処方法がわかり，安心して介護が行える
③家族に看取りに向けての支援と予期悲嘆へのケアを行うことで，Hさんが最期まで自宅で過ごすことができる

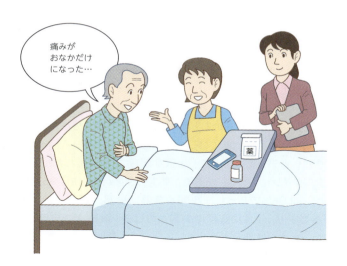

C. 看護の実際

1 ● 症状緩和――痛みの緩和，副作用対策

　介入1日目に，痛みに対してオピオイドの坐薬と制吐作用のある坐薬を使用したところ，約30分後，痛みが軽減しNRS 2〜3/10になった．Hさんの痛みにはオピオイドの増量は効果があると考えられ，オピオイド坐薬を定期とレスキュー薬で使用しながら，十分な緩和が行えるようにオピオイドの量を調整していくことになった．Hさんは症状の評価や表現ができ，病状に合わせて生活の工夫をしようとするなど，セルフケアの能力が高い

と考えられた．そのため，痛みの程度と使用した鎮痛薬の量や時間，副作用の程度などを記録用紙に記入してもらい，医療者が不在時でも症状の経過がわかるようにした．

　介入4日目には，Hさんは「痛みは全身だったのが，腹部のみになった．痛みは取れたが悪心がある．食事は少しずつ，スイカや栄養剤などを摂取している」と話した．Hさんは詳細に痛みの程度や使った薬剤を記録できていた．それをもとに，オピオイドは悪心が比較的少ない貼付薬に変更し，レスキュー薬としてオピオイド坐薬を使用し，ステロイドとNSAIDsは定期的に内服するように説明した．排便は緩下薬を定期的に使用し，少なくとも2，3日に一度は排便があるように調整した．

　介入7日目になると，Hさんは「貼り薬と坐薬で痛みも楽になっている．悪心もほとんどなく，モモやスイカなどを食べられるようになった．入院をしてもがんを治療できないのなら，このままずっと家にいたい」と話した．鎮痛薬はレスキュー薬の坐薬の使用回数を見ながら，オピオイド貼付薬の量を調整していくことになった．薬剤師と連携し，家族にオピオイド貼付薬の貼り替え手技を指導した．

　介入2週目になり，Hさんはレスキュー薬を使う回数が少なくなり，外出は困難であったが，笑顔や会話も増え，自宅で妻や娘，孫と穏やかに過ごすことができた．Hさんは継続して日々の経過をノートにまとめ，訪問時に報告してくれた．

　ところが介入19日目の夜間より強い痛みが出現し，臨時訪問したところ，Hさんは「坐薬を使っても痛みが強く，寝返りも打てない．胃の下から右側にかけて，ぎゅっと絞られるような痛みとギーッとした強い痛みがある．自分はもうだめだと思う．言うべきことは家族にきちんと話してある．妻にも娘にも本当に感謝している．覚悟もしているので，できるだけ入院せずにこのまま家にいたい」と話した．意識レベルは清明だが，バイタルサインは脈拍が120回/分，血圧は76/40mmHg，SpO_2は92%で腹部全体が硬く張っており，少しの体動でも苦痛表情が強く，腫瘍の増大で腹腔内で出血するなど，何らかの急激な状態の変化が起こっている可能性があると考えられた．往診医に状態を報告し，持続皮下注射で痛みのマネジメントを開始することになった．Hさんと家族には，厳しい状態になっている可能性があること，これからは眠気などの副作用があるかもしれないが緩和を十分にはかっていくことを伝えた．チーム間にもただちに病状変化を伝え，その後の対応を調整した．

2 ● 家族の在宅介護の支援

　介入開始時に，24時間体制で対応できるよう，訪問看護ステーションや訪問薬剤師の手配を行い，家族には介護保険の活用を提案し，申請手続きを勧めた．

　次の訪問時には，妻は「夫の痛みが楽になって私も安心した．私や娘は昨年末頃から覚悟をしていた．夫の気持ちを考えるとこのまま家で看てあげたいが，苦しんでいるときや食事など，どうしてあげたらいいのかわからなくて，家で最期まで介護できるか心配になる」と話した．家族はHさんの希望を尊重したい気持ちと介護への不安とで葛藤していることがわかった．そのことをチーム間で情報共有し，訪問時に妻や娘の気持ちを十分傾聴し，具体的な介護方法の支援や在宅療養の継続の見極めをきめ細かに行うことにした．その後も2，3日ごとに訪問し一緒にケアを行ったり，訪問日以外は電話連絡で，Hさん

296 第Ⅵ章 さまざまな事例で学ぶ緩和ケアの実際

の病状確認や介護で困っていることがないかを確認し，指導を行った．

　介入2週目頃になると，妻は困ったときは訪問看護師に相談したり，娘の援助も得ながら介護を継続でき，少し買い物に出かける時間をもつなど，精神的にもゆとりができた．

3 ● 終末期における家族ケア

　持続皮下注射を開始後，Hさんは傾眠状態であったが，声をかけると「強い痛みはなくなりました．うとうとしていると楽です」とゆっくり話した．急な状態変化に戸惑いながらも，妻は「夫は点滴も入院も嫌だと言っている．このまま家で看てあげたい．私は夫の親・兄弟も看取ってきたので様子はだいたいわかる．本人は金曜くらいにお迎えがきそうだと言っている．娘と一緒に何とかがんばります」と涙ながらに語った．Hさんと家族の思いを尊重し，在宅で最期まで過ごすことをサポートしていくことを伝えた．妻と娘には，急変も含めて，これから予測される呼吸状態，意識レベルなど身体的な変化について説明し，医療者への連絡方法を再度確認するとともに，Hさんにはときどき声をかけたり手や体に触れるとよいこと，看取りに向けての心構えを説明した．

　その日の夜間より，軽度のせん妄と呼吸困難が出現した．翌日午前の訪問時には，脈拍120回/分，血圧48mmHg/触診で末梢冷感も強く，死前喘鳴があり，全身発汗と口腔内の不快感があった．声をかけると，Hさんはうなずくことができた．妻は「私たちに感謝の気持ちを話してくれたり，先生や看護師さんたちに出会えてよかったと言っていました．痛みで苦しむ様子はないが，痰がたまってつらそうです」と話した．妻と娘には厳しい状態が近いことを伝え，Hさんに声をかけながら一緒に口腔ケアや清拭や着替えを行った．

　その日の昼過ぎに家族から呼吸が止まったとの電話連絡があり，往診医，訪問看護師ですぐに訪問した．往診医の死亡確認のあと，家族にはがんばってケアし看取ったことをねぎらった．十分にお別れをしてもらったあと，妻と娘と共に死後のケアを行った．妻と娘は「不安だったけど，がんばって最期まで家で看ることができてよかったです」と涙を流しながら話した．

D. 評　価

　Hさんの痛みや副作用症状の軽減をはかることで，短い期間ではあるが，病状が急変するまで，家族と共に穏やかに過ごす時間をもつことができた．病状急変時もEさんが最後まで家にいたいという思いを尊重し，家族の介護や看取りへの不安との葛藤を十分に受け止め，Hさんの病状変化にそいながら具体的なケア方法を提供し，実施の支援をしていくことで，家族のもてる力を伸ばし，在宅での看取りを行うことができた．

E. まとめ

　在宅での緩和ケアや看取りでは，きめ細かな症状マネジメントや家族ケア，介護支援，チームでの連携などが必要であり，患者・家族のニーズや療養生活を包括的にアセスメントし，調整・支援していくことができる看護師の役割は大きい．

事例⑨　看護師が行うグリーフケア
―― 妻を見送った夫の悲しみへのかかわり

　この事例では，妻の死と自分の定年が重なり，生活の変化やショックが大きかった夫に対して，看護師が行った自宅訪問によるグリーフケアについて述べる．

> **事例⑨**
>
> **＜Ｉさんの療養生活から死を迎えるまで＞**
> 　Ｉさん（60歳，女性）は，主婦として家庭を支えてきた．息子（25歳）は就職し，遠方で一人暮らしをしている．夫（65歳）は，会社で忙しく働いてきた．夫は「定年したら，ゆっくり外国旅行でもしたい」とＩさんと話していた．その矢先，Ｉさんは胃がんと診断された．1年半ほど前のことであった．Ｉさんは，手術をして，しばらく後遺症に苦しんだものの，食事に気をつけながら毎日の生活を送っていた．
> 　今年の1月に入り，Ｉさんは食欲がなくなり，おなかが張って腰が痛く，黄疸に気がつき，病院を受診した．肝転移，骨転移がみられ，そのまま入院となった．1ヵ月入院し，鎮痛薬が処方されて，2月上旬に退院となった．夫は，この3月に定年退職予定で忙しかったが，入院中，できる限り病院に通った．退院時，夫にだけ「予後は3ヵ月くらい」と医師から説明された．
> 　夫は，もう少しがんばれば3月末には定年の日を迎え，Ｉさんに付き添って最後のケアができるのではないかと思った．少し無理をして，訪問看護や訪問診療などの在宅サービスを整え，「家でゆっくり過ごしたい」というＩさんの希望をかなえた．自宅に帰り，Ｉさんは，休み休み，台所でみそ汁をつくったり，植木に水をやったりすることもあった．夫は，Ｉさんが穏やかに過ごせていることに少しほっとした．
> 　在宅サービスは順調に導入された．しかし，夫が仕事をしていたこともあり，訪問した看護師は，今後のことなど夫とゆっくり話し合う時間をもてていなかった．
> 　2月末，退院から2週間経ったところで，Ｉさんが大量の吐血をした．Ｉさんは入院となり，どのように看取りたいかなど具体的な話が進められないまま，2日後に亡くなった．
> 　夫は，Ｉさんが急に亡くなり，最期の様子が苦しそうに思えてならなかった．もう少しそばにいてやればよかったと後悔していたが，それでも何とか葬儀を取り仕切り，定年の日まで仕事を続けた．
>
> **＜死別後のグリーフケア＞**
> 　訪問していた看護師は，夫のことを心配していた．3月末に電話をしたが，夫から「退職して落ち着くと思うので，4月になったら来てほしい」という希望があり，4月中旬に自宅を訪問した．看護師は，夫の自宅を訪問し，仏壇にお参りをした．夫は「看護師さんが来てくれてよかったね」といった．しかし，夫は顔色が悪く元気がない様子であった．夫は，2月末にＩさんが亡くなって，ショックだったけれども何とか葬儀を終えて，会社を勤めあげたことを話した．「でも，4月に入って，急にガクッときて，意欲がわかない．読書が好きだったけど，活字を読む気がしない．食事は面倒だからインスタント食品やお惣菜を買っ

298 第Ⅵ章　さまざまな事例で学ぶ緩和ケアの実際

て済ませることが多い．食べないこともある．体重が3kg減ってしまった」と話した．
　看護師は，夫が話すままに耳を傾けた．夫は「定年と妻の最期が重なり，妻に十分なことをしてやれなかった」と後悔していた．
　看護師は，「これからしてみたいことはありますか」と夫に問いかけた．夫は，「近所付き合いがないけれど，妻がしていたように，庭に花を植えて，通りがかりの人に喜んでもらえればと思う．それから，体重が減って力が出ない．食事を何とかしなきゃと思うけど……なんかいい方法はないかな．とにかく一人になって，何をするのも億劫になってしまうんだよ」と話した．

A. アセスメント――夫の悲嘆，健康状態と生活の維持，孤立・孤独感の増強

1● 夫の悲嘆

　夫はＩさんの死が予想より早く訪れたこと，最後に吐血して苦しそうだったこと，また，Ｉさんと過ごすはずだった未来を失い，ショックや喪失感が強かった．さらに，定年退職が重なるといった喪失の重複，もともとの不眠なども含め，抑うつを悪化させるリスクが高いと考えられた．夫の悲嘆感情は，定年まで忙しさにまぎれて抑えられてきたものの，3月に退職して，抑うつ傾向にあり，症状が悪化する可能性が考えられた．

2● 夫の健康状態と生活の維持

　夫は食欲が低下し，体重が減少してきていた．また，夫は介護期間中から高血圧や不眠があり，死別によりこれらの症状が悪化し，新たな病気を引き起こす可能性もある．夫本人が自分の健康に目を向け，受診をし，健康な生活を取り戻していけるようになるとよいだろう．

3● 夫の孤立，孤独感の増強

　夫の場合，定年退職により，職場コミュニティを失い，妻を失い，また，身近な相談相手もいないことから，孤立し孤独感を強めていく可能性がある．長期的なことも視野に入れ，家にこもるなどして抑うつが悪化しないよう，新たな生活を整えていくことが大切である．

B. 看護目標

①夫が死別の状況を振り返り，自分の悲嘆や気持ちに向き合うことができる
②夫が高血圧や食欲低下，体重減少を管理し，身体的な健康を維持することができる
③夫が孤立，孤独感を強めず，Ｉさんのいない生活を整えていくことができる

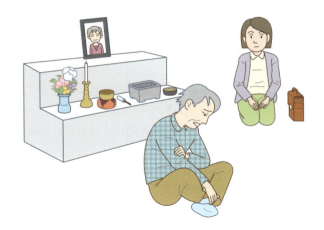

C. 看護の実際

1 ● 夫の話を否定せず，ゆっくり耳を傾ける

夫は，Ⅰさんの死と自分の定年退職が重なり，生活の変化やショックが大きかった．看護師は，まず夫の話を否定せずゆっくり耳を傾けた．夫は，看護師に自分の思いを話すことで，心の整理をし始めた様子であった．

2 ● 自分の健康や自己管理に目を向けることができるようかかわる

夫は食欲が低下し，体重が減少してきた状況であった．そこで看護師は，お惣菜もバランスを考えて選び，野菜や豆腐などを添えてみるなど，食事のアドバイスをした．また，評判のよい配食サービスがあることを紹介した．さらに，介護をしていた忙しさをねぎらい，体調が悪ければ必要に応じて受診するよう勧めたい．

3 ● 必要以上に孤独感を強めないよう見守り，これからの生活を共に考える

今すぐには必要ないかもしれないが，地域には何かのときの相談窓口や交流の場があることを伝えた．また，もし困ったことが生じた際には，地域の相談窓口など「周囲に助けを求めてよい」と伝えた．

D. 評価

訪問時，看護師が夫の話に耳を傾けることで，夫は悲嘆や苦悩の感情に向き合い始めた．夫はⅠさんの死後，悲嘆に向き合う余裕がなく突き進んできた様子であった．悲嘆の感情にフタをし，その感情を押し殺すことで，悲嘆が増悪する可能性があると言われている．そのため，看護師がグリーフケアを提供し，夫が悲嘆に向き合うきっかけになったことで，抑うつの悪化を予防できる可能性が考えられた．

300　第Ⅵ章　さまざまな事例で学ぶ緩和ケアの実際

　一方，食欲が低下していることなど，夫には身体症状の悪化から疾病を引き起こすリスクがある．今回，看護師が食事のアドバイスをするなど，夫が自分の健康管理に目を向け，身体的な疾病予防を促す機会になった．

　夫はこれまで地域コミュニティとの接触が少なかったことから，一人暮らしによる孤独感や孤立を強める可能性がある．そのため，もしものとき，地域の相談窓口や交流の場があるという社会資源を紹介しておくことには意味がある．今回，Ｉさんの介護のため在宅サービスを利用したことで，訪問看護や訪問介護などの知識を得たことは，夫にとって何かのときに役立つであろう．

E. まとめ

　遺族には，大切な人との別れそのものの悲嘆もあるが，家族関係や日々の生活，社会的，経済的にもさまざまな変化が生じる．また，悲嘆の増悪の要因として，喪失の重複がいわれており，グリーフケアを提供する際には，何を失ったことによる悲嘆なのか，生活を維持するための課題は何かといった観点からかかわることが大切である．

　また，遺族の後悔が強い場合には，その気持ちをありのまま受け止める．今回の事例のように，看護師が故人の生前の思い出話を共有したことで，遺族が「良いこともあった」というポジティブな側面に気づくこともある．こうしたかかわりができるのは，看護師による，生前からの継続したグリーフケアの効果ともいえる．

　死別の経験や悲嘆感情は，一人ひとり異なるため，どう支援すればよいかということは一概にいえない．こうした意味で，個別性を尊重したかかわりを通して，遺族の悲嘆感情をありのまま受け止めることが，グリーフケアの提供者に求められているであろう．

　さらに，近年，近隣の人間関係の希薄化や家族のサポート機能の低下があり，配偶者の死別などをきっかけとして，孤立を強める人が存在する可能性が危惧されている．人とのつながりのもち方は人それぞれといっても見過ごすことはできない．何かのときに，遺族が人とのつながりをもち，SOS が出せるように見守ることも大切である．そのために，グリーフケア提供者は，地域の社会資源に精通しておくことが重要である．

索 引

和文索引

あ
アーサー・W・フランク（Arthur W. Frank）　5
悪液質　162
圧迫　165
アドバンス・ケア・プランニング（ACP）　40, 48, 93, 103, 207
アドバンス・ディレクティブ　93
アドボカシー　66
アルツハイマー（Alzheimer）病　200
──型認知症　200, 270, 274
アロデニア　119
アロマセラピー　130
安静保持　165

い
医学的アプローチ　70
怒り　103
胃がん　293, 297
意思決定　86
──支援　86
──能力　89, 91
痛み　116
──の悪循環　117
──の閾値　124
──の定義　117
──のパターン　123
──の分類　118
──のメカニズム　117, 118
一般病棟　33
医療ソーシャルワーカー　188
医療倫理の4原則　89, 90
インフォームド・コンセント　90
インフォームドデシジョンメイキングモデル　87
陰部洗浄　73

う
疼き　195
うつ病　177, 184
──の診断基準　178
運動療法　130

え
嚥下障害・嚥下機能障害　224, 270
エンゼルケア　248
エンゼルメイク　249
エンドオブライフケア（end of life care）　13

エンバーミング　249

お
悪心・嘔吐　127, 142
オピオイド　52, 210, 212, 219
──鎮痛薬　126
──誘発性便秘（OIC）　127
オレキシン受容体拮抗薬　171
オレンジバルーンプロジェクト　25, 28
音楽療法士　108
温度侵害刺激　117

か
介護保険　47, 190
──サービス　46
──制度　47
概日リズム睡眠障害　168
改訂長谷川式簡易知能評価スケール　204
下顎呼吸　239
化学受容体引金帯　145
化学侵害刺激　117
化学療法　128
家族　96
──ケア　97
──のセルフケア機能　97
がん　241
簡易倦怠感尺度　158
環境調整　139, 170, 268
緩下薬　154
看護ケア　70
看護小規模多機能型居宅介護　43
患者報告型アウトカム　6
がん診療連携拠点病院　28
がん性腹膜炎　278, 284
がん専門薬剤師　107
がん相談支援センター　28, 191
がん対策基本法　11, 27
がん対策推進基本計画　27
看多機　43
緩和ケア　2, 9
──コンサルテーション　34
──診療加算　30
──スクリーニング　36
──チーム　30, 34
──疼痛評価加算　39
──病棟　15, 38
──病棟緊急入院初期加算　39
──病棟入院料　30
──病棟入院料の施設基準　40

──リソース　36

き
記憶障害　202
機械侵害刺激　117
器質性便秘　152
帰宅要求　203
機能性便秘　152
気分転換　77
急性疼痛　118
休息　75
キューブラー・ロス（Kübler-Ross）　9, 103
仰臥位　77
共感　81
──疲労　110
協働　288
局所性浮腫　163
筋弛緩薬　225

く
クオリティ・オブ・ライフ（QOL）　6
口すぼめ呼吸　140, 219
苦痛　2
苦悩　195
暮らしの保健室　44
グリーフ　101
──ケア　51, 101, 104, 254, 297
クロイツフェルト・ヤコブ（Creutzfeldt-Jakob）病　200

け
継続看護　260
継続教育　55
傾聴　81
軽費老人ホーム（ケアハウス）　43
けいれん性便秘　152
結髪　74
幻覚　203
健康の社会的決定要因　188
言語機能障害　203
言語的コミュニケーション　81
倦怠感　157, 212
見当識障害　202

こ
口渇　244
口腔ケア　149, 245
口腔内清拭　245
抗けいれん薬　212
攻撃的行動　203
口腔ケア　75

後天性免疫不全症候群　15
行動・心理症状　202
口頭式評価スケール　122
抗不安薬　136
呼吸困難　133, 266
　　──の原因　134
呼吸停止　248
呼吸不全　133, 215
呼吸抑制　128
国際疼痛学会　117
個人用防護具　53
骨転移　260
コデイン　137
孤独感　298
コミュニケーション79
　　──支援　276
　　──障害　224
孤立　298

さ

サービス付き高齢者向け住宅（サ高
　住）　43
サイコオンコロジスト　107
在宅介護　295
在宅緩和ケア　47
在宅酸素療法　140
在宅療養　47
　　──支援　42, 190
サポーティブケア　22
サルコペニア　23
酸素飽和度　140
酸素療法　219
三徴候（臨終時）　248

し

指圧　145
シェアードデシジョンメイキングモ
　デル　87
視覚アナログスケール　122
弛緩性便秘　152
刺激コントロール法　170
自己決定権　89
死後の身体変化　249
自殺　177
シシリー・ソンダース（Saunders
　C）　9, 50
支持療法　22
シスター・M・シモーヌ・ローチ
　（Sister M. Simone Roach）　7
死生観　256
事前指示書　93
死前喘鳴　239, 242
持続痛　118
実行機能障害　203

指定難病　223
死に向かう過程の心理　103
死別　103
死への準備教育　103
社会性　187
社会的苦痛　3, 187
社会的バイタルサイン　188
社会福祉士　188
シャワー浴　72
集学的治療　21
周期性四肢運動障害　168
集中治療後症候群　231
集中治療室（ICU）　228
終末期ケア　13
終末期せん妄　184
手術療法　21, 128
受容　103
腫瘍内科医　107
手浴　73
障害年金　191
消化管ドレナージ　149
消化管閉塞　147
症状　68
　　──マネジメント　67
傷病手当金　191
情報通信技術　52
食事　74, 145, 149
褥瘡　73
食物繊維　156
ジョブコーチ　190
自律　195
自立　195
侵害受容性疼痛　118
神経障害性疼痛　118
神経難病　223
神経ブロック　129
人口ピラミッド　18
人生会議　103
心臓拍動停止　248
身体的苦痛　3
浸透圧性緩下薬　127
心不全　38, 207
　　──の緩和ケアモデル　209
心理教育　176

す

衰弱　241
推定意思　92
睡眠　75
　　──時無呼吸症候群　168
　　──障害　167
スーザン・D・モカ（Susan D.
　Moch）　7

数字評価スケール　122
スキンケア　165
スクールカウンセラー　191
スクールソーシャルワーカー　191
ステージ分類　220
ステロイド　136
スピリチュアリティ　194
スピリチュアル　193
　　──ケア　196
　　──な苦痛　3
　　──ペイン　23, 194, 278
スライドシート　77

せ

生活保護　191
聖クリストファーホスピス　9, 50
清潔ケア　72
精神腫瘍医　107
精神腫瘍学　21
精神的苦痛　3
整髪　74
整容　74
世界保健機関（WHO）　15
セカンダリケア　36
説明的コミュニケーションと共感的
　コミュニケーション　80
セルフ・コンパッション　112
セルフケア　110, 266
洗顔　74
全身機能障害　274
全身清拭　72, 256
全身性浮腫　163
全人的苦痛　3, 15, 274
全人的存在　13
選択的セロトニン再取り込み阻害薬
　（SSRI）　176, 221
洗髪　74
せん妄　168, 182, 184
　　──（準備因子）　182
　　──（促進因子）　182
　　──（直接因子）　182
　　──の評価　183
　　──発生メカニズム　183
　　──予防　185
専門的緩和ケア看護師教育プログラ
　ム（SPACE-Nプログラム）　57

そ

臓器不全　241
喪失　101
　　──適応　104
相談支援センター　107
ソーシャルファーム　190
側臥位　77

足浴　73
その人らしさ　291, 293
尊厳　62
　　——死　93

た
ターシャリケア　36
ターミナルケア　13
第4期がん対策推進基本計画　19
退院調整看護師　107
対光反射消失　248
対症療法　70
耐性　153
大腸刺激性緩下薬　127
代理決定　91
多職種チームアプローチ　106, 108
ダビットセン（Davidsen-Nielsen M）　111

ち
地域包括ケアシステム　19, 24, 46
チームアプローチ　70, 109
チェーン-ストークス（Cheyne-Stokes）呼吸　239
注意障害　203
直腸がん　288
直腸性便秘　153
チョチノフ（Chochinov HM）　64
　　——の尊厳モデルと介入　65
鎮静　138
鎮痛補助薬　126
鎮痛薬投与の基本原則　127
沈黙　81

つ
終の棲家　43
痛覚変調性疼痛　118
爪切り　73
つらさと支障の寒暖計　180

て
低・中所得国　52
適応障害　177
適応反応症　177
デス・エデュケーション　103
デスケースカンファレンス・デスカンファレンス　110
デルマトーム　120

と
瞳孔散大　248
トータル・ペイン　3
突出痛　118
突然死　241
共にいること　81
取り引き　103

な
生業扶助　190
ナルコレプシー　168
難病　223

に
入浴（全身浴）　72, 130
認識　92
認知機能障害　202
認知行動療法　168
認知症　184, 200, 241
　　——対応型共同生活介護（グループホーム）　43

ね
眠気　127

の
脳梗塞　270
望ましい死　79

は
バーンアウト　110, 111
肺がん　260, 266, 284
排泄　75
パターナリズムモデル　87
歯磨き　75

ひ
非オピオイド鎮痛薬　126
非がん疾患　31
髭剃り　74
非言語的コミュニケーション　81
非ステロイド性抗炎症薬（NSAIDs）　212, 214
悲嘆　101, 252, 298
非伝染性疾患　52
否認と隔離　103
皮膚分節　121
非薬物療法　175
ヒュー・ジョーンズ（Hugh-Jones）　218
　　——の分類　218
表明　92

ふ
ファウラー位　77
不安　171, 172
フェイスペインスケール　122
腹腔穿刺　150
複合型サービス　43
複雑性悲嘆　102, 110, 254
腹水　149
腹部膨満　147
　　——感　149
浮腫　161
部分浴　73
不眠　167, 168

プ
プライマリケア　35
フレイル　23

へ
ペインスケール　121
ベンゾジアゼピン系抗不安薬　171
ベンゾジアゼピン系睡眠薬　171
ベンゾジアゼピン系薬剤　210
便秘　145, 152

ほ
包括的アセスメント　172
放射線療法　21, 129
訪問介護員　108
訪問看護　48
ホームヘルパー　108
補完代替療法　129
ポジショニング　76
ホスピス　9, 38
　　——・マインド　17, 63
　　——ケア　13
ボランティア　108
ボルグスケール　209

ま
マインドフルネス　112
マギー・K・ジェンクス（Jencks MK）　44
マギーズ東京　44
末期の水　256
マッサージ　130, 165
マニュアルリンパドレナージ　165
麻薬鎮痛薬　52
慢性疾患　241
慢性疼痛　118
慢性閉塞性肺疾患　15, 215

み
看取り　19, 42, 236, 256
ミルトン・メイヤロフ（Milton Mayeroff）　8

む
むずむず脚症候群　168

め
メラトニン受容体作動薬　171

も
妄想　203
燃え尽き症候群　111
モルヒネ　136

や
薬剤性便秘　153
薬物療法　21, 127
病い　4
ヤングケアラー　99

ゆ
有料老人ホーム　43

輸液　148, 150
湯灌　256

よ

予期悲嘆　102, 251
抑うつ　103, 177, 254

ら

落屑　73

り

理解　92
リスボン宣言　63
リハビリテーション　130
リビング・ウィル　93
療養の場　43
両立支援コーディネーター　191
リラクセーション　130, 145, 170, 175, 219
臨死　236
　——期　236
リンパ浮腫　163

れ

レイク（Leick N）　111
レジリエンス　112
レスキュー薬　73, 124
レビー（Lewy）小体病　200
レム睡眠行動障害　168

ろ

論理的思考　92

わ

悪い知らせ　82

数字

5 年相対生存率　22
5P　168

欧文索引

A

ABCDEFGH アプローチ　231
ACP（advance care planning）　40, 93

AD　93
ADL（日常生活動作）障害　224
AIDS（acquired immunodeficiency syndrome）　15, 200
AYA（adolescent and young adult）世代　19
AYA 世代　99

B

BPSD　202

C

cancer dyspnoea scale　135
cancer fatigue scale　158
CAT 質問票　221
COPD（chronic obstructive pulmonary disease）　15, 215
CoQoLo（comprehensive quality of life outcome inventory）　6
CTZ　145

D

DSM-5-TR　167, 178

E

EBM（evidence-based medicine, 根拠に基づく医療）　21
ELNEC　56
ELNEC-J　55

F

FPS（faces pain scale）　122

G

GOLD（global initiative for chronic obstructive lung disease）　220
Good Death　79

H

HDS-R　204
HEPT（heart failure palliative care training course）　55
HOT（home oxygen therapy）　140

I

ICT（information and communication technology）　52
illness　4
IPOS（integrated palliative care outcome scale）　6

J

J-PAD ガイドライン　228

L

LMICs（low- and middle-income countries）　52

M

MMSE　203

N

NCDs（non-communicable diseases）　52
NRS（numerical rating scale）　122
NSAIDs　210, 212

P

PADIS ガイドライン　228
Patient-Reported Outcome（PRO）　6
PEACE プロジェクト　55
PICS　231
POS（palliative care outcome scale）　6
PPE（personal protective equipment）　53

Q

QOL（quality of life）　6

S

SDH（social determinants of health）　188
SPACE-N プログラム　57
SVS（social vital signs）　188

T

TALK　181

V

VAS（visual analogue scale）　122
VRS（verbal rating scale）　122

看護学テキスト NiCE

緩和ケア（改訂第3版）　尊厳ある生と死，大切な生活をつなぐ技と心

2011年 8 月10日　第 1 版第 1 刷発行	監修者　梅田　恵，射場典子
2017年 1 月20日　第 1 版第 6 刷発行	編集者　林ゑり子，新幡智子，酒井禎子
2018年 1 月 1 日　第 2 版第 1 刷発行	発行者　小立健太
2024年 3 月30日　第 2 版第 5 刷発行	発行所　株式会社 南 江 堂
2025年 1 月20日　改訂第 3 版発行	☎113-8410 東京都文京区本郷三丁目 42 番 6 号

☎(出版) 03-3811-7189　(営業) 03-3811-7239
ホームページ https://www.nankodo.co.jp/

印刷・製本 横山印刷

Ⓒ Nankodo Co., Ltd., 2025

定価は表紙に表示してあります．
落丁・乱丁の場合はお取り替えいたします．
ご意見・お問い合わせはホームページまでお寄せください．

Printed and Bound in Japan
ISBN 978-4-524-21002-2

本書の無断複製を禁じます．

JCOPY 〈出版者著作権管理機構　委託出版物〉

本書の無断複製は，著作権法上での例外を除き禁じられています．複製される場合は，そのつど事前に，
出版者著作権管理機構（TEL 03-5244-5088，FAX 03-5244-5089，e-mail: info@jcopy.or.jp）の許諾
を得てください．

本書の複製（複写，スキャン，デジタルデータ化等）を無許諾で行う行為は，著作権法上での限られた例外
（「私的使用のための複製」等）を除き禁じられています．大学，病院，企業等の内部において，業務上
使用する目的で上記の行為を行うことは私的使用には該当せず違法です．また私的使用であっても，代行
業者等の第三者に依頼して上記の行為を行うことは違法です．

看護学テキスト NiCE

- 看護学原論
- 基礎看護技術
- ヘルスアセスメント
- 看護倫理
- 看護理論
- 地域・在宅看護論Ⅰ 総論
- 地域・在宅看護論Ⅱ 支援論
- 成人看護学 成人看護学概論
- 成人看護学 急性期看護Ⅰ 概論・周手術期看護
- 成人看護学 急性期看護Ⅱ 救急看護・クリティカルケア
- 成人看護学 慢性期看護
- 成人看護学 成人看護技術
- リハビリテーション看護
- エンドオブライフケア
- がん看護
- 緩和ケア
- 老年看護学概論
- 老年看護学技術
- 小児看護学Ⅰ 小児看護学概論・小児看護技術
- 小児看護学Ⅱ 小児看護支援論
- 母性看護学Ⅰ 概論・ライフサイクル
- 母性看護学Ⅱ マタニティサイクル
- 精神看護学Ⅰ こころの健康と地域包括ケア
- 精神看護学Ⅱ 地域・臨床で活かすケア

病態・治療論（シリーズ全14巻）

- 【1】病態・治療総論
- 【2】呼吸器疾患
- 【3】循環器疾患
- 【4】消化器疾患
- 【5】内分泌・代謝疾患
- 【6】血液・造血器疾患
- 【7】腎・泌尿器疾患
- 【8】脳・神経疾患
- 【9】運動器疾患
- 【10】感染症/アレルギー/膠原病
- 【11】皮膚/耳鼻咽喉/眼/歯・口腔疾患
- 【12】精神疾患
- 【13】産科婦人科疾患
- 【14】小児疾患

- 災害看護
- 国際看護
- 看護管理学
- 医療安全
- 感染看護学
- 家族看護学
- 看護教育学
- 看護関係法規
- 看護と研究 根拠に基づいた実践
- 生化学
- 薬理学
- 微生物学・感染症学

※最新の情報は南江堂Webサイトをご確認ください。

南江堂　〒113-8410 東京都文京区本郷三丁目42-6　（営業）TEL 03-3811-7239　FAX 03-3811-7230　www.nankodo.co.jp